Políticas Públicas

De Alimentação e Nutrição

2ª Edição

Políticas Públicas

De Alimentação e Nutrição

2ª Edição

ORGANIZADORA

PATRICIA CONSTANTE JAIME

Nutricionista. Mestre e Doutora em Saúde Pública pela Faculdade de Saúde Pública da Universidade de São Paulo (FSP-USP). Estágio de Pós-Doutorado na USP e na London School of Hygiene and Tropical Medicine, Inglaterra. Professora Titular do Departamento de Nutrição da Faculdade de Saúde Pública e Pesquisadora do Núcleo de Pesquisas Epidemiológicas em Nutrição e Saúde da Universidade de São Paulo (NUPENS/USP). Ex-Coordenadora da Política Nacional de Alimentação e Nutrição no Ministério da Saúde (2011-2014).

Atheneu

Rio de Janeiro • São Paulo

2024

EDITORA ATHENEU

São Paulo	—	Rua Maria Paula, 123, 13º andar – Conjuntos 133 e 134 Tel.: (11) 2858-8750 E-mail: atheneu@atheneu.com.br
Rio de Janeiro	—	Rua Bambina, 74 Tel.: (21) 3094-1295 E-mail: atheneu@atheneu.com.br

PRODUÇÃO EDITORIAL/CAPA: FK Estudio
DIAGRAMAÇÃO: Know-How Editorial

CIP-BRASIL. Catalogação na Publicação
Sindicato Nacional dos Editores de Livros, RJ

P829
2. ed.

Políticas públicas de alimentação e nutrição / organização Patricia Constante Jaime. - 2. ed. - Rio de Janeiro : Atheneu, 2024.
24 cm.

Inclui bibliografia e índice
ISBN 978-65-5586-808-1

1. Nutrição - Brasil. 2. Saúde pública - Brasil. 3. Política de saúde - Brasil. 4. Política alimentar - Brasil. I. Jaime, Patricia Constante.

24-88845 CDD: 362.1760981
CDU: 614.39(81)

Meri Gleice Rodrigues de Souza - Bibliotecária - CRB-7/6439
15/03/2024 18/03/2024

Jaime PC.
Políticas Públicas de Alimentação e Nutrição – 2ª edição

Colaboradores

Ana Carolina Feldenheimer da Silva

Nutricionista. Especialista em Gestão de Políticas de Alimentação e Nutrição pela Fundação Oswaldo Cruz (Fiocruz). Mestre em Saúde Pública e Doutora em Nutrição em Saúde Pública pela Faculdade de Saúde Pública da Universidade de São Paulo (FSP-USP). Professora Associada do Departamento de Nutrição Social da Universidade do Estado do Rio de Janeiro (UERJ).

Ana Paula Bortoletto Martins

Nutricionista. Mestre em Saúde Pública e Doutora em Nutrição em Saúde Pública pela Faculdade de Saúde Pública da Universidade de São Paulo (FSP-USP). Professora do Departamento de Nutrição da FSP-USP. Pesquisadora do Núcleo de Pesquisas Epidemiológicas em Nutrição e Saúde da Universidade de São Paulo (NUPENS/USP) e da Cátedra Josué de Castro de Sistemas Alimentares Saudáveis e Sustentáveis da USP.

André Teixeira Vessoni

Bacharel em Nutrição pela Faculdade de Saúde Pública da Universidade de São Paulo (FSP-USP). Especialista em Nutrição Clínica aplicada à Gastroenterologia pelo programa de Residência do Hospital das Clínicas da Faculdade de Medicina da Universidade de São Paulo (HC-FMUSP). Bacharel em Esporte pela Universidade de São Paulo (USP). Especialista em Condicionamento Físico Aplicado à Reabilitação Cardiológica Primária e Secundária pelo Instituto do Coração do Hospital das Clínicas da Faculdade de Medicina da Universidade de São Paulo (InCor-HC-FMUSP).

Betzabeth Slater Villar

Nutricionista. Mestre e Doutora em Saúde Pública pela Faculdade de Saúde Pública da Universidade de São Paulo (FSP-USP). Professora Associada do Departamento de Nutrição da FSP-USP.

Camila Medeiros da Silva Mazzeti

Nutricionista pela Universidade Federal de Minas Gerais (UFMG). Doutora em Nutrição e Saúde Pública pela Faculdade de Saúde Pública da Universidade de São Paulo (FSP-USP). Professora no curso de Nutrição da Universidade Federal de Mato Grosso do Sul (UFMS). Professora Permanente do Programa de Pós-Graduação em Saúde da Família (UFMS). Coordenadora do Observatório de Condições Crônicas e Alimentação (OCCA). Membro do Conselho Nacional de Segurança Alimentar e Nutricional (CONSEA) Mato Grosso do Sul. Membro da Associação Sul-mato-grossense de Nutrição (ASMAN). Membro da Aliança pela Alimentação Saudável, núcleo Mato Grosso do Sul. Coordenadora do Centro Colaborador de Alimentação e Nutrição Escola da UFMS (CECANE-UFMS).

Carlos Augusto Monteiro

Médico. Residência e Mestrado em Medicina Preventiva e Doutorado em Saúde Pública pela Faculdade de Medicina da Universidade de São Paulo (FADUSP). Pós-Doutorado no Instituto de Nutrição Humana da Columbia University. Professor Titular do Departamento de Nutrição da Faculdade de Saúde Pública da Universidade de São Paulo (FSP-USP). Coordenador Científico do Núcleo de Pesquisas Epidemiológicas em Nutrição e Saúde da FSP-USP.

Cláudia Raulino Tramontt

Nutricionista. Especialista em avaliação de serviços de saúde pela Universidade Aberta do SUS (UNA-SUS). Mestre em Saúde Coletiva pela Universidade Federal do Rio Grande do Sul (UFRGS). Doutora pelo Programa de Nutrição em Saúde Pública da Faculdade de Saúde Pública da Universidade de São Paulo (FSP-USP).

Daniel Henrique Bandoni

Nutricionista. Mestre em Saúde Pública. Doutor em Nutrição em Saúde Pública. Professor Associado e Coordenador do Centro de Práticas e Pesquisa em Nutrição e Alimentação Coletiva do Instituto de Saúde e Sociedade da Universidade Federal de São Paulo (UNIFESP).

Daniela Sanches Frozi

Nutricionista. Mestre em Alimentos e Nutrição pela Universidade Estadual de Campinas (UNICAMP). Doutora em Nutrição pela Universidade Federal do Rio de Janeiro (UFRJ), com período sanduíche no Observatorio de la Alimentación (Odela/Universitat de Barcelona). Membro do Comitê Executivo da Rede Brasileira de Pesquisa em Soberania e Segurança Alimentar e Nutricional (RBSSAN). Diretora Executiva do Djanira Instituto de Pesquisa e Ensino. Professora Colaboradora do Programa de Pós-Graduação de Políticas Públicas de Saúde na Fundação Oswaldo Cruz (Fiocruz-Brasília). Conselheira Nacional do Conselho Nacional de Segurança Alimentar e Nutricional (CONSEA).

Daniela Silva Canella

Nutricionista. Mestre e Doutora em Nutrição em Saúde Pública pela Faculdade de Saúde Pública da Universidade de São Paulo (FSP-USP). Pós-Doutorado na Universidade Federal de São Paulo (UNIFESP). Professora Associada do Departamento de Nutrição Aplicada do Instituto de Nutrição da Universidade do Estado do Rio de Janeiro (NUT/UERJ).

Fabiana Alves do Nascimento

Nutricionista. Especialista em Nutrição do Programa de Apoio ao Desenvolvimento Institucional do Sistema Único de Saúde (PROADI-SUS) na Beneficência Portuguesa de São Paulo. Mestre em Nutrição em Saúde Pública pela Faculdade de Saúde Pública da Universidade de São Paulo (FSP-USP).

Fernanda Rauber

Nutricionista. Mestre e Doutora em Ciências da Saúde pela Universidade Federal de Ciência da Saúde de Porto Alegre (UFCSPA). Pós-Doutorado no NUPENS/USP e na School of Public Health, Imperial College London, Inglaterra. Pesquisadora no Núcleo de Pesquisas Epidemiológicas em Nutrição e Saúde da Universidade de São Paulo (NUPENS/USP) e no Departamento de Medicina Preventiva da Faculdade de Medicina da Universidade de São Paulo (FMUSP).

Helvécio Miranda Magalhães Júnior

Médico. Especialista em Clínica Médica e Epidemiologia e Doutor em Saúde Coletiva pela Universidade Estadual de Campinas (UNICAMP). Ex-Secretário Municipal de Saúde em Belo Horizonte, Secretário Nacional de Atenção à Saúde do Ministério da Saúde e Secretário Estadual de Planejamento e Gestão de Minas Gerais. Secretário Nacional de Atenção Especializada à Saúde do Ministério da Saúde.

Jacqueline Resende Berriel Hochberg

Nutricionista pela Faculdade de Saúde Pública da Universidade de São Paulo (FSP-USP). Direito pela Universidade Mackenzie. Especialista em Direito Civil e Ambiental pela Universidade de Ribeirão Preto (UNAERP).

Kamila Tiemann Gabe

Nutricionista. Mestre e Doutora em Nutrição em Saúde Pública pela Faculdade de Saúde Pública da Universidade de São Paulo (FSP-USP).

Kelly Poliany de Souza Alves

Nutricionista. Especialista em Saúde da Família pela Escola de Formação em Saúde da Família Visconde de Sabóia/Universidade Estadual Vale do Acaraú (UVA). Mestre em Alimentação, Nutrição e Saúde e Doutora em Saúde Coletiva, ambos pela Universidade do Estado do Rio de Janeiro (UERJ).

Kimielle Cristina Silva

Nutricionista. Especialista em Saúde Coletiva pela Universidade Federal de Minas Gerais (UFMG). Mestre em Saúde Coletiva pela Universidade de Brasília (UnB). Doutora em Saúde Coletiva pelo Instituto de Medicina Social da Universidade do Estado do Rio de Janeiro (IMS/UERJ).

Lana Carneiro Almeida

Nutricionista. Mestre em Saúde Pública e Doutora em Ciências pela Faculdade de Saúde Pública da Universidade de São Paulo (FSP-USP). Professora Associada do Curso de Nutrição da Universidade Federal do Pampa (UNIPAMPA), campus Itaqui/RS.

Lara Lívia Santos da Silva

Nutricionista. Mestre em Nutrição e Saúde pela Universidade Federal de Goiás (UFG). Doutora em Nutrição em Saúde Pública pela Faculdade de Saúde Pública da Universidade São Paulo (FSP-USP), com período sanduíche na Harvard T. H. Chan School of Public Health. Pós-Doutorado em Avaliação de Tecnologias em Saúde pela UFG e Epidemiologia Nutricional pela FSP-USP.

Lígia Cardoso dos Reis

Nutricionista. Especialista em Nutrição em Saúde Pública pela Universidade Federal de São Paulo (UNIFESP). Mestre em Saúde Pública pela Faculdade de Saúde Pública da Universidade de São Paulo (FSP-USP). Doutora em Ciências pela FSP-USP. Nutricionista da Coordenadoria de Alimentação Escolar da Secretaria Municipal de Educação da Prefeitura de São Paulo.

Mariana Ribeiro

Nutricionista. Mestranda em Nutrição em Saúde Pública pela Faculdade de Saúde Pública da Universidade de São Paulo (FSP-USP). Analista de Pesquisa do Programa de Alimentação Saudável e Sustentável do Instituto Brasileiro de Defesa do Consumidor (IDEC).

Nádia Rosana Fernandes de Oliveira

Nutricionista pela Universidade Franciscana (UFN). Mestre em Extensão Rural pela Universidade Federal de Santa Maria (UFSM). Doutora em Ciências pela Faculdade de Saúde Pública da Universidade de São Paulo (FSP-USP). Professora-Adjunta do Curso de Nutrição da Universidade Federal do Pampa (UNIPAMPA), campus Itaqui/RS.

Ranailla Lima Bandeira dos Santos

Nutricionista pela Universidade Federal do Estado do Rio de Janeiro (UNIRIO). Doutora em Saúde Pública pela Escola Nacional de Saúde Pública Sérgio Arouca da Fundação Oswaldo Cruz (ENSP-Fiocruz). Analista em Saúde do Ministério Público do Estado do Rio de Janeiro.

Ruben Araujo de Mattos (*in memoriam*)

Médico. Mestre em Medicina Social e Doutor em Saúde Coletiva pela Universidade do Estado do Rio de Janeiro (UERJ). Professor-Associado do Instituto de Medicina Social da UERJ.

Sonia Isoyama Venancio

Médica. Especialista em Pediatria. Mestre e Doutora em Saúde Pública pela Faculdade de Saúde Pública da Universidade de São Paulo (FSP-USP). Docente do Programa Nutrição em Saúde Pública da FSP-USP. Coordenadora da Coordenação de Atenção à Saúde da Criança e do Adolescente do Ministério da Saúde (CACRIAD/CGACI/DGCI/SAPS/MS).

Tarsis de Mattos Maia

Nutricionista. Mestre em Ciências pela Faculdade de Medicina da Universidade de São Paulo (FMUSP). Doutora em Nutrição em Saúde Pública pela Faculdade de Saúde Pública da Universidade de São Paulo (FSP-USP). Professora da Faculdade de Nutrição da Universidade Federal de Mato Grosso (UFMT).

Tereza Helena Gabrielli Barreto Campello

Economista. Doutora Notório Saber em Saúde Pública pela Fundação Oswaldo Cruz (Fiocruz). Foi Pesquisadora Associada na Universidade de Nottingham. Professora do curso de Economia na Universidade do Vale do Rio dos Sinos (Unisinos). Foi Professora Titular da Cátedra Josué de Castro de Sistemas Alimentares Saudáveis e Sustentáveis da Faculdade de Saúde Pública da Universidade de São Paulo (FSP-USP). Pesquisadora do Núcleo de Pesquisas Epidemiológicas em Nutrição e Saúde (NUPENS/USP). Professora do Programa de Pós-Graduação em Políticas Públicas em Saúde da Escola Fiocruz de Governo. Foi Ministra do Desenvolvimento Social e Combate à Fome.

Da mesma forma aquela sentença:
"A quem te pedir um peixe, dá uma vara de pescar".
Pensando bem, não só a vara de pescar, também a linhada,
o anzol, a chumbada, a isca, apontar um poço piscoso
e ensinar a paciência do pescador.
Você faria isso, Leitor?
Antes que tudo isso se fizesse
o desvalido não morreria de fome?
Conclusão:
"Na prática, a teoria é outra".

Conclusões de Aninha

Cora Coralina

Dedicatória

Dedico este livro a todas as pessoas que, em diferentes tempos e espaços (movimentos sociais, serviços, gestão, academia e política), lutaram e lutam pelo direito à saúde e à alimentação adequada no Brasil.

Prefácio da 2ª edição

É com muito entusiasmo que escrevo o prefácio da segunda edição atualizada do livro didático "Políticas Públicas de Alimentação e Nutrição" organizado por Patricia Constante Jaime. Resgato inicialmente as principais contribuições deste livro, reiterando o que afirma o professor Carlos Augusto Monteiro na primeira edição: passamos a contar com um livro de fôlego e abrangência que preenche uma lacuna gigante no ensino da Nutrição no Brasil.

No livro, Patricia e os que se somaram na construção desse compêndio, recuperam a história das políticas públicas, apontam as bases e os caminhos conceituais para a construção, a análise e o monitoramento de políticas e programas públicos relacionados à proteção social, alimentação e nutrição e saúde, integradas à agenda intersetorial de Segurança Alimentar e Nutricional (SAN), ao mesmo tempo em que nos provocam a pensar nos limites e desafios que estão colocados atualmente.

Patricia reúne qualidades singulares como pesquisadora, educadora e gestora pública de mão cheia, tendo experimentado um período auspicioso como Coordenadora Geral de Alimentação e Nutrição no Ministério da Saúde, o que lhe deu uma visão geral das políticas de saúde e SAN no país. Foi nesta função que entre 2013/2014 Patricia liderou a ousada batalha dentro do Governo Federal que resultou na segunda versão do Guia Alimentar para a População Brasileira, uma referência de como o conhecimento científico e a ação em saúde podem se potencializar para o bem do interesse da população.

A reedição atualizada do livro didático "Políticas Públicas de Alimentação e Nutrição" ocorre num momento estratégico para refletir sobre políticas públicas que impactam diretamente nos índices de saúde, com destaque para os esforços de redução da desnutrição e da obesidade com qualificação e humanização dos cuidados, em um contexto de aumento drástico da insegurança alimentar e nutricional. Ao longo das últimas décadas observamos avanços e retrocessos nos marcos políticos e legais, no acúmulo teórico e na formação dos profissionais. Mas nada se compara ao conjunto de ameaças vivenciados nos últimos 5 anos, com retrocessos claros nas políticas públicas e nos indicadores sociais.

Desde 2019, a velocidade e intensidade dos desmantelamentos das políticas públicas voltadas à garantia de direitos sociais, em especial do direito à saúde, educação e alimentação adequada que têm foco neste livro, são impressionantes. O SISAN, Sistema Nacional de Segurança Alimentar e Nutricional, o mais novo dentre os sistemas de proteção social, sofreu um conjunto de interrupções, como a extinção do Conselho Nacional de Segurança Alimentar e Nutricional (CONSEA) e com ele o controle, a transparência e a participação social. Os impactos efetivos dessas interrupções são difíceis de quantificar frente a extensão e sua intangibilidade. É o caso da desorganização das ações de integração de políticas públicas entre as diferentes áreas e atores da sociedade, condição intrínseca das políticas de SAN, e as ondas positivas que essas ações transversais deixaram de gerar entre os entes federados.

É necessária e urgente a reconstrução das políticas setoriais e intersetoriais articuladas na agenda de SAN. E esta tarefa não será trivial. Até porque perdemos um tempo precioso na disputa do imaginário social sobre a importância da alimentação saudável e sustentável aceleradas pelas mudanças nos hábitos da população resultante da Covid-19 e da ampliação do acesso a alimentos ultraprocessados.

Receber este livro neste momento de reconstrução é um presente. Somos desafiados a ir além. Precisamos reconstruir e transformar a um só tempo. Os atuais níveis de insegurança alimentar a que a população está submetida exige um salto na qualidade e oferta do conjunto das políticas de SAN e a centralidade das políticas de enfrentamento à fome, a obesidade e todas as formas de má nutrição e exige que busquemos transformar os atuais sistemas alimentares. Formar profissionais na interface entre saúde e SAN é uma das medidas mais necessárias para dar conta desse desafio, e este livro certamente nos apoia nesta missão.

Tereza Helena Gabrielli Barreto Campello

Prefácio da 1ª edição

É usual que prefácios de livros didáticos selecionem e destaquem aspectos interessantes e pontos fortes da publicação. Esse é o caminho que decidi trilhar, embora a tarefa não seja nada fácil, levando em conta o espaço de que disponho, a qualidade da obra que temos pela frente e a competência do grupo de autores reunido pela Professora Patricia Constante Jaime. A quem, doravante, por conta de uma longa e querida amizade, chamarei apenas de Patricia.

Inicialmente, quero dizer que este livro preenche uma lacuna gritante no ensino da Nutrição no Brasil: a falta de um compêndio sobre Políticas Públicas de Alimentação e Nutrição. Como docente da área da Nutrição em Saúde Pública há (muitas) décadas, celebro e festejo essa iniciativa.

Impressionaram-me o fôlego e a abrangência do livro organizado por Patricia. O texto começa demarcando o campo do conhecimento das políticas públicas de alimentação e nutrição, historiando avanços e recuos dessas políticas em nosso País e demonstrando sua essencialidade para assegurar os direitos humanos à saúde e à alimentação. Prossegue analisando a promoção de saúde por meio da promoção da alimentação saudável e discorrendo criticamente sobre a educação alimentar e nutricional. Na sequência, examina, em detalhe, os programas de incentivo ao aleitamento materno e promoção da alimentação complementar saudável, a atenção nutricional e a integralidade do cuidado em saúde, as iniciativas específicas voltadas ao controle da desnutrição, das carências de micronutrientes e da obesidade, o Programa Nacional de Alimentação Escolar, o Programa de Alimentação do Trabalhador, os programas de acesso à alimentação e os equipamentos públicos de segurança alimentar e nutricional. A obra enfrenta, ainda, com grande competência, temas complexos, como a judicialização em saúde e a regulação e o controle dos alimentos. Aborda também a formação da força de trabalho, imprescindível para a implementação das políticas públicas de alimentação e nutrição, e o crucial papel do controle social nessas políticas. Finalmente, considera as dimensões locais e globais da agenda contemporânea das políticas públicas de alimentação e nutrição.

Como Patricia, todos os autores deste livro demonstram erudição e experiência pessoal no trato dos temas que abordam, obtidas graças à formação acadêmica primorosa que possuem e à vivência que tiveram e que têm na gestão de programas e políticas de alimentação e nutrição.

Professores, pesquisadores, profissionais de saúde, gestores e alunos, convido todos agora a um mergulho no trabalho que Patricia e seus colaboradores generosamente nos oferecem.

Carlos Augusto Monteiro

Apresentação

No Brasil, o direito à saúde e à alimentação são garantias constitucionais inseridas entre os direitos sociais dos brasileiros e de todos que aqui vivem. A adoção da perspectiva dos determinantes sociais de saúde consolidou a compreensão da inter-relação entre saúde e alimentação e cravou um conjunto de marcos, legal e político, da Saúde Pública e da Segurança Alimentar e Nutricional no País. Isso não é pouco, e é fruto da construção social de gerações de gestores de políticas públicas, profissionais de saúde e alimentação, acadêmicos e sujeitos da sociedade civil organizada.

É preciso reconhecer que a agenda de alimentação e nutrição nas políticas públicas brasileiras precede a constituição cidadã de 1988. Sua origem remete à década de 1930, marcada, por um lado, pelo nascimento do pensamento trabalhista no Governo Vargas, e, por outro lado, pela pioneira denúncia acadêmica de Josué de Castro, de que a fome é produto das desigualdades geradas por um modelo econômico injusto e excludente. Atravessa o tempo histórico com avanços e inflexões. Encontra força e sentido, primeiro, no movimento da Reforma Sanitária brasileira e, posteriormente, com o reconhecimento do Direito Humano à Alimentação Adequada. Assim, entre avanços e retrocessos, o Estado brasileiro tem experimentado diferentes arranjos e modalidades de intervenção e de programas sociais nos campos da alimentação, nutrição e segurança alimentar e nutricional.

Este livro, ao tratar do tema das Políticas Públicas de Alimentação e Nutrição, reafirma a compreensão da Alimentação e Nutrição em Saúde Coletiva como a interface entre dois campos tradicionais do conhecimento em saúde: a Nutrição e a Saúde Coletiva. Nas estruturas curriculares dos cursos de graduação em Nutrição no Brasil, esse campo comum tem sido expresso em disciplinas denominadas Nutrição em Saúde Pública ou Nutrição Social, sendo composto por três pilares que envolvem a Epidemiologia Nutricional, Ciências Humanas e Sociais e Políticas de Alimentação e Nutrição[1].

---

1 Considerou-se o referencial do campo proposto por Maria Lúcia Magalhães Bosi e Shirley Donizete Prado (Alimentação e Nutrição em Saúde Coletiva: constituição, contornos e estatuto científico. *Ciênc. Saúde Coletiva*, v. 16, n. 1, 2011).

Essa última temática, apesar da sólida e reconhecida construção no contexto das políticas públicas brasileiras, está tímida e insuficientemente apresentada aos estudantes de cursos de graduação e pós-graduação em Nutrição, Saúde Pública ou Coletiva e outros cursos afins ao tema. A primeira edição deste livro, publicada em 2019, buscou cobrir essa lacuna de material didático e apresentar descrição histórica e programática, assim como análise crítica das Políticas Públicas de Alimentação e Nutrição, diante do quadro epidemiológico, social e político brasileiro.

Como o tema políticas públicas demanda análise ancorada no contexto social, ele torna-se um objeto de estudo vivo, móvel e em constante transformação. Como tal, qualquer esforço de sistematização de informações e análises demandará periódica atualização. É útil adotar recortes temporais vinculados aos ciclos da administração pública, como estratégia descritiva e analítica. A quadra histórica recente brasileira, a partir de 2019, foi marcada pela radical inflexão na agenda política nacional, com descontinuidade e/ou redirecionamento de programas e iniciativas do Governo Federal, com repercussão na ação e governança dos Sistema Único de Saúde (SUS) e Sistema Nacional de Segurança Alimentar e Nutricional (SISAN). A emergência sanitária da Covid-19, em conjunto com o agravamento de determinantes socioeconômicos, políticos e ambientais relacionados à alimentação e nutrição, criaram um cenário fértil que resultou no agravamento da insegurança alimentar no Brasil. Fatores esses que justificam a apresentação desta segunda edição atualizada do livro "Políticas Públicas de Alimentação e Nutrição".

O livro está organizado em 24 capítulos. Inicia-se pela apresentação de conceitos básicos, necessários para a compreensão dos capítulos subsequentes que, por sua vez, detalham políticas, programas e temas centrais, tais como regulação, judicialização, formação da força de trabalho, controle social, governança, territorialidade e intersetorialidade. Desde a posição de organizadora da obra, sou grata pela disponibilidade e generosidade de cada um dos autores que compartilharam seus conhecimentos e práticas neste livro. Agradeço, também, à nutricionista e pesquisadora Gabriela Kimie de Azevedo Kimura pelo suporte na pesquisa documental, para atualização de leis, portarias e outras normativas. Esperamos apoiar a formação e atualização de profissionais que são e serão sujeitos da agenda de alimentação e nutrição no Brasil. Buscamos também contribuir na construção coletiva de caminhos para a realização do direito humano à saúde e, intersetorialmente, à alimentação adequada.

Boa leitura!

Patricia Constante Jaime

Organizadora

Sumário

1

Políticas Públicas de Alimentação e Nutrição – delimitação do campo e conceitos básicos

■ Patricia Constante Jaime

Introdução

O assunto de políticas públicas nem sempre é amigável ou atrativo para os estudantes e profissionais da Nutrição e de outras áreas da saúde porque somos mais frequentemente expostos a conteúdos relacionados às ciências biológicas, ou seja, somos conduzidos a pensar da célula ao corpo sadio ou enfermo.

Contudo, a ciência da Nutrição tem o desafio maior de compreender as múltiplas e complexas relações entre homem e alimento que se concretizam na prática social da alimentação. Como destacado por Canesqui & Garcia no livro *Antropologia e Nutrição* (2005), tais relações são modeladas pela cultura e organização da sociedade. Assim, a alimentação ganha conotações relacionadas à forma como o homem, enquanto espécie, tem construído historicamente arranjos e modelos de comer e viver em sociedade. Sendo a alimentação condição *sine qua non* para sobrevivência, evoluímos da divisão social do alimento naturalmente disponível para o domínio de técnicas que permitiram o nascimento da culinária e da produção e processamento de alimentos. A industrialização e a globalização moldaram, na história mais recente da humanidade, as escolhas e as práticas alimentares que, mais e mais, são produtos das relações de poder e dos não uniformes sentidos construídos na sociedade sobre direitos e cidadania.

Neste ponto, chegamos à temática de políticas públicas, aqui compreendida como expressão do papel e da forma como o Estado se organiza para mediar processos sociais e alcançar o bem-estar da sociedade e o interesse público. Com interesse e aplicação em alimentação e nutrição, estão as políticas públicas que atravessam os diferentes pontos do sistema alimentar, da produção ao consumo, e que condicionam a situação de saúde e nutrição de indivíduos e coletividades. Como tal, essas políticas estão relacionadas a dois direitos constitucionais no Brasil: o direito à saúde e o direito à alimentação adequada. Ao assumir o nexo indissociável entre saúde e nutrição e o compromisso com a Saúde Coletiva enquanto agenda política, optamos neste livro pelo uso do termo políticas públicas de alimentação e nutrição. Contudo, é importante reconhecer que o campo da segurança alimentar e nutricional tem se constituído como a arena técnica, política e social de conformação de políticas voltadas ao direito humano à alimentação.

O presente capítulo apresenta conceitos básicos sobre políticas públicas, sem os quais não seria possível compreender como as políticas de alimentação e nutrição têm se conformado na sociedade brasileira.

Compreendendo o que são políticas públicas

Conceito de políticas públicas

Políticas públicas são um conjunto de diretrizes e regramentos norteadores da ação do poder público e que mediam as relações entre atores da sociedade e o Estado. O conceito de políticas públicas pode assumir diferentes formas, a depender da perspectiva do campo do conhecimento assumido. Por exemplo, se tomados os paradigmas do Direito, a ênfase se dará nos marcos legais e normativos que orientam a ação do Estado e dos sujeitos. Para a Ciência Econômica, trata-se de investigar e propor formas, mais ou menos interventoras, de o Estado gerir os recursos disponíveis, seja de capital econômico ou social. Já pelas Ciências Políticas, outros contornos são destacados, por exemplo, as tensões e embates em torno de ideias e interesses que cercam a ação do poder público. Por fim, para as Ciências da Saúde, a ênfase será na eficácia e efetividade das soluções dos problemas de saúde que acometem indivíduos e coletividade, buscando intervir no processo saúde/doença/cuidado e promover saúde e bem-estar.

É muito comum a ideia de que as políticas públicas são produtos da ação estatal, ou seja, são feitas e executadas diretamente pelos representantes do Estado, o que comumente ocorre, mas não necessariamente. A premissa principal para ser pública é que seu processo de elaboração e execução seja submetido ao debate na sociedade e orientado pelos interesses públicos.

De forma esquemática (Figura 1.1), com as políticas públicas definem-se as etapas de um processo social coordenado pelo Estado e que visa resolver um problema público e/ou garantir algum direito reconhecido, seja ele individual ou coletivo, difuso ou para determinado segmento da sociedade. Por exemplo, a saúde foi reconhecida como um direito social somente com a promulgação da Constituição Federal de 1988. Desde então, é obrigação do Estado brasileiro, em especial pela atuação do poder executivo na união, nos estados e nos municípios, organizar a oferta de ações e serviços de saúde para a população. Mas, antes disso, o cuidado em saúde era oferecido pelo Estado apenas para alguns poucos segmentos da população, como os trabalhadores beneficiários das caixas de aposentadoria e pensão que deram origem ao Instituto Nacional de Assistência Médica e Previdência Social (Inamps), que, por sua vez, precedeu o Sistema Único de Saúde (SUS). Por outro lado, a própria ausência de reconhecimento da saúde como direito de caráter universal fez com que muitos problemas se tornassem tão prevalentes e graves na sociedade que demandaram intervenções do poder público para controlar endemias, como as campanhas de vacinação existentes desde o início do século XX, ou para atenuar enfermidades, a exemplo dos programas de suplementação alimentar para crianças e gestantes desnutridas.

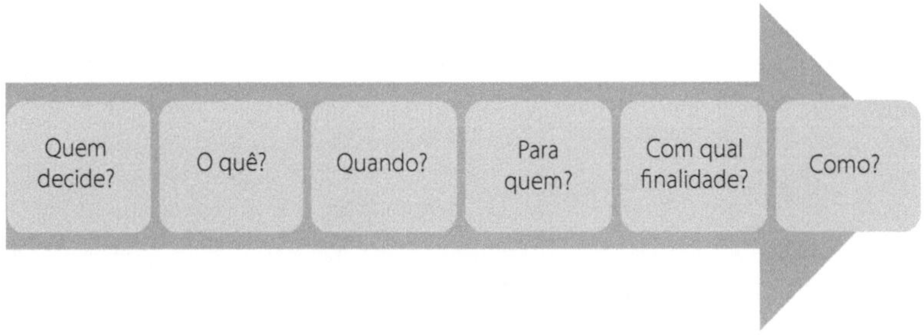

Figura 1.1 – *Fluxo de decisões em políticas públicas.*

Fonte: Elaborada pela autora.

Tipos de políticas públicas

As políticas públicas podem ser classificadas segundo diferentes critérios, conforme sistematizado por Leonardo Secchi e outros autores.

Quanto ao seu papel nas relações sociais ou alocação de recursos:

- *Políticas públicas distributivas:* teoricamente, seriam aquelas voltadas à alocação de bens, serviços e recursos públicos em um contexto ilimitado financeiramente. Essa premissa é muito difícil de ser assumida, já que o mais comum são as restrições orçamentárias e as disputas de interesses. Sendo bastante improvável que todos sejam atendidos igualmente em suas necessidades e interesses, esse tipo de política, ao priorizar determinado segmento da sociedade ou determinadas tecnologias de intervenção, pode ser influenciado por práticas de assistencialismo, clientelismo ou por conflito de interesses.
- *Políticas públicas redistributivas:* buscam a alocação de bens, serviços e recursos para um maior número de pessoas, pressupondo que a redistribuição deles entre parcelas da população é guiada pelo princípio da equidade. Se, por um lado, as políticas redistributivas podem atenuar desigualdades sociais, por outro, não são livres da influência das disputas e dos conflitos de interesse na sociedade.
- *Políticas públicas regulatórias:* visam estabelecer padrões e regras que orientam a ação dos dirigentes públicos e dos grupos de interesse da sociedade. Como tal, são facilmente reconhecidas em leis, decretos, portarias e resoluções normativas e operacionais.

Quanto à abrangência:

- *Políticas públicas universais:* têm como beneficiários o conjunto de cidadãos detentores de um dado direito reconhecido ou legitimado na sociedade.
- *Políticas públicas focalizadas:* são aquelas que têm como público-alvo da ação do Estado determinado segmento da população, o que pode ser definido por critério demográfico (idade, localização do domicílio, sexo, característica étnico-racial, entre outros), socioeconômico (ocupação, renda, vulnerabilidade social etc.) e até mesmo risco biológico (situação de saúde, ocorrência de uma determinada doença).

Quanto ao grau de intervenção:

- *Políticas públicas estruturais:* buscam interferir em toda a cadeia de determinantes sociais, em especial os macros determinantes que condicionam os demais fatores que geram o problema, tais como renda, acesso à terra e a outros meios de produção e consumo, trabalho e emprego. Como tal, alteram o *status quo* e, por isso mesmo, tendem a ser objetivo de disputas e conflitos de interesses e dependem de pactos sociais orientados pelo bem coletivo e justiça social.
- *Políticas públicas compensatórias ou emergenciais:* buscam amenizar um problema, intervindo em alguns de seus fatores determinantes, em geral os mais próximos e urgentes.

Outras classificações e tipologias podem ser aplicadas e são apresentadas na literatura específica sobre políticas públicas. Não é nosso objetivo neste capítulo introdutório alcançar a exaustão do tema, mas, sim, apoiar o leitor na identificação de características principais e de modelos de políticas públicas que não são necessariamente excludentes.

Atores das políticas públicas

As políticas públicas são resultado de formas de exercício do poder político pelos dirigentes do Estado. Mas é importante considerar que o exercício do poder é sempre uma relação social que envolve vários atores, que, muitas vezes, podem ter interesses contraditórios. Quanto mais democrático e participativo for o governo que representa o Estado em determinado momento, mais explícita e organizada será a participação dos atores sociais e mais bem mediadas pelo poder público suas relações, em nome do interesse coletivo e do bem-estar da sociedade.

Os principais atores de políticas públicas são:

- *Poder público*: conjunto de atores que representa o Estado e, como tal, responsável por seu papel soberano de reger as relações sociais e organizar a administração pública em um determinado território e tempo. Como está definido na Constituição de 1988, o Brasil é uma república federativa, formada pela união indissolúvel dos estados e municípios e do Distrito Federal e regida pela atuação complementar dos Poderes Executivo, Legislativo e Judiciário. Cabe ao Poder Executivo a administração pública, observando as leis vigentes no país e representando um projeto político vitorioso nos processos democráticos de legitimação dos interesses da sociedade. Ao Poder Legislativo cabe legislar, ou seja, criar as leis, além de controlar e fiscalizar as contas públicas que são administradas pelos dirigentes do executivo. Por fim, o Poder Judiciário é responsável pela função jurisdicional, ou seja, pela aplicação da lei a um determinado caso.
- *Dirigentes públicos* (ou governantes, gestores e tomadores de decisão): são aqueles que têm funções públicas executivas no Estado, seja por terem um mandato político (por exemplo, prefeito) e/ou técnico (como ministro de Estado), ou porque pertencem ao quadro funcional da burocracia estatal, como os servidores públicos. São responsáveis pela proposição e execução das políticas públicas.
- *Beneficiários ou sujeitos de direitos*: são as pessoas que vivem nos territórios de execução das políticas e que devem ser o público-alvo delas, uma vez reconhecidos pelo Estado suas necessidades e direitos individuais e coletivos.
- *Sociedade civil organizada*: designa os agrupamentos de pessoas que não fazem parte da estrutura administrativa do Estado e que agem na defesa de direitos sociais ou *advocacy* (do inglês) nos espaços do sistema político, buscando influenciar a priorização de temas e a formulação de políticas públicas. Também tem o importante papel de fazer o controle social da atuação do Estado, ao monitorar e fiscalizar a implantação de políticas públicas. Desta forma, podem ser vistos como intermediários entre o poder público e os cidadãos.
- *Grupos* de *pressão ou* lobby (do inglês): representam determinados segmentos da sociedade que têm interesse econômico na proposição ou não de uma política pública. São necessariamente de interesse privado e, dessa forma, compõem grupos de influência sobre a tomada de decisão dos dirigentes públicos.

Ciclo de políticas públicas

A formulação de políticas públicas envolve um processo que apresenta diversas fases, ao que chamamos de Ciclo de Políticas Públicas, envolvendo: identificação do problema, definição da agenda, seleção de soluções, tomada de decisão, implementação, e, por fim, monitoramento e avaliação (Figura 1.2).

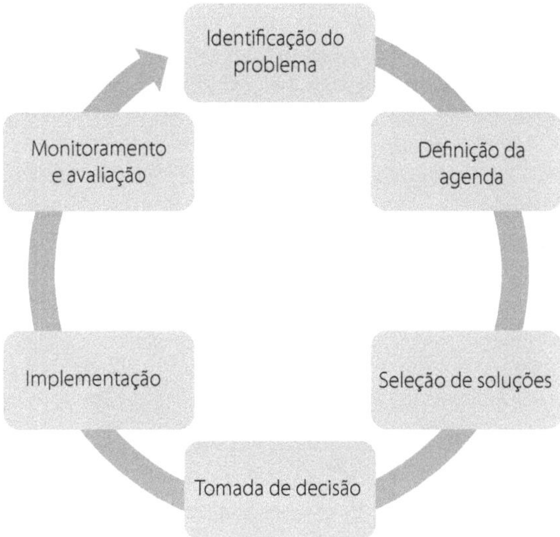

Figura 1.2 – *Ciclo de políticas públicas.*

Fonte: Elaborada pela autora com base em Jannuzzi (2016).

- ***Identificação do problema***

Como já apresentado, as políticas públicas devem ser respostas do Estado a solução de um problema público e uma forma de garantir que um dado direito social reconhecido não seja violado. Assim, a primeira fase do ciclo de formulação de políticas públicas é a identificação do problema. Para tanto, é necessário um bom diagnóstico situacional, com uma base sólida de informações e dados. A constituição de mecanismos de participação ampla da sociedade é recomendada para que todos os segmentos, em especial aqueles mais vulneráveis ao problema, tenham a possibilidade e a liberdade para apresentar suas necessidades de ação do poder público. Há diferentes formas previstas e experimentadas de participação da sociedade, tais como: conselhos em níveis municipal, estadual e nacional (Conselho Municipal de Saúde, Conselho Nacional de Segurança Alimentar e Nutricional), conferências e encontros setoriais, consultas e audiências públicas, orçamento participativo etc. Em alguns casos, a participação e o controle social são assegurados na lei que institui o reconhecimento de um direito social, como no caso do Sistema Único de Saúde (SUS), Sistema Único de Assistência Social (SUAS) e do Sistema Nacional de Segurança Alimentar e Nutricional (Sisan).

- ***Definição da agenda***

A identificação de problemas de interesse público, obtida a partir do diagnóstico de necessidades conduzido pelos dirigentes públicos e/ou por setores independentes, assim como pela apresentação de reivindicações e demandas de grupos e setores da sociedade, não significa que automaticamente uma resposta política será assumida pelas autoridades dos Poderes Executivo, Legislativo e Judiciário. É preciso que o problema entre na agenda pública, que nada mais é do que uma lista de questões que o Poder Público se compromete a resolver. A depender dos compromissos assumidos – de forma explícita ou implícita pelo Estado e seus poderes, resultante das tensões e embates em torno de ideias e interesses que cercam a ação de um governo em exercício –, a agenda pode contemplar, mais ou menos, as necessidades da população ou de parcelas dessa e de grupos de interesses em políticas públicas.

A ação governamental será sempre fruto de avaliação política, na qual pesam vários elementos, tais como vontade política, oportunidade, viabilidade e exequibilidade de resposta, mobilização popular e percepção do custo-benefício da ação ou "não ação" do Estado. Nesta etapa, são comuns as práticas de *lobby* e *advocacy*, muitas vezes exercidas em condições desiguais, e influenciando os dirigentes públicos na tomada de decisão.

- *Seleção de soluções*

Nessa fase, os dirigentes são apresentados a um cardápio de potenciais soluções para o problema em questão. Boas práticas sinalizam a necessidade de informações e evidências acerca das alternativas. Para tanto, é recomendável que os tomadores de decisão levem em conta resultados obtidos com programas anteriores e de avaliações de processo de implementação e de impacto de soluções (por exemplo, por meio de estudos de eficácia, efetividade e custo-benefício de intervenções).

Algumas alternativas podem ser respostas incrementais, ou seja, não resolvem definitivamente o problema, mas o atenuam ou favorecem um determinado ator ou grupo social. Outras podem ser alternativas fundamentais que representam uma resposta definitiva ao problema, por vezes são mais custosas e divergentes entre os grupos de interesses. Aqui nos aproximamos da tipologia de políticas públicas estruturais e compensatórias ou emergenciais, como apresentado anteriormente.

- *Tomada de decisão*

A tomada de decisão é o momento em que os dirigentes públicos optam por uma solução a partir do cardápio de opções disponível. Também devem fazer parte da tomada de decisão a definição de metas e das estratégias de monitoramento e avaliação, assim como o planejamento dos recursos e do horizonte temporal da política pública e seus instrumentos de implementação.

- *Implementação*

Nessa etapa do ciclo de políticas públicas, as linhas de ação para enfrentamento do problema foram definidas e serão traduzidas em instrumentos de implementação de políticas, tais como leis, decretos, portarias, planos, programas, normas, resoluções, entre outros atos da administração pública.

Em muitos casos, o corpo administrativo do poder executivo na União, estados e municípios – formado por um conjunto de organizações e serviços nos diversos níveis federativos –, será responsável pela execução dos instrumentos de implementação da política pública. Em alguns casos, isso pode não ser feito diretamente pela administração pública, que assume, então, o papel de formulação, contratação de terceiros, fiscalização e avaliação, enquanto parceiros externos à administração pública assumem a execução das ações. Para tanto, são possíveis diferentes arranjos de administração pública indireta, tais como oferta de serviços e ações por autarquias, fundações públicas (autárquicas), consórcios públicos, sociedades de economia mista, agências executivas e reguladoras, empresas públicas e contrato de gestão.

Problema

- Mudança nos padrões de consumo alimentar da população brasileira, com aumento do consumo de alimentos ultraprocessados e consequente aumento das taxas de obesidade e doenças crônicas não transmissíveis.

Política

- **Política Nacional de Alimentação e Nutrição (PNAN)**
- **Diretriz:** Promoção da Alimentação Adequada e Saudável

Instrumentos de Política

- **Plano Nacional de Segurança Alimentar e Nutricional - 2016 a 2019**
- **Desafio:** Promover e proteger a Alimentação Adequada e Saudável da População Brasileira, com estratégias de educação alimentar e nutricional e medidas regulatórias.
- **Meta:** Articulação, junto ao Mercosul, da revisão da Resolução GMC n. 46/03 sobre rotulagem nutricional de alimento.
- **Ação:** Painel técnico da Anvisa sobre rotulagem frontal de alimentos e consulta pública com vista à proposição de nova resolução sobre rotulagem nutricional de alimentos.

Figura 1.3 – *Exemplo de instrumentos de política pública.*

Fonte: Elaborada pela autora.

Tomemos como exemplo o Programa Nacional de Alimentação Escolar/PNAE (ver capítulo 18 – Programa Nacional de Alimentação Escolar (PNAE)), que tem por objetivo "contribuir para o crescimento e o desenvolvimento biopsicossocial, a aprendizagem, o rendimento escolar e a formação de práticas alimentares saudáveis dos alunos, por meio de ações de educação alimentar e nutricional e da oferta de refeições que cubram as suas necessidades nutricionais durante o período letivo" (Fundo Nacional do Desenvolvimento da Educação, 2017). São considerados beneficiários do programa os alunos matriculados na educação básica das redes públicas federal, estadual, distrital e municipal de creches, pré-escolas e escolas do ensino fundamental e médio, ensino de Jovens e Adultos, incluindo escolas indígenas, e remanescentes de quilombos, filantrópicas e entidades comunitárias. A União, por meio do Fundo Nacional do Desenvolvimento da Educação (FNDE), uma autarquia federal responsável pela execução de políticas educacionais do Ministério da Educação (MEC), tem a responsabilidade de assegurar o direito à alimentação escolar por meio da transferência de recursos financeiros, em caráter complementar, aos Estados, Municípios e Distrito Federal. As entidades executoras são as secretarias estaduais, distrital e municipais de educação, responsáveis por gerenciar o programa no nível local. Elas podem fazer a administração direta do programa, o que envolve não somente a compra de alimentos, mas também a contratação de pessoal, como merendeiras e nutricionistas, ou podem formalizar convênios com instituições privadas, que serão responsáveis pela produção e oferta de refeições nas escolas participantes do programa.

Vale o destaque que algumas políticas públicas não têm execução estatal, direta ou indireta, sendo o setor privado responsável por sua implementação. Um exemplo é o Programa de Alimentação do Trabalhador/PAT (ver capítulo 19 – Programa de Alimentação do Trabalhador (PAT)). Trata-se de um programa resultante da parceria entre Governo Federal, empresas e trabalhador, tendo como unidade gestora o Ministério do Trabalho e Emprego. Seu objetivo é melhorar as condições nutricionais dos trabalhadores, com repercussões positivas para a qualidade de vida, a redução de acidentes de trabalho e o aumento da produtividade. O programa tem adesão voluntária das empresas empregadoras. Os custos da alimentação ofertada são divididos entre trabalhadores, empregadores e setor público. O empregador é estimulado a aderir ao PAT, por meio da concessão de incentivos fiscais (Brasil, 2017).

A implementação de políticas públicas deve ser bem planejada, levando em consideração os compromissos assumidos, os recursos humanos, financeiros e materiais disponíveis, as regras e normas do planejamento da administração pública. De todo modo, esta é uma fase do ciclo de políticas públicas bastante dinâmica e influenciada por fatores contextuais. Durante a implementação das ações, é possível identificar fatores que podem comprometer o processo e o resultado esperado, sendo possível identificar barreiras para o sucesso, corrigir erros e rever decisões. Para tanto, é preciso que haja instrumentos de monitoramento e avaliação.

- ***Monitoramento e avaliação***

A avaliação é uma fase crucial para as políticas públicas, apesar de muitas vezes não ser prevista e adequadamente realizada, o que prejudica a transferência, os controles normativo e social e o exercício responsável da administração pública. Apresentada como última fase do ciclo de políticas públicas, a prática avaliativa pode ser útil em todas as etapas anteriores.

Envolve um conjunto de atividades de produção, sistematização, registro, acompanhamento e análise crítica de informações geradas na gestão de políticas públicas e de seus instrumentos de implementação (programas, produtos e serviços). De modo geral, envolve análise do processo de execução e do impacto das ações, ou seja, das modificações produzidas pela política. Pode ser feita pelas organizações, agentes e público-alvo envolvidos, com a finalidade de subsidiar a tomada de decisão dos dirigentes públicos e a atuação efetiva do poder público.

Conforme apresentado por Paulo Jannuzzi (2016), há diferença entre monitoramento e avaliação de políticas. O monitoramento tem o propósito de subsidiar os dirigentes públicos com informações mais simples e tempestivas sobre a operação e os efeitos da política. Ele pode ser visto como um exame contínuo das atividades da política e de seus processos, produtos e resultados, com a finalidade de otimizar a gestão e interferir no curso de implementação dela. Já a avaliação tem o propósito de subsidiar os gestores com informações mais aprofundadas e detalhadas sobre o funcionamento e os efeitos da política. As pesquisas de avaliação podem ser internas, quando conduzidas pelas instituições e equipes responsáveis pela gestão, ou externas quando feitas por especialistas que não participam da administração pública ou da execução da ação.

Tanto para o monitoramento como para a avaliação, diferentes fontes de informação podem ser utilizadas. Dados primários são aqueles coletados diretamente com fim avaliativo. Dados secundários podem ser coletados sistematicamente pela administração pública, por meio de sistema de informação de políticas (p. ex., Sistema de Vigilância Alimentar e Nutricional/ Sisvan/web), ou por outras organizações, geralmente para fins diferentes da avaliação específica de uma dada política (p. ex., Pesquisas de Orçamento Familiares/POF conduzidas pelo Instituto Brasileiro de Geografia e Estatística).

Considerações finais

As políticas públicas fazem parte do exercício de poder e de organização do Estado, ocorrem no contexto social e, como tal, um espaço vivo, móvel e em constante transformação. Por isso, as políticas públicas são um processo dinâmico que envolve negociações, pressões, mobilizações, alianças ou coalizões de interesses.

Compreender a formação de uma agenda de políticas públicas significa considerar que ela pode refletir ou não os interesses dos diferentes setores da sociedade, a depender do grau de democracia participativa, de mobilização de cada setor e de institucionalização de mecanismos que viabilizem a participação dos sujeitos.

Ao falar de políticas públicas, é preciso também entender a composição de classe na sociedade, as desigualdades e interseccionalidades que vulnerabilizam grupos de sujeitos de direitos, os mecanismos internos de decisão dos diversos aparelhos do Estado, os conflitos e alianças internas da estrutura de poder, que não é monolítica ou impermeável às pressões externas, já que nela se refletem os conflitos da sociedade.

Como destacado por Hammond em seu livro sobre o julgamento humano e as políticas sociais (1996), cuja ideia foi livremente sistematizada na Figura 1.4, o processo de formulação das políticas é produto da razão entre análise e intuição. Vários fatores podem aumentar ou reduzir a racionalidade da decisão e seus rumos. Ao tratar de políticas públicas, é importante que as decisões tomadas, além de serem transparentes, explícitas e defensáveis, constituam-se em ação que garanta o acesso a direitos coletivos e de cidadania, promova o bem-estar e a justiça social.

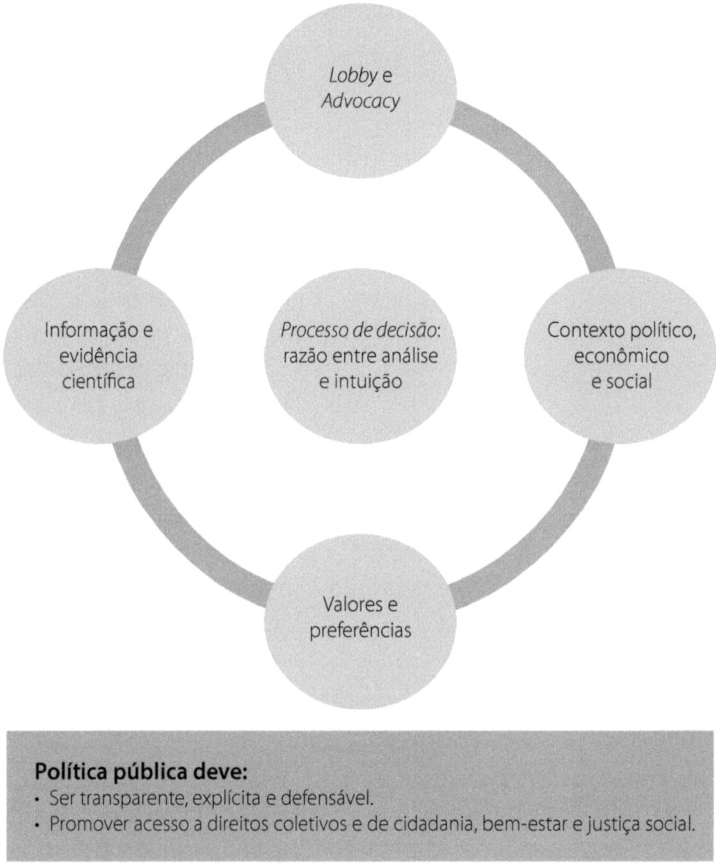

Figura 1.4 – *Processo de formulação de políticas públicas.*

Fonte: Elaborada pela autora.

Referências

BRASIL. Ministério do Trabalho e Emprego (MTE). *Programa de Alimentação do Trabalhador*. Disponível em: <https://www.gov.br/trabalho-e-emprego/pt-br/servicos/empregador/programa-de-alimentacao-do-trabalhador-pat>. Acesso em: 04 ago. 2023.

CANESQUI, A. M.; GARCIA, R. W. D. (Org.). *Antropologia e nutrição:* um diálogo possível. Rio de Janeiro: Fiocruz; 2005. 306p. (Coleção Antropologia e Saúde).

FUNDO NACIONAL DO DESENVOLVIMENTO DA EDUCAÇÃO (FNDE). *Programa Nacional de Alimentação Escolar*. Disponível em: <https://www.gov.br/fnde/pt-br/acesso-a-informacao/acoes-e-programas/programas/pnae>. Acesso em: 04 ago. 2023.

HAMMOND, K. R. *Human judgment and social policy:* irreducible uncertainty, inevitable error, unavoidable injustice. New York: Hammond. Oxford University Press, 1996.

JANNUZZI, P. M. *Monitoramento e avaliação de programas sociais*: uma introdução aos conceitos e técnicas. Campinas: Alinea, 2016.

SECCHI, L. *Políticas públicas:* conceitos, esquemas de análises, casos práticos. São Paulo: Cengage Learning, 2012.

2

Histórico das Políticas Públicas de Alimentação e Nutrição no Brasil

■ Patricia Constante Jaime

O objetivo deste capítulo é apresentar um sucinto panorama histórico das diferentes incursões da temática de Alimentação e Nutrição na agenda das políticas públicas no Brasil. Fazer esse percurso histórico significa, por um lado, traçar linhas paralelas à política brasileira nos últimos 100 anos e, por outro, à evolução da ciência da Nutrição no país.

A criação do Sistema Único de Saúde (SUS), filho da apelidada Constituição Federal Cidadã de 1988, que assumiu a saúde como um direito social e, como tal, um dever do Estado, é um divisor de águas para as políticas de saúde e nutrição no Brasil, da mesma forma como é a publicação da Lei Orgânica de Segurança Alimentar e Nutricional (Losan), em 2006. Por isso, esses marcos legais serão utilizados como cortes temporais para contar a nossa história das Políticas Públicas de Alimentação e Nutrição.

O período pré-SUS

Vários autores marcam a década de trinta do século XX como o início da trajetória das Políticas Públicas de Alimentação e Nutrição brasileiras. Contudo, há registros de práticas sanitárias voltadas à vigilância sanitária de alimentos, implantadas pelo poder público desde o século XIX, ainda no Brasil colônia. Tomemos como exemplo o controle sanitário feito pela fiscalização dos portos e de embarcações de mercadorias e passageiros para que fossem evitadas epidemias e garantidas a higiene e a inocuidade dos produtos alimentícios exportados pelo Brasil. Apesar de essas práticas localizadas no campo da vigilância sanitária terem clara vinculação com a temática da segurança alimentar, elas não eram reconhecidas como uma ação de política pública de alimentação e nutrição.

Sendo a alimentação fator central para a sobrevivência e qualidade de vida, o tema tem sido alvo de atenção da população há muito tempo. Há registros históricos de lutas populares por acesso à alimentação, com cobranças de atuação do poder público, desde o século XIX. Um exemplo é o motim que aconteceu em Salvador, em 1858, conhecido como a "Revolta da Farinha". O aumento do preço da mandioca, um alimento importante na composição do padrão alimentar brasileiro, foi o fator disparador da agitação popular. Já no início do século XX, o nascente movimento operário na cidade do Rio de Janeiro organizou manifestações contra a carestia e seu impacto na alimentação. Processos similares de manifestação popular em defesa da alimentação tem se repetido e fortalecido ao longo da história do país. Nesta tensão entre cidadãos e Estado, as políticas públicas de alimentação e nutrição têm ocupado, paulatinamente, espaço na agenda pública brasileira.

A década de 1930 é marcada pela industrialização e urbanização crescentes e pelo nascimento do pensamento trabalhista no Governo Vargas, que trouxeram uma agenda oficial de alimentação e nutrição para a pauta governamental. Destaca-se a sistematização da Consolidação das Leis Trabalhistas, pensada como a base legal reguladora das relações de trabalho que estavam sendo estabelecidas na nova ordem econômica, movida pelas indústrias nacionais de base e de bens de consumo. Em 1938, é aprovado o Decreto-lei n. 399, que institui o salário mínimo, definido como a remuneração mínima devida a todo trabalhador adulto, sem distinção de sexo, capaz de satisfazer suas necessidades normais de alimentação, habitação, vestuário, higiene e transporte. Assim, parâmetros nutricionais definidos por um modelo de ração-tipo e indicativo de grupos alimentares foram oficialmente incorporados como diretrizes de uma política pública brasileira.

Também no governo Vargas, destaca-se a criação, em 1939, do Serviço Central de Alimentação (SCA) no contexto da nascente previdência social. No ano seguinte, esse serviço teve seu nome alterado para Serviço de Alimentação da Previdência Social (SAPS) e sua estrutura de gestão transferida para o Ministério do Trabalho. Pode-se considerar que o Programa de Alimentação do Trabalhador (PAT), criado na década de 1970 e em vigência atualmente, tem suas origens nas ações e propostas do SAPS, que envolviam a oferta no local de trabalho de instalações adequadas para a alimentação dos trabalhadores, o fornecimento de alimentos e refeições a preços subsidiados e a educação alimentar para os trabalhadores e suas famílias, esta última como uma prática sanitária marcada fortemente pela perspectiva higienista da época. O Saps foi extinto em 1967.

Por outro lado, também na década de 1930, surge a pioneira denúncia acadêmica do médico e pesquisador pernambucano Josué de Castro, de que a fome e suas diferentes formas de expressão no corpo humano (p. ex., a desnutrição protéico-calórica e carências de micronutrientes como vitamina A, iodo e ferro) eram provenientes de desigualdades sociais e decorrentes de um modelo econômico injusto e excludente no acesso à renda e à terra.

Outro acontecimento importante no histórico das Políticas de Alimentação e Nutrição no país foi a criação da Comissão Nacional de Alimentação (CNA), junto ao Conselho Federal de Comércio Exterior, em 1945. Quatro anos depois, a CNA é transferida para o Ministério da Educação e Saúde, o que expressa sua vinculação a uma agenda mais próxima da proteção social do que econômica. Enquanto o Saps assume uma função assistencial alimentar direcionada aos trabalhadores previdenciários dos centros urbano-industriais, é no CNA que se organizam os primeiros esforços de formulação de uma política nacional de alimentação mais ampla. Vale destacar dois fatos impulsionados pelo CNA que ocorreram na década de 1950, pois são embriões de programas que se mantêm até os dias de hoje. O primeiro é a edição da primeira lei, em 1953, que tornou obrigatória a iodação do sal de cozinha nas áreas endêmicas de bócio. O segundo foi a Campanha de Merenda Escolar (CME), sob a responsabilidade do Ministério da Educação e Cultura, instituída por decreto do presidente Juscelino Kubitschek em 1956, inaugurando-se, assim, as bases do Programa Nacional de Alimentação Escolar, pensado não apenas como uma ação de assistência alimentar, mas também de educação.

Contudo, o papel mais estratégico pensado para a CNA, de formulação de uma ampla política nacional de alimentação e nutrição, só veio a se concretizar no início dos anos 1970, no âmbito do Instituto Nacional de Alimentação e Nutrição (Inan), órgão que substituiu essa Comissão em 1972.

O Inan foi criado como uma autarquia pública vinculada ao Ministério da Saúde. Apesar de sua vinculação setorial, assume um discurso de defesa da alimentação como elemento central para o desenvolvimento nacional e de proposição de ações intersetoriais para dar resposta às necessidades alimentares da população brasileira, na linha das políticas compensatórias e de promoção do bem-estar social.

Paradoxalmente, o Inan surge como um órgão central estratégico no seio do Governo durante a ditadura militar. Vale destacar que a crise alimentar vivenciada pelos países desenvolvidos no Norte Global, em decorrência das duas Grandes Guerras Mundiais, conformou um modelo de organização da produção e comercialização de alimentos com forte presença e centralidade dos Estados Nacionais. Tendência essa também observada no Brasil, no período da ditadura militar, o que explica a constituição de uma estrutura como o Inan no aparelho do Estado brasileiro.

Destacam-se nesse período da história política brasileira três características marcantes, sendo elas: (1) a modernização da economia com altas taxas de crescimento econômico, contudo com aprofundamento da dívida externa e das desigualdades na distribuição de renda; (2) o autoritarismo político, típico dos regimes de exceção e não democrático; e (3) o cerceamento do livre pensamento, da liberdade ideológica e dos direitos individuais. Na década de 1970, os sinais de desgaste do milagre econômico tornam-se mais evidentes. Na série de estudos epidemiológicos disponíveis sobre o estado nutricional e o consumo alimentar da população brasileira, essenciais para a agenda de vigilância alimentar e nutricional, há um importante inquérito populacional feito nos anos de 1974 e 1975, o Estudo Nacional de Despesas Familiares (Endef), que apontou alta prevalência de desnutrição proteico-calórica nos diferentes segmentos populacionais estudados, como adultos, idosos, crianças, homens e mulheres.

Direcionados a grupos populacionais de baixa renda e alta vulnerabilidade biológica e social, como as crianças, gestantes e nutrizes, os programas de distribuição de leite em pó e de cestas básicas são bons exemplos de ações implantadas na agenda política de alimentação e nutrição à época. Esses programas tinham caráter assistencialista e paliativo em um contexto de profunda desigualdade social. Os programas de assistência alimentar desenvolvidos no pós--Segunda Guerra Mundial eram, na maior parte das vezes, impulsionados nos países periféricos do capitalismo global ou também chamados países subdesenvolvidos, como era o caso do Brasil, por organizações internacionais no âmbito das Nações Unidas, tais como a Organização para Alimentação e Agricultura (FAO), o Fundo das Nações Unidas para a Infância (Unicef) e o Programa Mundial de Alimentos (PMA), que doavam o excedente de produção dos países desenvolvidos do hemisfério norte.

Nessa época, o planejamento da produção de alimentos no país era voltado ao mercado externo, e havia pouco ou quase nenhum estímulo à agricultura familiar. Os programas de suplementação alimentar não dialogavam com a produção e a cultura alimentar locais. Por outro lado, como destacado por Silva (2014), iniciativas no âmbito do abastecimento de alimentos foram criadas nos anos 1960 e seguiram até a década de 1980, com destaque para a Companhia Brasileira de Alimentos (Cobal), que tinha a missão de executar planos e programas de abastecimento elaborados pelo Governo Federal, relativos à comercialização de gêneros alimentícios, e agir como elemento regulador do mercado, por meio dos estoques públicos de alimentos básicos, como arroz e feijão. A Cobal constitui-se como um equipamento público de abastecimento com atuação direta no varejo de alimentos, comercializando gêneros alimentícios a preços populares em uma extensa rede de mercados urbanos, Posteriormente, foi transformada na atual Companhia Nacional de Abastecimento (Conab). A presença dessas estruturas públicas de abastecimento, ainda que um tanto descompassadas em relação às iniciativas do campo da nutrição, apontava para a necessidade de respostas e articulações intersetoriais, envolvendo diferentes pontos do sistema alimentar. Importante destacar que neste período não havia, ainda, tanto no discurso de governo como entre os intelectuais do campo, uma perspectiva sistêmica que integrasse agricultura, abastecimento, alimentação e nutrição.

Em 1973, o Inan lança o Programa Nacional de Alimentação e Nutrição (Pronan), tendo como público-alvo as gestantes, nutrizes e crianças com até sete anos no recorte da população de baixa renda e os escolares de sete a 14 anos, com uma característica marcante de suplementação alimentar. Entretanto, auditorias federais de controle apontaram várias irregularidades na operacionalização das ações do Pronan, o que causou sua suspensão em 1974.

Surge então o II Pronan, em 1976, desta vez com uma proposta mais ousada de ações integradas entre vários órgãos do Estado, buscando nexos operativos entre a produção de alimentos e sua distribuição vinculada às ações assistenciais de suplementação alimentar. O Quadro 2.1 apresenta os nove programas que compuseram o II Pronan. Esses programas não foram implantados ao mesmo tempo, e muitos não conseguiram ser operacionalizados de forma efetiva. Alguns, após sucessivas revisões, seguem na agenda brasileira de políticas públicas, como o Programa Nacional de Alimentação Escolar (PNAE) e o Programa de Alimentação do Trabalhador (PAT). Outros foram modificados e incorporados a programas futuros do setor saúde, como o Programa Nacional de Incentivo ao Aleitamento Materno (PNIAM), o Programa de Combate às Carências Nutricionais Específicas (PCCNE) e o Sistema de Vigilância Alimentar e Nutricional (SISVAN).

Quadro 2.1
Programas integrantes do II Programa Nacional de Alimentação e Nutrição

Nome do programa	Órgão responsável	Descrição
Programa de Nutrição em Saúde (PNS)	**Inan – Ministério da Saúde**	Suplementação alimentar por meio de distribuição de alimentos básicos, tais como arroz, açúcar, feijão fubá, farinha de mandioca e leite em pó, para gestantes, nutrizes e crianças com até sete anos pertencentes a famílias de baixa renda, com prioridade para as regiões mais pobres do país. A distribuição dos alimentos era feita na rede de serviços das secretarias estaduais de saúde
Programa de Racionalização da Produção de Alimentos Básicos (PROCAB)	**Inan e Cobal**	O principal objetivo era assegurar a comercialização da produção a preços mínimos aos pequenos agricultores familiares da região Nordeste. A Cobal adquiria os alimentos básicos diretamente dos produtores para serem distribuídos nos programas de suplementação alimentar do Pronan
Programa de Abastecimento de Alimentos Básicos em Áreas de Baixa Renda (PROAB)	**Inan e Cobal**	Abastecia os pequenos varejistas de regiões carentes das periferias urbanas, com alimentos básicos a preços reduzidos

(continua)

Quadro 2.1
Programas integrantes do II Programa Nacional de Alimentação e Nutrição *(continuação)*

Nome do programa	Órgão responsável	Descrição
Programa Nacional de Incentivo ao Aleitamento Materno (PNIAM)	**Inan/Ministério da Saúde**	Iniciado em 1981, com apoio da Unicef, tinha o objetivo de estimular o aleitamento materno nos serviços de saúde
Programa de Combate às Carências Nutricionais Específicas (PCCNE)	**Inan/Ministério da Saúde**	Seu foco era a prevenção e tratamento de distúrbios nutricionais por deficiência de micronutrientes, como o bócio endêmico, hipovitaminose A, anemia ferropriva e cárie dental. Envolvia ações de fortificação de alimentos e de suplementação vitamínica e mineral
Sistema de Vigilância Alimentar e Nutricional (SISVAN)	**Inan/Ministério da Saúde**	Sistema de informação em saúde com o objetivo de monitorar condições de alimentação e nutrição de grupos populacionais vulneráveis, em especial aqueles participantes dos programas de suplementação alimentar, em especial do PNS
Programa Nacional de Alimentação Escolar (PNAE)	**Ministério da Educação e Cultura**	Suplementação alimentar por meio da oferta de refeições no ambiente escolar para estudantes do ensino fundamental – 7 a 14 anos, nas escolas públicas e filantrópicas
Programa de Complementação Alimentar (PCA)	**Legião Brasileira de Assistência (LBA)**	Suplementação alimentar com produtos formulados e distribuídos para populações carentes atendidas em centros assistenciais e organizações comunitárias
Programa de Alimentação do Trabalhador (PAT)	**Ministério do Trabalho**	Suplementação alimentar garantida pela oferta subsidiada de refeições ou cestas básicas de alimentos para trabalhadores do mercado formal e prioritariamente de baixa renda. O PAT permite às empresas deduzirem o dobro dos gastos efetuados com a alimentação dos trabalhadores no lucro tributável, para fins de Imposto de Renda de Pessoa Jurídica
Programa de Alimentação Popular (PAP)	**Ministério da Agricultura**	Organizava a venda de alimentos, comprados pela Cobal, à população urbana de baixa renda a preços baixos. Os alimentos eram vendidos diretamente às cooperativas de consumo

Fonte: Silva (1995); Arruda & Arruda (2007).

Para muitos autores, o II Pronan é considerado um marco nas políticas de alimentação e nutrição do país porque trouxe a inovação de propor a utilização de alimentos básicos produzidos localmente por agricultores familiares nos programas de assistência alimentar. Com ele, o poder das compras públicas de alimentos nos programas governamentais é experimentado pela primeira vez, como estratégia de apoio à agricultura familiar, de inclusão social e de intervenção para atender à demanda de alimentos por parte de indivíduos e famílias vulneráveis do ponto de vista biológico e econômico. Vasconcelos e Batista Filho (2011) também reconhecem que o II Pronan provocou maior institucionalização das ações de alimentação e nutrição no interior dos serviços públicos de saúde, educação e assistência social em todo o território nacional.

Contudo, a insuficiência dos recursos, a descontinuidade dos programas integrantes e a conjuntura política pouco favorável para uma integração estratégica dos órgãos de governo comprometeram o alcance dos objetivos traçados para o II Pronan. O fato de o Inan ser uma autarquia ligada ao Ministério da Saúde é apontado como um fator limitante do sucesso do programa, dada sua reduzida gerência sobre programas de outros ministérios e sua baixa capacidade de articulação institucional para a integração de políticas no Governo Federal. Silva (2014) aponta que "outros programas de alimentação foram lançados durante os governos militares, mas sem se enquadrarem às diretrizes gerais determinadas oficialmente. Em geral, além de a distribuição de alimentos ser realizada com base em produtos industrializados, o não atendimento a essas diretrizes transformava tais programas em instrumentos clientelistas voltados a favorecer elites políticas regionais". O Inan foi extinto em 1997, e parte de suas funções foi assumida por áreas técnicas do Ministério da Saúde.

Voltando à década de 1980, havia na sociedade a emergência do movimento popular em defesa da retomada da democracia no país e de temas como direito à saúde, reforma agrária, geração de emprego e combate à fome. No campo da saúde, surge com força o movimento da Reforma Sanitária Brasileira. Movimentos populares do campo e da cidade se organizaram em defesa de políticas agrária, agrícola e de abastecimento mais inclusivas e com participação popular.

Com promoção do Inan, ocorreu, em 1986, a 1ª Conferência Nacional de Alimentação e Nutrição, como desdobramento e em seguimento imediato da 8ª Conferência Nacional de Saúde, que é reconhecida como um marco fundamental na criação do SUS. A 1ª Conferência Nacional de Alimentação e Nutrição representou, por um lado, o engajamento da área de alimentação e nutrição na reforma sanitária e, por outro lado, lançou um conjunto de proposições que se tornaram referências permanentes em Segurança Alimentar e Nutricional no país. Se, por um lado, a alimentação passa a ser compreendida como uma condição básica para a vida, e, como tal, um direito ligado à dignidade humana e à justiça social, por outro, amplia-se o entendimento de que a concretização de outros direitos humanos, entre os quais o direito humano à saúde, é fundamental para a efetivação do direito humano à alimentação saudável.

As experiências e construções político-sociais desse período marcado pelos governos de Getúlio Vargas (1930-1945/1950-1954), de Juscelino Kubitschek (1956-1961), de João Goulart (1961-1964), pela ditadura militar (1964-1985) e pelo início da redemocratização (1985-1990) influenciaram a forma como o tema da alimentação e nutrição se apresenta nas políticas públicas brasileiras na era SUS, como será discutido a seguir e em outros capítulos deste livro.

A era SUS

A Constituição Federal publicada em 1988 assumiu, no artigo 196, a saúde como direito de todos e dever do Estado. Direito esse que deve ser garantido mediante políticas sociais e econômicas que visem à redução do risco de doença e de outros agravos e ao acesso universal e igualitário às ações e serviços para sua promoção, proteção e recuperação. Em desdobramento e como parte desse compromisso, a alimentação adequada foi reconhecida como um fator determinante e condicionante da situação de saúde de indivíduos e coletividades, como afirma o artigo 3º da Lei n. 8.080, Lei Orgânica da Saúde. Esta Lei institui o Sistema Único de Saúde (SUS) e prevê a vigilância nutricional e a orientação alimentar como práticas sanitárias a serem desenvolvidas no sistema de saúde. A promulgação da nova Constituição Federal Brasileira não traz inovações somente para o setor da saúde. Tomemos como exemplo o setor da educação. Com ela, a alimentação escolar passou a ser assegurada como um direito de todos os alunos do ensino fundamental da rede pública, e, como tal, devendo ser garantido pelos governos federal, estaduais e municipais. Assim, o PNAE proposto no II Pronan é assumido como uma política de

Estado, substituindo a possível perspectiva assistencialista, tomada por parte de alguns atores do poder público, para uma visão de direito à alimentação escolar adequada.

No âmbito internacional, o Consenso de Washington, por meio de uma recomendação em 1989, induziu a conduta econômica neoliberal com quatro pilares centrais que os países subdesenvolvidos deveriam seguir: abertura comercial, política de privatização e redução do Estado. Assim, em movimento contrário ao compromisso de proteção social e garantia de direitos assumido na nova Constituição Federal, o neoliberalismo ganhou força na política e economia brasileira no início dos anos noventa. No governo do presidente Fernando Collor de Mello (1990-1992), programas e estruturas ligados à temática da alimentação e nutrição foram desativados ou sofreram graves cortes orçamentários, em linha com a diretriz neoliberal central de enxugamento da máquina pública. Globalmente, o neoliberalismo moldou um modelo de sistema alimentar no qual o Estado deixa de ser visto como elemento indutor e regulador.

Apesar de tal cenário adverso, a preparação da Conferência Mundial de Alimentação, ordenada pela Organização para Alimentação e Agricultura (FAO), em 1996, possibilitou a retomada do debate sobre a formulação de uma política específica no Brasil. Por um lado, havia o entendimento sobre as ações de nutrição já formulado na Lei Orgânica da Saúde; por outro, como destacado por Pinheiro (2008), existia um grupo de técnicos remanescentes do Inan e que se manteve na estrutura do Ministério da Saúde, com capacidade e liderança para conduzir o processo de formulação da Política Nacional de Alimentação e Nutrição (PNAN).

Em 1997, o tema da alimentação e nutrição foi escolhido para integrar um processo de formulação de políticas inseridas no SUS, e um grupo técnico elaborou o texto-base da PNAN. Esse texto foi discutido com vários atores da sociedade civil, academia, órgãos de governo e organismos internacionais e, depois, aprovado pela Comissão Intergestores Tripartite (CIT) e encaminhado ao Conselho Nacional de Saúde (CNS) em 1999. No organograma institucional do Ministério da Saúde, foi criada a Coordenação Geral de Política de Alimentação e Nutrição (CGPAN), vinculada ao Departamento de Atenção Básica da Secretaria de Atenção à Saúde do MS, com a missão de fazer a gestão federal da PNAN. Em 2010, o nome da coordenação foi alterado para Coordenação Geral de Alimentação e Nutrição (CGAN).

A PNAN, ainda operacionalizada no âmbito do SUS, surge como uma política pública que objetivava ações de enfrentamento da insegurança alimentar e nutricional da população brasileira. Seu texto é pioneiro ao adotar como princípio a realização do Direito Humano à Alimentação Adequada (DHAA) e ao aplicar o conceito ampliado de Segurança Alimentar e Nutricional (SAN), desenvolvido na I Conferência Nacional de Alimentação e Nutrição, em 1986, e na I Conferência Nacional de Segurança Alimentar, em 1994. Assim, a PNAN incorpora a relevância do acesso universal aos alimentos à dimensão nutricional, relativa à composição, qualidade e aproveitamento biológico e aos riscos sanitários atribuíveis aos alimentos.

Ao longo da década seguinte à publicação da PNAN, um conjunto de marcos políticos e legais no campo da SAN foram aprovados, a exemplo da publicação da Lei Orgânica de Segurança Alimentar e Nutricional (Losan), em 2006, e a consequente constituição do Sistema Nacional de Segurança Alimentar e Nutricional (Sisan), sendo necessária uma redefinição das responsabilidades do setor da saúde e da PNAN na agenda política de SAN. Por outro lado, havia em curso a intensificação do processo de transição nutricional e de mudanças no cenário epidemiológico que demandam revisão na forma de organização das ações e serviços de saúde. O SUS havia proporcionado importantes avanços na atenção à saúde da população brasileira, como a redução da mortalidade infantil, a expansão da atenção básica, a ampliação do acesso a ações e serviços em diferentes níveis de complexidade assistencial, passando pela vigilância e promoção à saúde. Neste contexto, surgiu a necessidade de atualizar o propósito e as diretrizes da PNAN de forma a orientar a organização e qualificação das ações de alimentação e nutrição na rede de atenção à saúde e também de legitimá-la como interlocutora entre o SUS e o novo Sisan. A segunda edição da PNAN foi então pactuada e aprovada pela CIT em outubro de 2011, tendo como propósito a "melhoria das condições de alimentação, nutrição e saúde da população brasileira, mediante a promoção de práticas alimentares adequadas e saudáveis, a vigilância alimentar e nutricional, a prevenção e o cuidado integral dos agravos relacionados à alimentação e nutrição" (Brasil, 2012). Mais detalhes sobre a PNAN, em suas duas edições, assim como descrição dos programas e ações derivadas dela serão apresentados em capítulos subsequentes neste livro.

Como apontado por Jaime et al. (2018), "estando inserida ao longo dos trinta anos do SUS, a agenda política e programática da PNAN tem gradualmente superado uma posição marginal ou paralela ao sistema para outra com melhor entendimento de seu papel e protagonismo como componente essencial na atenção integral em saúde". A PNAN se apresenta como um elo potente de articulação entre a saúde e outros setores relacionados ao Direito Humano à Alimentação Saudável.

O marco da Losan

Neste passeio pela história brasileira das políticas na temática de alimentação e nutrição, observa-se que, até o final do século XX, o setor da saúde foi um importante protagonista nos esforços de buscar nexos entre produção, abastecimento, consumo de alimentos e nutrição com vistas à superação da insegurança alimentar e nutricional da população. Talvez a explicação para esse fato seja porque é nos serviços de saúde que recaem os problemas decorrentes da fome, expressa pela desnutrição, e de um sistema alimentar não promotor da saúde que gera doenças relacionadas às práticas alimentares inadequadas, tal como a obesidade.

No entanto, o II Pronan, publicado em 1976, já expressava o entendimento de que a garantia da SAN exige uma conjunção de políticas públicas sociais integradas e complementares. Como apresentado anteriormente, tal entendimento não foi suficiente para mover uma agenda efetiva e transformadora da realidade. Em uma linha do tempo pós-Constituição Federal de 1988, a primeira tentativa de elevar o debate da SAN para uma arena política intersetorial ocorreu com a instituição do I Conselho Nacional de Segurança Alimentar (CONSEA), em 1993, e a realização da I Conferência Nacional de Segurança Alimentar, em 1994. Mas, pelo caráter transitório do governo do presidente Itamar Franco (1992-1995), e a ainda frágil inserção do tema da SAN na agenda política brasileira, o CONSEA foi extinto em 1994, um ano após sua proposição.

No primeiro governo de Fernando Henrique Cardoso (1995-1998), o controle da inflação e o fortalecimento da "via econômica" foram priorizados, sendo mantida a diretriz neoliberal na orientação da atuação do poder público. Houve o enfraquecimento das relações políticas com os movimentos sociais e setores da sociedade civil. Em consequência, o CONSEA foi extinto e foi instituído o Programa Comunidade Solidária na agenda governamental. Esse programa de governo buscava articular algumas ações pontuais e focalizadas, buscando acelerar o processo de inclusão social, e algumas pautas de alimentação e nutrição foram assumidas pelo Programa. Como destacado por Silva (2014), o Programa Comunidade Solidária foi concebido sob as diretrizes da focalização, da busca pela eficiência da ação do Estado e desoneração do orçamento público e da transferência de parte significativa dos serviços sociais para o setor privado e o terceiro setor. As iniciativas desencadeadas tiveram um cunho emergencial e preventivo às causas da pobreza. Críticos ao Programa apontam que não foram construídas pontes entre as ações do Comunidade Solidária com os positivos esforços do Governo de fortalecimento dos serviços sociais básicos de vocação universal. Os governos do Partido da Social Democracia Brasileira (PSDB – 1995-2002) alcançaram considerável ampliação da cobertura dos serviços públicos de saúde, educação e saneamento básico. A criação do Programa Nacional de Fortalecimento da Agricultura Familiar (Pronaf), em 1995, como uma linha de crédito rural em resposta a uma antiga demanda dos trabalhadores do campo que pediam uma política agrícola específica para os pequenos produtores, marcou a entrada formal da agricultura familiar na agenda pública brasileira. De todo modo, durante este período, o tema da SAN não foi reconhecido como uma política de Estado.

No segundo mandato do presidente FHC (1999-2002), há certa revisão da abordagem governamental na agenda de nutrição, o que pode ser identificado por dois acontecimentos relevantes: (1) a publicação da Política Nacional de Alimentação e Nutrição (PNAN), em 1999, vinculada ao Ministério da Saúde, e (2) a adoção de nova abordagem de programas sociais, com base na transferência de renda para famílias em vulnerabilidade social e nutricional, em 2001. Do ponto de vista macroestrutural, o alcance da estabilização monetária favoreceu o controle de preços dos alimentos, o que está intimamente relacionado com segurança alimentar domiciliar. Por outro lado, os ganhos da estabilidade econômica não representaram, necessariamente, uma melhora nas condições de vida e nas oportunidades de trabalho e renda da população em geral e, em especial, entre os vulneráveis.

O contexto político brasileiro alterou-se em função do esgotamento do modelo neoliberal, do agravamento dos problemas sociais como o desemprego, da crescente demanda da sociedade por uma política econômica mais inclusiva e pelo fortalecimento dos serviços públicos prestados pelo Estado. Em 2002, o processo eleitoral presidencial favoreceu a rearticulação de atores sociais em torno da retomada de uma agenda política de SAN, com foco principal no combate à fome, que foi apresentada no formato do Projeto Fome Zero pelo Partido dos Trabalhadores (PT). Com a eleição do presidente Luiz Inácio Lula da Silva, ocorreu a recriação do CONSEA em 2003, com a importante tarefa de não ser apenas um espaço institucional de diálogo do Governo com a sociedade, mas também de ser o lócus impulsionador da elaboração participativa de uma proposta de Projeto de Lei Orgânica para a Segurança Alimentar e Nutricional para o país. A II Conferência Nacional de Segurança Alimentar e Nutricional, realizada na cidade de Olinda em 2004, e os debates que se sucederam no âmbito do CONSEA amalgamaram as compreensões da sociedade civil, do Governo e de outros poderes, como o Legislativo, acerca do tema e da abordagem a ser adotada na construção de uma política pública de SAN. A Lei Orgânica de Segurança Alimentar e Nutricional (Losan) foi sancionada em 2006, pelo Presidente Lula, e, junto com ela, ocorreu a criação do Sistema Nacional de Segurança Alimentar e Nutricional (Sisan) e a institucionalização da Política Nacional de SAN.

A agenda de SAN alcançou alta prioridade na agenda governamental ao longo das gestões do PT no poder (Lula 2002-2010 e Dilma Rousseff 2011-2016). Inquéritos populacionais que aplicaram a Escala Brasileira de Insegurança Alimentar (Ebia), em 2004, 2009 e 2013, mostraram melhora significativa nos indicadores de segurança alimentar no país. Em 2013, identificou-se o maior patamar de brasileiros nessa condição (77,1%). Observou-se neste período a implantação, de forma articulada, de políticas de proteção social, de superação da pobreza e redução das desigualdades sociais e de fomento à produção agrícola de base familiar. Tais fatores foram reconhecidos pela FAO, em 2014, como responsáveis pelos avanços no combate à fome e à pobreza no Brasil.

Por outro lado, novas expressões da insegurança alimentar, como a obesidade e a exposição da população a alimentos contaminados por agrotóxicos, ganharam proporções epidêmicas e trouxeram a demanda pela constituição de modelos de sistemas alimentares mais sustentáveis e saudáveis.

Sendo a política um processo vivo no seio da sociedade e nas estruturas de poder do Estado, é preciso considerar a possibilidade de inflexões nos avanços até então alcançados. Reformas de cunho neoliberal, apresentadas como necessárias para regularizar as contas públicas, foram fortalecidas pela chegada ao poder do presidente Michel Temer, após controverso processo de *impeachment* da presidenta Dilma Rousseff em 2016. A aprovação da Emenda Constitucional/ EC 95 em 2016, impondo um teto de gastos públicos por vinte anos; assim como a Reforma Trabalhista, aprovada em 2017, abalaram direitos sociais e o arcabouço da proteção social brasileira construído desde a era trabalhista de Vargas e consolidado na Constituição Federal de 1988.

A quadra histórica mais recente brasileira, a partir da eleição do presidente Jair Bolsonaro em 2019, foi marcada pela radical inflexão na agenda política nacional, com descontinuidade e/ou redirecionamento de programas e iniciativas do Governo Federal, com repercussão na ação e governança do SUS e do Sisan. No primeiro dia de mandato, o presidente assinou medida provisória que extinguiu o CONSEA, o que foi acompanhado pela desarticulação e a falta de investimento nas políticas de SAN. A pandemia de Covid-19, identificada no início de 2020, atuou como elemento complicador e configurou uma crise sanitária e social sem precedentes na história brasileira. A emergência sanitária em conjunto com o agravamento de determinantes socioeconômicos, políticos e ambientais relacionados à alimentação e nutrição, criaram um cenário fértil que resultou no agravamento da insegurança alimentar no Brasil. É bem verdade que uma inflexão nos patamares de segurança alimentar foi captada pela Pesquisa de Orçamentos Familiares (POF) em 2017-2018, interrompendo a trajetória de descendência da insegurança alimentar observada no período de 2004 a 2013. Em 2022, a situação era ainda pior, com dois terços da população vivendo com algum grau de insegurança alimentar, sendo que 15,5% estavam com insegurança alimentar grave, que pode ser entendido como fome.

Em 2023, abre-se um novo capítulo da história com a terceira eleição do presidente Luiz Inácio Lula da Silva. A Medida Provisória n. 1.154 retomou o CONSEA, definindo-o como órgão de assessoramento imediato da Presidência da República, renovando o pacto entre Governo Federal e a sociedade civil organizada pela segurança alimentar e nutricional, promoção do Direito Humano à Alimentação Adequada e enfrentamento da fome como um flagelo social. Ademais, é um novo governo que assume o grande compromisso de equilíbrio entre crescimento econômico e sustentabilidade, dois eixos centrais para a agenda contemporânea de alimentação e nutrição.

No presente capítulo, é feita uma linha do tempo das políticas de alimentação e nutrição no Brasil, ao longo dos séculos XX e XXI. Nos capítulos seguintes, alguns elementos históricos da agenda política aqui pontuados serão retomados e aprofundados na descrição e análise de temas específicos, buscando apresentar os alcances e limitações das políticas e programas implantados.

Considerações finais

A alimentação e a nutrição adequadas, reconhecidas enquanto requisitos básicos para a integralidade da atenção em saúde e garantia dos direitos humanos à saúde e à alimentação, possibilitam a afirmação plena do potencial de crescimento e desenvolvimento humano, com qualidade de vida e cidadania. Por isso, políticas e programas de alimentação e nutrição têm grande potencial de contribuir no enfrentamento da complexa situação epidemiológica e social do país. O compromisso público com a saúde e a alimentação como direitos constitucionais representa a viga mestra dos avanços observados na história das Políticas Públicas de Alimentação e Nutrição no Brasil.

Vasconcelos e Batista Filho (2011) apresentam uma consistente síntese da trajetória brasileira na área: "observou-se que a política pública de alimentação e nutrição transitou [no período entre 1930 e 2010] do planejamento autoritário ao participativo; da centralização à descentralização administrativa; da universalização à focalização de benefícios; do controle estatal ao social; dos programas de distribuição de alimentos em espécie aos de tíquetes e aos de transferência de renda em dinheiro; do financiamento público às parcerias entre público e privado, entre sociedade civil e Estado, entre instituições governamentais e não governamentais; das ações emergenciais ou assistenciais às mediatas ou estruturais; das ações compensatórias às de emancipação". O que explica as diferentes experiências construídas é o fato de a conformação da agenda política em alimentação e nutrição, com seus sucessos e insucessos, seus avanços e retrocessos, ser definida no processo sociopolítico-cultural vivenciado pela sociedade brasileira.

Publicação da fundação de pesquisa internacional International Food Policy Research Institute, em 2016, aponta que o compromisso político do Brasil com a promoção da alimentação e nutrição adequadas moldou-se ao longo de várias décadas e foi favorecido pelo engajamento da sociedade civil, pela constituição de estruturas de governança intersetoriais e pelo uso de dados e de evidências científicas para guiar a tomada de decisão do poder público (IFPRI, 2016).

Por outro lado, reconhece-se que seja longo e desafiador o caminho a ser percorrido em direção à definitiva consolidação da agenda política de alimentação e nutrição no SUS e no Sisan. A agenda presente e futura precisa lidar com o fenômeno da Sindemia Global de obesidade, desnutrição e mudanças climáticas, um conceito que incorpora a visão sistêmica sobre a alimentação e seus impactos na saúde humana e planetária, relacionando a má nutrição em todas suas formas (analisada a partir de indicadores de obesidade, desnutrição e deficiência de nutrientes) e as mudanças climáticas (Swinburn et al., 2019). É urgente a incorporação das múltiplas dimensões da sustentabilidade (ecológica, econômica e sociocultural), em diálogo com a agenda 2030 da ONU que define os Objetivos do Desenvolvimento Sustentável/ODS. Da mesma forma, é preciso atenção e ação contra os determinantes sociais e comerciais da alimentação e saúde, além da defesa constante da democracia como condição *sine qua non* para o desenvolvimento de políticas públicas voltadas à garantia de direitos sociais e cidadania.

Referências

ARRUDA, B. K. G.; ARRUDA, I. K. G. Marcos referenciais da trajetória das políticas de alimentação e nutrição no Brasil. *Revista Brasileira Saúde Maternidade Infantil*, v. 7, n. 3, p. 319-326, 2007.

BRASIL. Ministério da Saúde. Secretaria de Atenção à Saúde. Departamento de Atenção Básica. *Política Nacional de Alimentação e Nutrição*. Brasília: Ministério da Saúde, 2013. 84 p.

BUENO, E. À sua saúde: a vigilância sanitária na história do Brasil. Brasília: Anvisa. 2005. 208 p.

BURLANDY, L. A construção da política de segurança alimentar e nutricional no Brasil: estratégias e desafios para a promoção da intersetorialidade no âmbito federal de governo. *Ciência & Saúde Coletiva*, v. 14, n. 3, p. 851-860, 2009.

CAMPELLO, T.; BORTOLETTO, A. P. *Da fome à fome:* diálogos com Josué de Castro. São Paulo: Elefante, 2022.

INTERNATIONAL FOOD POLICY RESEARCH INSTITUTE. 2016. *Global Nutrition Report 2016:* From promise to impact: ending malnutrition by 2030. Washington, DC, 2016.

JAIME, P. C.; DELMUÈ, D. C. C.; CAMPELLO, T.; SILVA SANTOS, L. M. P. Um olhar sobre a agenda de alimentação e nutrição nos trinta anos do Sistema Único de Saúde. *Ciência & Saúde Coletiva*, v. 23, n. 6, p. 1829-1836, 2018.

PINHEIRO, A. R. O. Reflexões sobre o processo histórico. Política de construção da lei orgânica de segurança alimentar e nutricional. *Segurança Alimentar e Nutricional*, v. 15, n. 2, p. 1-15, 2008.

REDE BRASILEIRA DE PESQUISA EM SOBERANIA E SEGURANÇA ALIMENTAR (rede PENSSAN). VIGISAN: *II Inquérito nacional sobre insegurança alimentar no contexto da pandemia da Covid-19 no Brasil*. São Paulo: Rede Penssan, 2022.

SILVA, A. C. De Vargas a Itamar: políticas e programas de alimentação e nutrição. *Estud. Av.*, v. 9, 1995, p. 23.

SILVA, S. P. *A trajetória histórica da segurança alimentar e nutricional na agenda política nacional*: projetos, descontinuidades e consolidação. Texto para Discussão 1953. Rio de Janeiro: IPEA, abril 2014.

SWINBURN, B. et al. The Global Syndemic of Obesity, Undernutrition, and Climate Change: The Lancet Commission report. *The Lancet*, v. 393, n. 10173, p. 791-846, 2019.

VASCONCELOS, F. A. G. Combate à fome no Brasil: uma análise histórica de Vargas a Lula. *Revista Nutrição*, v. 18, n. 4, p. 439-457, 2005.

VASCONCELOS, F. A. G.; BATISTA FILHO, M. História do campo da alimentação e nutrição em saúde coletiva no Brasil. *Ciência Saúde Coletiva*, v. 16, n. 1, p. 81-90, 2011.

3

Direitos Humanos e as Políticas Públicas de Alimentação e Nutrição – o direito à saúde e o direito humano à alimentação adequada

■ Nádia Rosana Fernandes de Oliveira

■ Lana Carneiro Almeida

Direitos Humanos

Viver livre de ameaças e com uma vida plena não são elementos de desejo de todas as pessoas? De que maneira as pessoas podem ter acesso a questões básicas para ter uma vida saudável? E o que garante o acesso permanente à liberdade, ao trabalho, à educação, à igualdade, à alimentação, entre tantos outros aspectos que tornam a vida humana digna? Você pode nunca ter se questionado sobre isso, no entanto os direitos humanos foram construídos para termos essa garantia.

A ideia de Direitos Humanos enquanto afirmação da defesa da igualdade e da dignidade não é recente na história da humanidade. Não obstante, a construção de direitos humanos enquanto conteúdo formal entre as nações se constituiu no cenário dos Estados Democráticos de Direito, junto ao estabelecimento da Organização das Nações Unidas (ONU), em 1945. A criação da ONU foi um resultado diante das atrocidades praticadas durante a Segunda Guerra Mundial, um dos maiores episódios históricos de violação da condição de vida humana. Sendo assim, os direitos humanos se apresentam como forma de luta pela garantia da dignidade e do respeito humano.

Em 1948, na Declaração Universal dos Direitos Humanos (Organização das Nações Unidas, 1948) as nações participantes da ONU enumeraram os direitos inerentes a todas as pessoas, pelo simples fato de serem humanos. No Quadro 3.1, apresentam-se os princípios dos direitos humanos.

No artigo 1º da Declaração Universal dos Direitos Humanos consta que "todos os seres humanos nascem livres e iguais em dignidade e direitos. São dotados de razão e consciência e devem agir em relação uns aos outros com espírito de fraternidade". A Declaração, em conjunto com o Pacto Internacional dos Direitos Civis e Políticos (Brasil, 2017a) e com o Pacto Internacional dos Direitos Econômicos, Sociais e Culturais (Pidesc) (Brasil, 2017b), forma a chamada Carta Internacional dos Direitos Humanos. Assim, os direitos civis, culturais, econômicos, políticos e sociais previstos nesta Declaração têm como objetivo garantir, de forma articulada, que toda e qualquer pessoa possa desenvolver suas capacidades como ser humano.

Quadro 3.1
Descrição dos princípios dos Direitos Humanos

Princípios	Descrição
Universais	Aplicam-se a todos os seres humanos, independentemente do sexo e da orientação sexual, idade, origem étnica, cor da pele, religião, opção política, ideologia ou qualquer outra característica pessoal ou social
Indivisíveis	Direitos civis, políticos, econômicos, sociais e culturais são todos igualmente necessários para uma vida digna. Além disso, a satisfação de um não pode ser usada como justificativa para a não realização de outros
Interdependentes e Inter-relacionados	A realização de um direito humano requer a garantia do exercício dos demais. A promoção da realização de qualquer direito humano tem que ser desenvolvida de forma interdependente e inter-relacionada com a promoção de todos os direitos humanos
Inalienáveis	São direitos intransferíveis, inegociáveis e indisponíveis, o que significa que não podem ser retirados por outros, não podem ser cedidos voluntariamente por ninguém, nem podem ter a sua realização sujeita a condições

Fonte: Brasil (2017c).

Esses documentos internacionais inspiraram as constituições de muitos Estados e democracias recentes a elaborar documentos que levem em consideração a garantia de direitos. No Brasil, embora tenha passado por um período de garantias individuais e sociais restritas nos anos de ditadura, em 1988 foi aprovada e promulgada a Constituição Federal Brasileira (Brasil, 2016) – também conhecida como Carta Magna – que incluiu os fundamentos de cidadania, dignidade e soberania popular. No cenário de abertura democrática, o jovem Estado brasileiro tencionava a necessidade de superação das desigualdades sociais e regionais e a instauração de um regime democrático que efetivamente realizasse a justiça social.

A superação de desigualdades, no entanto, com vistas à realização da garantia dos direitos, entre eles o direito à saúde e à alimentação, precede negociação política cotidiana. É importante ressaltar que os direitos se conformam enquanto construções sociais marcadas por lutas entre diferentes interesses presentes em um momento histórico. De tal modo, a definição do conteúdo de direito à saúde e à alimentação não ocorreu e nem ocorre de forma tranquila e passiva. Pelo contrário, é uma disputa constante, que requer de cada situação um processo cotidiano caracterizado como uma luta de hegemonias. A compreensão da trajetória de construção histórica de cada um desses direitos é fundamental para o entendimento das políticas públicas de alimentação e nutrição (L'Abbate, 2010).

Direito à saúde

Durante um longo período histórico, a saúde foi entendida como uma situação de ausência de doenças. Desde 1976, a Organização Mundial de Saúde conceitua a saúde como um estado de completo bem-estar físico, mental e social. Em 1978, com a realização da Conferência Internacional sobre Cuidados Primários de Saúde, em Alma-Ata/Cazaquistão, a Organização Mundial de Saúde instituiu a promoção da saúde como uma das prioridades da ordem econômica internacional vigente. A Declaração de Alma-Ata é considerada a primeira declaração internacional que destacou a atenção primária em saúde como fundamental para todos os povos. Com base no contexto sanitário brasileiro, algumas reconstruções do campo da saúde coletiva foram discutidas no intuito de contemplar a complexa totalidade constituída pela saúde, de modo que o conceito de saúde presente na Constituição Federal (Brasil, 2016) trata a saúde como direito.

Antes da definição de saúde como um direito de todos previsto na Constituição Federal (Brasil, 2016), o acesso aos serviços de saúde no Brasil estava restrito ao trabalhador formal, vinculado à previdência social, e àqueles que pudessem pagar pela assistência. Vale lembrar que o cuidado em saúde era compreendido no campo do modelo biomédico, curativista, de forma que o trabalhador exercia o seu acesso à saúde somente nos momentos de eventualidades agudas, tais como fraturas, infecções ou alguma doença diagnosticada. Percebe-se o foco na cura da doença e na reabilitação, portanto – e não em modelos preventivos e de promoção da saúde.

> A Constituição Federal de 1988 (Brasil, 2016), no artigo 196, reconhece a saúde como direito de todos e dever do Estado, garantido mediante políticas sociais e econômicas que visem à redução do risco de doença e de outros agravos, além do acesso universal e igualitário às ações e serviços para sua promoção, proteção e recuperação.

A precariedade nas condições de saúde da população, sobretudo da grande parcela não vinculada ao mercado formal de trabalho, aliada à insatisfação com o descaso acumulado do Estado, resultou em um movimento de resistência social e política ao regime autoritário vigente no país de 1964 a 1984. Denominado movimento da Reforma Sanitária Brasileira, iniciou-se na década de 1970 e participou dos esforços de construção da democracia, possibilitando o alargamento do conceito de cidadania e a participação do povo brasileiro no processo político de decisão (Madel, 2009).

A repercussão internacional da Declaração de Alma-Ata veio a corroborar os ideais defendidos pelo movimento da Reforma Sanitária Brasileira, culminando na realização da VIII Conferência Nacional de Saúde, em 1986, a primeira Conferência Nacional de Saúde aberta à sociedade. A VIII Conferência impulsionou a reforma sanitária de tal forma que legitimou a incorporação dos preceitos do Sistema Único de Saúde (SUS) na Constituição Federal de 1988 (Brasil, 2016).

> Da VIII Conferência Nacional de Saúde participaram quase 4.000 representantes de diferentes setores, entre os quais profissionais da área de saúde, acadêmicos, sindicatos, movimentos populares e até mesmo coletivos não diretamente vinculados à área da saúde.

Com vistas a garantir o direito constitucional à saúde, a Lei n. 8.080/90, também conhecida como Lei Orgânica da Saúde (Brasil, 1990), dispõe sobre as condições para a promoção, proteção e recuperação da saúde, a organização e o funcionamento dos serviços correspondentes, expondo que:

> **Art. 2º** A saúde é um direito fundamental do ser humano, devendo o Estado prover as condições indispensáveis ao seu pleno exercício.
>
> § 1º O dever do Estado de garantir a saúde consiste na formulação e execução de políticas econômicas e sociais que visem à redução de riscos de doenças e de outros agravos e no estabelecimento de condições que assegurem acesso universal e igualitário às ações e aos serviços para a sua promoção, proteção e recuperação.
>
> § 2º O dever do Estado não exclui o das pessoas, da família, das empresas e da sociedade.
>
> **Art. 3º** Os níveis de saúde expressam a organização social e econômica do País, tendo a saúde como determinantes e condicionantes, entre outros, a alimentação, a moradia, o saneamento básico, o meio ambiente, o trabalho, a renda, a educação, a atividade física, o transporte, o lazer e o acesso aos bens e serviços essenciais.

Em outras palavras, para que haja a garantia da saúde da população, deve haver corresponsabilidade entre Estado, indivíduos, famílias, comunidades e empresas. A saúde resulta de uma ampla gama de determinantes sociais, que incluem, ressalta-se, a alimentação.

Direito Humano à Alimentação Adequada

A alimentação é uma condição básica para a vida. Tanto para a sobrevivência quanto para a maior qualidade de vida, o ser humano depende, entre outros aspectos, daquilo que come. Entretanto, comer apenas para sobreviver não é suficiente para garantir a dignidade e o respeito humano.

A expressão Direito Humano à Alimentação Adequada (DHAA) tem sua origem no Pidesc, de 1966, (Brasil, 2017b), que destaca duas principais dimensões: a) o direito de estar livre da fome; e b) o direito à alimentação adequada.

> O direito humano à alimentação adequada (DHAA) se realiza quando todo homem, mulher e criança, sozinho ou em comunidade com outros, tem acesso físico e econômico, ininterruptamente, a uma alimentação adequada ou aos meios necessários para sua obtenção.
>
> Comentário Geral n. 12 sobre o art. 11 do Pidesc (Organização das Nações Unidas, 1999).

No Brasil, esse direito está assegurado entre os direitos sociais da Constituição Federal desde 2010, pela Emenda Constitucional n. 64, mas vale ressaltar que o percurso até o reconhecimento desse direito foi longo e marcado por disputas e pactuações em âmbito nacional e internacional (Quadro 3.2).

Quadro 3.2
Linha do tempo: seleção de fatos importantes para o reconhecimento e exigibilidade do Direito Humano à Alimentação Adequada

Ano	Acontecimento
1948	Publicação da Declaração Universal dos Direitos Humanos
1966	Pacto Internacional dos Direitos Econômicos, Sociais e Culturais, originando a expressão DHAA
1974	Conferência Mundial da Alimentação que resultou na Declaração Universal sobre a Erradicação da Fome e da Desnutrição (o Brasil havia se comprometido a erradicar a fome em até dez anos, o que não se concretizou)
1976	Início da vigência do Pacto Internacional dos Direitos Econômicos, Sociais e Culturais
1992	Conferência Internacional sobre Nutrição que declarou a essencialidade de acesso à alimentação nutricionalmente adequada
1993	Conferência Mundial sobre Direitos Humanos que resultou na Declaração de Viena que reafirma os princípios dos direitos humanos
	Institucionalização do Conselho Nacional de Segurança Alimentar e Nutricional no Brasil
1994	I Conferência Nacional de Segurança Alimentar e Nutricional com o tema: fome, uma questão nacional
1996	Cúpula Mundial da Alimentação que desenvolveu um plano de ação para a adoção das diretrizes voluntárias e realização do DHAA
1999	Comentário Geral n. 12, pelo Comitê da ONU, com definição do conceito de DHAA
2000	Cúpula do Milênio, que propôs os Objetivos de Desenvolvimento do Milênio, que reforçaram metas para erradicar a fome até 2015
2002	Cúpula Mundial da Alimentação: cinco anos depois onde se repactuaram as Diretrizes Voluntárias em apoio à realização do DHAA no contexto da segurança alimentar nos países
2004	Diretrizes Voluntárias para o DHAA, apresentando apoio à realização progressiva do DHAA nos países
	2ª Conferência Nacional de Segurança Alimentar e Nutricional com o tema: a construção da Política Nacional de Segurança Alimentar e Nutricional
2006	Promulgação da Lei Orgânica de Segurança Alimentar e Nutricional n. 11.346/2006, que instituiu o Sistema Nacional de Segurança Alimentar e Nutricional (Sisan) no Brasil, com vistas a promover o DHAA
2007	3ª Conferência Nacional de Segurança Alimentar e Nutricional com o tema: por um desenvolvimento sustentável, com soberania e segurança alimentar
2008	Conferência de Alto Nível sobre a Segurança Alimentar Mundial que estabeleceu o tripé segurança alimentar, segurança energética e mudanças climáticas para apoiar a superação da fome e insegurança alimentar e nutricional
2010	Aprovação da Emenda Constitucional n. 64, que inseriu a alimentação entre os direitos sociais da CF (Art. 6º)
	Regulamentação da Lei Orgânica de Segurança Alimentar e Nutricional pelo Decreto n. 6.273/2010
2011	4ª Conferência Nacional de Segurança Alimentar e Nutricional com o tema: alimentação adequada e saudável, direito de todos
2012	Constituição do I Plano Nacional de Segurança Alimentar e Nutricional (Plansan): 2012-2015
2014	Divulgação do Estado da Insegurança Alimentar e Nutricional no Brasil pela FAO
2015	5ª Conferência Nacional de Segurança Alimentar e Nutricional com o tema: comida de verdade no campo e na cidade, por direitos e soberania alimentar
	Constituição do II Plano Nacional de Segurança Alimentar e Nutricional (Plansan): 2016-2019
2021	Cúpula de Sistemas Alimentares da ONU
	Divulgação do Estado da Insegurança Alimentar e Nutricional no Brasil pela FAO

Fonte: Adaptado de Aguiar & Padrão (2022).

De acordo com o texto da Política Nacional de Alimentação e Nutrição (Brasil, 2013), entende-se por alimentação adequada e saudável

> a prática alimentar apropriada aos aspectos biológicos e socioculturais dos indivíduos, bem como ao uso sustentável do meio ambiente. Ou seja, deve estar em acordo com as necessidades de cada fase do curso da vida e com as necessidades alimentares especiais; referenciada pela cultura alimentar e pelas dimensões de gênero, raça e etnia; acessível do ponto de vista físico e financeiro; harmônica em quantidade e qualidade; baseada em práticas produtivas adequadas e sustentáveis com quantidades mínimas de contaminantes físicos, químicos e biológicos.

Para a realização do DHAA, devem ser compreendidas quatro dimensões: (1) *disponibilidade* de alimentos por meio do acesso à terra, caça, pesca, agricultura, pecuária, floresta; e do acesso à compra (mercado de comércio local ou programas de abastecimento); (2) *adequação* – cultural, étnica, religiosa, nutricional, sanitária; (3) *acesso* econômico e físico; e (4) *estabilidade* de alimentos – acesso de forma regular e permanente.

Caso o DHAA, assim como qualquer direito, esteja sendo violado por motivos de ação ou omissão, existem mecanismos para determinar e garantir que esta infração seja reparada. A exigibilidade do DHAA está prevista na Lei Orgânica de Segurança Alimentar e Nutricional (Brasil, 2006) e na Constituição Federal de 1988 (Brasil, 2016). Para o fortalecimento da exigibilidade, é fundamental que os indivíduos saibam que são portadores de direitos, que o Estado e as instituições privadas a ele vinculadas conheçam e cumpram suas obrigações, e que sejam estabelecidos instrumentos públicos para operacionalizar a exigibilidade.

Dentre os instrumentos públicos existentes para fazer valer a exigibilidade de direitos, citam-se as *instituições de defesa*, tais como os conselhos de políticas públicas (p. ex., Conselho Municipal de Saúde), as *ouvidorias públicas* e *outros instrumentos previstos* na Constituição Federal, tais como o direito à petição, e à ação civil pública (Brasil, 2017c). A exigibilidade é, portanto, a possibilidade de participação social na exigência dos direitos diante dos órgãos públicos competentes.

A exigibilidade do DHAA dispõe de vários caminhos para a sua execução, sendo eles: administrativos, políticos, quase-judiciais e judiciais. Os meios administrativos e políticos são aqueles que possibilitam a exigência de um direito junto aos organismos públicos que, respectivamente, executam e gerenciam as políticas públicas (Brasil, 2017c).

Políticas Públicas de Alimentação e Nutrição

A realização de outros direitos humanos, tais como educação, informação, terra, cultura, saúde, emprego e moradia, é fundamental para a efetivação do DHAA, um direito ligado à dignidade humana e à justiça social. Dessa forma, para promover o DHAA, são necessários, por exemplo, o apoio à agricultura familiar, ações de vigilância sanitária dos alimentos, o saneamento básico, a realização da reforma agrária, o abastecimento de água, a existência de políticas de abastecimento de alimentos, a alimentação escolar, entre outros aspectos.

A relação entre o Estado e a sociedade é orientada por diversos mecanismos que visam à garantia dos direitos à população. Assim como cada indivíduo tem suas obrigações perante a vida em sociedade, o Estado também tem suas obrigações perante cada indivíduo, e é por meio das políticas públicas setoriais e intersetoriais correlatas que o Estado deve respeitar, proteger, promover e prover o DHAA.

No Brasil, políticas públicas fundamentais que se realizam no objetivo de alcançar a justiça social e a realização dos direitos humanos no âmbito da saúde e da alimentação, já foram conquistadas. A Política Nacional de Atenção Básica (Brasil, 2017d) e a Política Nacional de Promoção da Saúde (Brasil, 2018), por exemplo, são as bases para o direcionamento das ações prioritárias no SUS, orientando as práticas no cuidado à saúde. Já a Política Nacional de Segurança Alimentar e Nutricional (Brasil, 2010) estabelece diretrizes relacionadas com a produção, disponibilidade e acesso à alimentação, com base em sistemas alimentares saudáveis, sustentáveis e descentralizados, caracterizando foco no ambiente alimentar. Por fim, ações direcionadas simultaneamente para a garantia de saúde e de segurança alimentar e nutricional são destacadas na Política Nacional de Alimentação e Nutrição (Brasil, 2013), evidenciando a compreensão intersetorial do DHAA e o seu propósito da política em articular esses dois campos. O estímulo à melhoria da saúde e nutrição das famílias beneficiárias de programas de transferência de renda, condicionando o acesso aos serviços de saúde, é um exemplo de ação para o alcance desse propósito.

O Quadro 3.3 evidencia alguns aspectos importantes para o alcance do direito à saúde e do DHAA e apresenta políticas, programas e ações públicas para exemplificar como se podem alcançar esses direitos, ao mesmo tempo em que também cita situações que podem violá-los.

Quadro 3.3
Aspectos importantes para o alcance do direito à saúde e do DHAA e exemplos de garantia e violação desses direitos

Aspectos importantes para o alcance do direito à saúde e do DHAA	Exemplos que visam à garantia			Exemplos de violação
	Política/ programa/ ação pública ou comunitária	Características	Setores envolvidos	
Acesso à terra	**Reforma Agrária**	Conjunto de medidas para promover a melhor distribuição da terra mediante modificações no regime de posse e uso, a fim de atender aos princípios de justiça social, desenvolvimento rural sustentável e aumento de produção (Estatuto da Terra – Lei n. 4.504/64)	Agrário, Meio Ambiente e Desenvolvimento social	Expulsão de povos e comunidades tradicionais de suas terras
Sustentabilidade	**Plano de Agroecologia e Produção Orgânica**	Articulação de ações indutoras da transição agroecológica, da produção orgânica e de base agroecológica, como contribuição para o desenvolvimento sustentável, possibilitando à população a melhoria de qualidade de vida por meio da oferta e consumo de alimentos saudáveis e do uso sustentável dos recursos naturais	Saúde, Educação, Meio Ambiente e Desenvolvimento agrário	Liberação do uso de agrotóxicos de poder danoso reconhecido

(continua)

Quadro 3.3
Aspectos importantes para o alcance do direito à saúde e do DHAA e exemplos de garantia e violação desses direitos *(continuação)*

Aspectos importantes para o alcance do direito à saúde e do DHAA	Exemplos que visam à garantia			Exemplos de violação
	Política/ programa/ ação pública ou comunitária	Características	Setores envolvidos	
Renda	**Programa Bolsa Família**	Combate à pobreza e à desigualdade no Brasil por meio de transferência de renda e do estímulo ao desenvolvimento das famílias pelas oportunidades de inclusão social	Desenvolvimento social, Saúde e Educação	Altas taxas de desemprego
Qualidade do alimento	**Guia Alimentar para a População Brasileira**	Conjunto de informações e recomendações sobre alimentação que objetivam promover a saúde de pessoas, famílias e comunidades e da sociedade brasileira, apoiando a educação alimentar e nutricional	Saúde, Educação e Desenvolvimento social	Oferta e publicidade desequilibrada (maior) de produtos ultraprocessados em comparação a alimentos *in natura* e minimamente processados
Informação	**Regulação da rotulagem de alimentos**	Trabalho técnico para melhorar o rótulo dos alimentos, objetivando facilitar o entendimento dos consumidores sobre as informações nutricionais nas embalagens de alimentos	Saúde e Justiça	*Marketing* abusivo de alimentos voltado para o público infantil
Cultura alimentar local	**Programa Nacional de Fortalecimento da Agricultura Familiar (Pronaf)**	Programa de financiamento de projetos individuais ou coletivos, que gerem renda aos agricultores familiares e assentados da reforma agrária, com baixas taxas de juros	Agrário, Trabalho e emprego, Abastecimento e Cultura	Permissão e incentivo ao uso de sementes transgênicas
Saúde	**Estratégia de Saúde da Família**	Estratégia de reorientação do modelo assistencial, operacionalizada mediante a implantação de equipes multiprofissionais em unidades básicas de saúde. Estas equipes atuam com ações de promoção da saúde, prevenção, recuperação, reabilitação de doenças e agravos mais frequentes e na manutenção da saúde de um número definido de famílias, localizadas em uma área geográfica delimitada	Saúde e Educação	Longo período de espera para atendimento

(continua)

Quadro 3.3
Aspectos importantes para o alcance do direito à saúde e do DHAA e exemplos de garantia e violação desses direitos *(continuação)*

Aspectos importantes para o alcance do direito à saúde e do DHAA	Exemplos que visam à garantia			Exemplos de violação
	Política/ programa/ ação pública ou comunitária	Características	Setores envolvidos	
Alimentação escolar	**Programa Nacional de Alimentação Escolar (PNAE)**	Oferece alimentação escolar e ações de educação alimentar e nutricional a estudantes de todas as etapas da educação básica pública. O governo federal repassa a estados, municípios e escolas federais valores financeiros de caráter suplementar para a cobertura de 200 dias letivos, conforme o número de matriculados em cada rede de ensino	Educação e Saúde	Presença de alimentos ultraprocessados na alimentação escolar
Força de trabalho	**Programa de Alimentação do Trabalhador (PAT)**	Objetiva melhorar as condições nutricionais e de qualidade de vida dos trabalhadores, reduzir acidentes e aumentar a produtividade	Trabalho e Emprego e Saúde	Tempo insuficiente para a realização adequada de refeições

Fonte: Elaborado pelas autoras.

Considerações finais

A sociedade brasileira vem oscilando em sua caminhada rumo à garantia dos direitos à saúde e à alimentação. Ora traça políticas públicas que viabilizam as tentativas de concretude da superação da insegurança alimentar e nutricional, ora a fome e a desnutrição assolam grande parte da população. O acúmulo de condições favoráveis à garantia de direitos depende sobretudo das lutas pautadas pelos movimentos sociais em âmbito nacional, considerando os arranjos internacionais vigentes.

Algumas iniciativas que resultaram em políticas, programas e ações públicas institucionalizadas, essencialmente entre os anos 2003 e 2015, foram impulsionadas pela ação democrática, enfatizando que a participação social é essencial para a realização de direitos, por meio da garantia de execução de políticas públicas. No período entre 2016 e 2022, observou-se aumento da desigualdade social, da pobreza e da fome, justamente pela supressão das ações públicas do período anterior. A situação de calamidade pública nacional decorrente da pandemia de Covid-19 iniciada em 2020 é um exemplo histórico do quanto a intencionalidade política para desestruturar um conjunto de políticas públicas é capaz de ampliar agressivamente a violação de direitos humanos. Evidenciando mais da metade da população com algum grau de insegurança alimentar e nutricional, os estudos realizados no período (Rede Brasileira de Pesquisa em Soberania e Segurança Alimentar e Nutricional, 2021, 2022) documentam esse cenário.

Existe ainda uma longa trajetória a ser trilhada para que as garantias de acesso sejam cada vez mais universais e equânimes, possibilitando o protagonismo dos sujeitos diante das decisões de seus modos de vida. As situações de violação de direitos persistem – como pessoas com dificuldades de acesso permanente aos alimentos adequados, bem como o desrespeito às práticas produtivas e às culturas de povos originários e comunidades tradicionais. A democracia e a sociedade de direitos devem ser lembradas como campos de disputas constantes na direção de garantir os direitos conquistados.

As políticas públicas, vale realçar, conformam-se enquanto mecanismos que organizam os modos de alcançar a realização de direitos. A Política Nacional de Alimentação e Nutrição e a Política Nacional de Segurança Alimentar e Nutricional são exemplos de políticas públicas que se propõem a organizar o campo da alimentação e nutrição no SUS e no Sisan. Um dos resultados de ação dessas políticas, o *Guia Alimentar para a População Brasileira* (Brasil, 2014), configura-se como instrumento de apoio às ações de educação alimentar e nutricional e traz importantes contribuições para o protagonismo dos sujeitos nos sistemas alimentares, o que impacta, por sua vez, na garantia de direito à saúde e ao DHAA.

A própria atuação da sociedade civil organizada intersetorialmente também resultou na construção de ações públicas que fortalecem a garantia de direitos. São exemplos: a Campanha Permanente Contra o Uso dos Agrotóxicos, a Aliança pela Alimentação Adequada e Saudável, o coletivo de movimentos sociais que exigem a comunicação adequada da rotulagem nutricional, os Movimentos do Campo que apoiam a produção agroecológica e o resgate do uso de sementes crioulas e tradicionais, os coletivos de trabalhadores organizados em apoio ao acesso à alimentação na forma de cozinhas comunitárias, coletivos de consumidores que se organizam em apoio à comida orgânica e agroecológica, entre tantos outros. Assim como organizações populares como estas, pesquisadores nas universidades, atores políticos e entidades privadas podem contribuir, cotidianamente, para a exigibilidade dos direitos à saúde e a alimentação adequada e saudável.

Referências

AGUIAR, O. B. de; PADRÃO, S. M. Direito humano à alimentação adequada: fome, desigualdade e pobreza como obstáculos para garantir direitos sociais. *Serviço Social & Sociedade*, v. 143, p. 121-139, jan. 2022. Disponível em: https://doi.org/10.1590/0101-6628.274

BRASIL. *Constituição da República Federativa do Brasil.* Brasília, DF: Senado Federal; 2016. 496 p. Disponível em: https://www2.senado.gov.br/bdsf/handle/id/603955

BRASIL. Câmara Interministerial de Segurança Alimentar e Nutricional. *A Exigibilidade do Direito Humano à Alimentação Adequada, Ampliando a Democracia no Sisan*. Brasília, DF: MDSA, CAISAN; 2017c. Disponível em: https://www.mds.gov.br/webarquivos/arquivo/seguranca_alimentar/caisan/Publicacao/Caisan_Nacional/exigibilidade_direito_humano_alimentacao_adequada.pdf. Acesso em: 31 jan. 2023.

BRASIL. Decreto n. 7.272, de 25 de agosto de 2010. Regulamenta a Lei n. 11.346, de 15 de setembro de 2006, que cria o Sistema Nacional de Segurança Alimentar e Nutricional – com vistas a assegurar o direito humano à alimentação adequada, institui a Política Nacional de Segurança Alimentar e Nutricional, estabelece os parâmetros para a elaboração do Plano Nacional de Segurança Alimentar e Nutricional, e dá outras providências. *Diário Oficial da União,* 26 ago. 2010.

BRASIL. Lei n. 11.346 de 15 de setembro de 2006. Cria o Sistema Nacional de Segurança Alimentar e Nutricional com vistas a assegurar o direito humano à alimentação adequada e dá outras providências. *Diário Oficial da União*, 18 set. 2006.

BRASIL. Lei n. 8.080, de 19 de setembro de 1990. *Lei Orgânica da Saúde*. Disponível em: http://www.planalto.gov.br/ccivil_03/leis/l8080.htm. 19 set. 1990. [citado em 27 fev. 2023].

BRASIL. Ministério da Saúde. Secretaria de Atenção à Saúde. Departamento de Atenção Básica. *Política Nacional de Alimentação e Nutrição*. Brasília: Ministério da Saúde; 2013. Disponível em: https://bvsms.saude.gov.br/bvs/publicacoes/politica_nacional_alimentacao_nutricao.pdf

BRASIL. Ministério da Saúde. Secretaria de Atenção à Saúde. Departamento de Atenção Básica. *Guia alimentar para a população brasileira*. Brasília: Ministério da Saúde; 2014. Disponível em: https://bvsms.saude.gov.br/bvs/publicacoes/guia_alimentar_populacao_brasileira_2ed.pdf

BRASIL. Ministério da Saúde. Secretaria de Vigilância em Saúde. *Política Nacional de Promoção da Saúde*. Brasília: Ministério da Saúde; 2018. Disponível em: https://bvsms.saude.gov.br/bvs/publicacoes/politica_nacional_promocao_saude.pdf

BRASIL. Portaria n. 2.436, de 21 de setembro de 2017. *Aprova a Política Nacional de Atenção Básica, estabelecendo a revisão de diretrizes para a organização da Atenção Básica, no âmbito do Sistema Único de Saúde*. Brasília: Ministério da Saúde; 2017d. Disponível em: https://bvsms.saude.gov.br/bvs/saudelegis/gm/2017/prt2436_22_09_2017.html

BRASIL. Presidência da República. Casa Civil. Subchefia para Assuntos Jurídicos. Decreto n. 592, de 6 de julho de 1992. Atos Internacionais. Pacto Internacional sobre Direitos Civis e Políticos. *Promulgação Pacto Internacional dos Direitos Civis e Políticos*. Brasília; 2017a. Disponível em: http://www.planalto.gov.br/ccivil_03/decreto/1990-1994/d0592.htm

BRASIL. Presidência da República. Casa Civil. Subchefia para Assuntos Jurídicos. Decreto n. 591, de 6 de julho de 1992. Atos Internacionais. *Promulgação Pacto Internacional dos Direitos Econômicos, Sociais e Culturais*. Brasília; 2017b. Disponível em: http://www.planalto.gov.br/ccivil_03/decreto/1990-1994/d0591.htm

L'ABBATE, S. *Direito à saúde:* discursos e práticas na construção do SUS. São Paulo: Hucitec; 2010.

MADEL, T. L. Complexidade do campo da saúde coletiva: multidisciplinaridade, interdisciplinaridade, e transdisciplinaridade de saberes e práticas – análise sócio histórica de uma trajetória paradigmática. *Saúde Soc.*, v. 18, n. 2, p. 304-331, 2009. [citado 27 fev. 2023]; Disponível em: https://www.scielo.br/j/sausoc/a/MkLhKMvH4KqDSJNgSG48VqG/abstract/?lang=pt

ORGANIZAÇÃO DAS NAÇÕES UNIDAS. *Comentário Geral Número 12* – O Direito Humano à Alimentação (Art. 11): Comitê de Direitos Econômicos, Sociais e Culturais do Alto Comissariado de Direitos Humanos. Geneva. 1999. Disponível em: https://fianbrasil.org.br/wp-content/uploads/2016/12/Comentario-Geral-No-12.pdf

ORGANIZAÇÃO DAS NAÇÕES UNIDAS. *Declaração Universal dos Direitos Humanos*. Adotada e proclamada pela resolução 217 A (III) da Assembleia Geral das Nações Unidas em 10 de dezembro de 1948. 1948. Disponível em: https://www.unicef.org/brazil/declaracao-universal-dos-direitos-humanos

REDE BRASILEIRA DE PESQUISA EM SOBERANIA E SEGURANÇA ALIMENTAR E NUTRICIONAL. *II Inquérito Nacional sobre Insegurança Alimentar no Contexto da Pandemia da Covid-19 no Brasil*. São Paulo: Fundação Friedrich Ebert; 2021. Disponível em: https://olheparaafome.com.br/VIGISAN_Inseguranca_alimentar.pdf

REDE BRASILEIRA DE PESQUISA EM SOBERANIA E SEGURANÇA ALIMENTAR E NUTRICIONAL. *II Inquérito Nacional sobre Insegurança Alimentar no Contexto da Pandemia da Covid-19 no Brasil* [livro eletrônico]. São Paulo: Fundação Friedrich Ebert; 2022. Disponível em: https://olheparaafome.com.br/wpcontent/uploads/2022/06/Relatorio-II-VIGISAN-2022.pdf. Acesso em: 27 fev. 2023.

4

O Sistema Nacional de Seguridade Social e as Políticas Públicas de Alimentação e Nutrição no Brasil

- Jacqueline Resende Berriel Hochberg
- Camila Medeiros da Silva Mazzeti
- Patricia Constante Jaime

"A condição de ser pobre não gera direitos. É a condição de ser cidadão que os gera."

Aldaíza Sposati, Assistência social: de ação individual a direito social. *RBDC* n. 10, jul./dez. 2007.

Apresentação

Dentro da temática de estudo de políticas públicas, principalmente aquelas relacionadas à alimentação e nutrição, é essencial conhecer a construção e o arcabouço da seguridade social do Estado brasileiro. Isso permitirá uma melhor compreensão e avanço nos conceitos da área de saúde e nutrição, como o Direito Humano à Alimentação Adequada (DHAA) e a Segurança Alimentar e Nutricional (SAN). Além disso, possibilitará explorar o conceito ampliado de saúde, fundamentado na Determinação Social da Saúde.

Esses conceitos baseiam e apoiam as políticas apresentadas neste livro, visando promover maior segurança social para a população a que se destinam. Vale ressaltar que o reconhecimento do Sistema Nacional de Seguridade Social é de suma importância para que avanços sejam pensados e executados tanto dentro quanto fora do Sistema Único de Saúde (SUS), com foco na alimentação da população brasileira como promotora do bem-estar social.

Para estudantes e leitores interessados nesta obra e outros documentos relacionados às políticas públicas de alimentação e nutrição, é essencial apresentar a complexidade envolvida em garantir o DHAA. Isso requer ações coordenadas de diversos setores da sociedade, ancorados no reconhecimento de uma seguridade social mínima para todos os cidadãos. Portanto, abordaremos as bases da Seguridade Social no Brasil e sua interface com a alimentação e nutrição.

Histórico – a linha do tempo da Seguridade Social no Brasil

A ideia de proteção social não é novidade no Brasil. A primeira constituição brasileira, outorgada pelo Imperador D. Pedro I, em 1824, já trazia a ideia de "socorros públicos" como forma de assistência social e, ainda que a expressão empregada sugira a participação do Estado para se efetivar, as atividades de assistência eram desenvolvidas pela iniciativa privada, comumente por instituições filantrópicas com motivações religiosas. Na esfera previdenciária, o painel não era diferente. Em 1923, com a publicação da chamada "Lei Eloy Chaves", embrião da previdência social brasileira, surgem os montepios[1] e caixas de pensões, destinados a garantir aposentadorias e pensões aos trabalhadores das estradas de ferro, desde que contribuíssem monetariamente para a formação do fundo.

O sistema de Institutos de Aposentadorias e Pensões (IAP) e de Caixas de Aposentadorias e Pensões (CAP) foi ampliado, a partir da década de 1920, para abarcar novas categorias profissionais e para garantir assistência médica, mas ainda era financiado por empregados, empregadores e, em parte, pelo Estado. Na década de 1930, apesar de existir alguma disposição para legislar sobre a matéria, as políticas sociais tinham como alvo apenas os trabalhadores urbanos formais, contribuintes do sistema. Na época, o governo, de viés populista, favorecia a criação de dispositivos de proteção baseados na contribuição participativa. A política de assistência social brasileira seguiu os mesmos moldes contributivistas e, em 1943, durante o período denominado Estado Novo, o presidente Getúlio Vargas sancionou o Decreto-lei n. 5.452, conhecido como Consolidação das Leis Trabalhistas (CLT), garantindo direitos apenas aos trabalhadores formais.

Para os demais brasileiros, não vinculados ao sistema CAP, restava contar com a benemerência praticada por instituições de caridade, grupos religiosos, ligas de senhoras da sociedade, obras lideradas por primeiras-damas etc. Essa modalidade de assistência, ainda que, de certa forma, amparasse os menos favorecidos, em nada cooperava para o reconhecimento do dependente destes serviços como um cidadão detentor de direitos. Ao contrário, o beneficiário da caridade acabava por distanciar-se, cada vez mais, do direito à proteção social, sendo visto apenas como um "assistido". O direito à proteção social, nesta época, tem aspecto fragmentado, destinado a alguns setores da sociedade, sendo, portanto, seletivo.

Historicamente, diversos setores da sociedade buscaram reverter este cenário da política de assistência social com notáveis conquistas. Com o passar dos anos, a incorporação de novas categorias laborais aos dispositivos de previdência e assistência social contribuiu para a formação de um verdadeiro sistema de proteção social, embora imperfeito e ainda restrito ao trabalhador contribuinte. Antes mesmo do fim da ditadura militar brasileira, a partir da segunda metade da década de 1970, movimentos populares, como o Movimento da Reforma Sanitária (MRS), ganham força, e o tema "proteção social" passa a fazer parte da pauta do processo de redemocratização do país.

Com a promulgação da Constituição Federal de 1988, a assistência social assume a condição de política pública, que obriga o Estado brasileiro a garantir os direitos relativos à saúde e à assistência social, independentemente de contribuição (caráter universal), e os direitos pertinentes à previdência social, estes, sim, de caráter contributivo.

A partir deste momento, vemos a Seguridade Social se organizar e se estruturar como um sistema de proteção social composto pela saúde pública, assistência social e previdência social, cada qual com seus objetivos, princípios e formas de financiamento. A regulamentação dos dispositivos constitucionais é feita, principalmente, por meio da Lei n. 8.080/1990 (Lei Orgânica da Saúde – LOS e criadora do SUS), da Lei n. 8.212/1991 (Plano de Custeio da Previdência Social), da Lei n. 8.213/1991 (Plano de Benefícios da Previdência Social) e pela Lei n. 8.742/93 (Lei Orgânica da Assistência Social – Loas).

---

[1] Montepio – Instituto de previdência do Estado que tem por fim amparar a família do funcionário público, concedendo-lhe uma pensão definitiva quando este venha a falecer ou ficar permanentemente impossibilitado de exercer suas funções.

Importante ressaltar que foi somente em 1993, com a publicação da Lei n. 8.742 (Loas), que o disposto no art. 194 da CF/88 foi regulamentado, o que assegurou novos e consideráveis avanços legislativos para a Política de Assistência Social e abriu caminho para a consolidação de um sistema de saúde inclusivo. O DHAA, em que pese ser reconhecido como um direito humano fundamental, desde a Declaração Universal dos Direitos do Homem (DUDH, 1948) e do Pacto Internacional dos Direitos Econômicos, Sociais e Culturais (PIDESC, 1966), é acolhido como um direito social no Brasil apenas no ano de 2010, com a aprovação da Emenda Constitucional n. 64, que inseriu o DHAA como um direito social (art. 6º da CF/88). O reconhecimento constitucional é importante porque, além de ratificar aquilo que outras normas infraconstitucionais já asseguravam, exige que o Estado brasileiro dê prioridade ao tema.

A linha do tempo a seguir resume a evolução histórica e jurídica da Seguridade Social no Brasil.

Quadro 4.1
Síntese histórica e jurídica da Seguridade Social no Brasil

Data	Arcabouço histórico e jurídico
1824	1ª Constituição brasileira Conceito de "socorros públicos" como assistência social (iniciativa privada e filantropia)
1923	**Lei Eloy Chaves (embrião da Previdência Social Brasileira)** Montepios e caixas de pensões para aposentadorias dos trabalhadores contribuintes ao fundo
Década de 1920	Ampliação do sistema de Institutos de Aposentadorias e Pensões (IAP) e de Caixas de Aposentadorias e Pensões (CAP) para outras categorias profissionais e para assistência médica Financiado pelos empregados, pelos empregadores e, em parte, pelo Estado
1943	**Estado Novo – Getúlio Vargas** Decreto-lei n. 5.452 – Consolidação das Leis Trabalhistas (CLT) Aposentadoria e assistência médica apenas para trabalhadores formais e contribuintes
Década de 1970	**Processo de redemocratização – declínio da ditadura militar** Movimento da Reforma Sanitária (MRS): o conceito de Seguridade Social em evidência nas discussões das reformas
1988	**Promulgação da Constituição Federal de 1988** A assistência social assume a condição de política pública. O Estado brasileiro garante direitos relativos à **saúde**, à **assistência social** e à **previdência social**
Década de 1990	**O Sistema de Seguridade Social** Lei n. 8.080/1990 (Lei Orgânica da Saúde e criadora do SUS) O Decreto n. 99.350/1990 criou o **Instituto Nacional do Seguro Social – INSS** Lei n. 8.212/1991 (Plano de Custeio da Previdência Social) Lei n. 8.213/1991 (Plano de Benefícios da Previdência Social)
1993	**Lei n. 8.742 (Lei Orgânica da Assistência Social – Loas)** O disposto no art. 194 da CF/88 foi regulamentado com consideráveis avanços legislativos para a Política de Assistência Social
2006	**Lei n. 11.346 (Lei Orgânica de Segurança Alimentar e Nutricional)** Cria o Sistema Nacional de Segurança Alimentar e Nutricional (Sisan), institucionalizando a responsabilidade dos poderes públicos na promoção do acesso regular e permanente à alimentação
2010	**Emenda Constitucional n. 64** Insere o direito humano à alimentação adequada e saudável como um direito social (art. 6º da CF/88)

Fonte: Elaborado pelas autoras.

Seguridade Social

A Constituição Federal de 1988 incorporou o sistema de Seguridade Social em seu Título VIII, Da Ordem Social, entre os artigos 194 e 204. O texto constitucional apresenta o conceito de Seguridade Social em seu artigo 194, quando afirma que a "A seguridade social compreende um conjunto integrado de ações de iniciativa dos poderes públicos e da sociedade, destinadas a assegurar os direitos relativos à saúde, à previdência e à assistência social".

Sérgio Pinto Martins traz um conceito um tanto mais ampliado:

> O Direito da seguridade social é um conjunto de princípios, de regras e de instituições destinado a estabelecer um sistema de proteção social aos indivíduos contra contingências que os impeçam de prover às suas necessidades pessoais básicas e de suas famílias, integrado por ações de iniciativa dos Poderes Públicos e da sociedade, visando assegurar os direitos relativos à saúde, à previdência e à assistência social.

Em suma, o sistema de seguridade social, em seu conjunto de ações, garante recursos e assistência necessários para amparar o cidadão e sua família em momentos de adversidade, e é o instrumento para a concretização do bem-estar, da justiça social e dos direitos humanos fundamentais inegavelmente garantidos na Constituição Federal de 1988.

As ações destinadas à proteção dos indivíduos precisam ser indivisíveis e relacionadas entre si para garantir a assistência de forma integral. Refletindo isso, surgem os sistemas nacionais de proteção social, com base na universalidade do atendimento, diversidade da base de financiamento, participação e controle social, gestão descentralizada, entre outros aspectos que serão discutidos mais adiante.

A Seguridade Social, de acordo com o artigo 194 da Constituição Federal de 1988, é organizada em três grandes sistemas de proteção social de características bem distintas: saúde pública, assistência social e previdência social, como disposto na Figura 4.1. Neste mesmo dispositivo, encontramos os objetivos, os princípios e a forma de financiamento de toda a Seguridade Social, sendo certo que apenas a previdência social é financiada pela contribuição direta do segurado deste sistema (art. 201 da CF/88), ficando a saúde pública e assistência social estruturadas de forma a serem custeadas via arrecadação de tributos pelos entes estatais e posterior destaque no orçamento da Seguridade Social (sistema não contributivo).

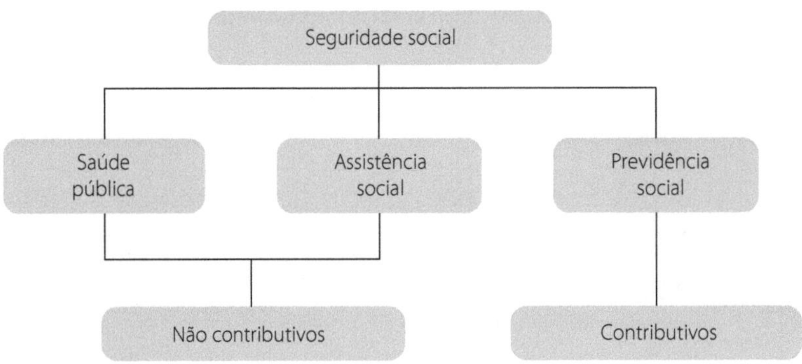

Figura 4.1 – *Organização da Seguridade Social, segundo a CF/88.*
Fonte: BRASIL. *Constituição 1988.* Constituição da República Federativa do Brasil. Brasília (DF): Senado Federal, 1988.

Cada um destes três sistemas têm sua organização normativa própria e, neste capítulo, nos dedicaremos ao estudo das estruturas de saúde pública e de assistência social, por suas semelhanças e sua influência nas ações e políticas de alimentação e nutrição, deixando o exame do sistema de previdência social para outra oportunidade.

Saúde pública

A Constituição Federal de 1988 prevê, em seu artigo 196, que "A saúde é direito de todos e dever do Estado, garantido mediante políticas sociais e econômicas que visem à redução do risco de doença e de outros agravos e ao acesso universal e igualitário às ações e serviços para sua promoção, proteção e recuperação", e a Lei n. 8.080/1990 regulamenta esse direito. Como consequência, o Estado brasileiro criou o Sistema Único de Saúde (SUS) (art. 4º da Lei 8.080/1990) para operacionalizar o atendimento público da saúde.

Com a ampliação do conceito de saúde baseado na Determinação Social da Saúde, incluindo novas dimensões como alimentação, moradia, emprego, lazer, educação etc., outras tantas normas jurídicas foram editadas para permitir e assegurar que o Estado brasileiro fosse capaz de manter uma rede de serviços públicos de saúde, regionalizados e hierarquizados, capazes de promover e de recuperar a saúde do cidadão. Para facilitar o estudo, foi publicada a Portaria de Consolidação n. 2/17, reunindo a legislação vigente sobre políticas nacionais de saúde do SUS.

- *A criação do Sistema Único de Saúde (SUS)*

O processo de criação e implantação do SUS teve seu início a partir das definições impostas pela CF/88 e pela Lei Orgânica da Saúde (Lei n. 8.080/1990). O desenvolvimento da implantação foi orientado pelas Normas Operacionais Básicas do SUS (NOB/SUS), pela Norma Operacional da Assistência à Saúde (Noas/SUS) e por decisões, amplamente negociadas, das representações dos Secretários Estaduais e Municipais de Saúde.

Ainda em consonância com esse processo, em 2005, o Ministério da Saúde definiu a "Agenda de Compromisso pela Saúde", composta por três eixos fundamentais: O Pacto em Defesa do Sistema Único de Saúde, o Pacto em Defesa da Vida e o Pacto de Gestão, cujas diretrizes foram aprovadas pela Portaria n. 399/2006.

Destaca-se o Pacto pela Vida por constituir um conjunto de compromissos sanitários expressos em objetivos de processos e resultados, com responsabilidades bem definidas entre as três esferas de governo, com ações prioritárias no campo da saúde.

Dentre seus objetivos para a promoção da saúde no ano de 2006, merece realce: "Elaborar e implantar a Política Nacional de Promoção da Saúde, com ênfase na adoção de hábitos saudáveis por parte da população brasileira, de forma a internalizar a responsabilidade individual da prática de atividade física regular, alimentação saudável e combate ao tabagismo".

Por definição constitucional, o Sistema Único de Saúde é um sistema público, nacional e de caráter universal, fundado no conceito de saúde como direito de cidadania. A Lei n. 8.080/1990 complementa o conceito do SUS tratando de sua organização e diretrizes, impondo que o sistema seja estruturado de forma descentralizada (com comando único em cada esfera de governo), com integralidade do atendimento e participação social.

Os objetivos do SUS, insertos nos incisos do art. 5º da Lei n. 8.080/1990, são:

> I – a identificação e divulgação dos fatores condicionantes e determinantes da saúde;
>
> II – a formulação de política de saúde destinada a promover, nos campos econômico e social, a observância do disposto no § 1º do art. 2º desta lei;
>
> III – a assistência às pessoas por intermédio de ações de promoção, proteção e recuperação da saúde, com a realização integrada das ações assistenciais e das atividades preventivas.

Para complementar, o art. 6º ainda lista as atribuições do SUS, dentre elas a vigilância sanitária, epidemiológica, assistência terapêutica integral e saúde do trabalhador.

Os princípios da universalização, da equidade e da integralidade orientam as ações do SUS (art. 7º da Lei 8.080/1990), o que garante ao usuário o acesso a todas as ações e serviços, sem qualquer tipo de discriminação. O atendimento deve ser dirigido de forma a diminuir desigualdades, e a prestação dos serviços realizada considerando as necessidades dos usuários como um todo, em articulação com outras políticas públicas, para que se alcancem resultados positivos na garantia dos direitos sociais dos cidadãos. Vale lembrar que estes princípios devem ser compreendidos em conjunto e à luz das diretrizes do SUS registradas no art. 198 da Constituição Federal de 1988 (descentralização da gestão, o atendimento integral ao usuário e a participação da comunidade).

O SUS é regido também por princípios de natureza administrativa, igualmente chamados de organizativos, que pregam a (i) regionalização e hierarquização; (ii) descentralização e comando único; (iii) participação popular. No SUS, a responsabilidade pelo fornecimento dos serviços de saúde é descentralizada, ou seja, Municípios, Estados, Distrito Federal e União são responsáveis por suas decisões e atividades, respeitando os princípios gerais e a participação da sociedade.

A responsabilidade de cada ente federativo está determinada em lei. Cabe à União a gestão e o financiamento da rede pública de saúde, por meio do Ministério da Saúde. Estados, Distrito Federal e Municípios, via de regra, participam com metade dos recursos financeiros empregados na saúde, cabendo à esfera federal a outra metade. À União também compete, entre outras funções, o planejamento, a elaboração de normas e a criação e aplicação de instrumentos para controle do SUS.

Para viabilizar a participação popular, a LOS previu a criação dos Conselhos e das Conferências de Saúde, responsáveis pelo controle e avaliação da execução da política de saúde, efetivamente criados pela Lei n. 8.142/1990. Também é a Lei n. 8.142/1990 que estabelece que a Conferência de Saúde deve se reunir a cada quatro anos, com a presença de representantes de diversos segmentos sociais (prestadores, gestores, trabalhadores e usuários), por meio de discussões realizadas em etapas locais, estaduais e nacional, com o objetivo de avaliar a situação de saúde e propor as diretrizes para a formulação da política de saúde nos níveis correspondentes.

A Lei n. 8.142/1990 traz, ainda, a definição do Conselho de Saúde, que seria uma instância colegiada "em caráter permanente e deliberativo, órgão colegiado composto por representantes do governo, prestadores de serviço, profissionais de saúde e usuários, atua na formulação de estratégias e no controle da execução da política de saúde na instância correspondente, inclusive nos aspectos econômicos e financeiros, cujas decisões serão homologadas pelo chefe do poder legalmente constituído em cada esfera do governo". Representam o governo no Conselho Nacional de Saúde o Conselho Nacional de Secretários de Saúde (Conass) e o Conselho Nacional de Secretários Municipais de Saúde (Conasems). A representação dos usuários nos Conselhos de Saúde e nas Conferências é, de acordo com a norma, paritária em relação ao conjunto dos demais segmentos, o que significa dizer que, a fim de manter o equilíbrio dos interesses envolvidos, cinquenta por cento das vagas são destinadas aos representantes de usuários do SUS, vinte e cinco por cento aos profissionais de saúde e vinte e cinco por cento aos gestores.

Entendendo a alimentação como um determinante social importante do processo de saúde, dentro da dinâmica dos conselhos de saúde é sugerida a criação da Comissão Intersetorial de Alimentação e Nutrição (CIAN), como comissão prevista na LOS, interna ao Conselho Nacional de Saúde e podendo ser parte também dos conselhos estaduais e municipais, com o objetivo de integrar a alimentação e a nutrição em observância aos princípios do SUS e à Política Nacional de Saúde. A finalidade da CIAN é controlar e avaliar a operacionalização das diretrizes e prioridades da Política Nacional de Alimentação e Nutrição (PNAN) e acompanhar e fiscalizar a implementação das ações relacionadas nos planos plurianuais de saúde.

Quadro 4.2 **Exemplos de políticas nacionais no âmbito do SUS**
• Política Nacional de Atenção Básica
• Política Nacional de Alimentação e Nutrição
• Política Nacional de Promoção da Saúde
• Política Nacional de Educação Permanente em Saúde
• Política Nacional de Assistência Farmacêutica
• Política Nacional de Humanização
• Política Nacional de Atenção Hospitalar
• Política Nacional de Atenção Integral à Saúde do Homem
• Política Nacional de Atenção Integral à Saúde da Mulher
• Política Nacional de Saúde Bucal

Fonte: Adaptado do Ministério da Saúde. Disponível em: <http://saude.gov.br/>.

Assistência Social

- ***Lei Orgânica de Assistência Social e Política Nacional de Assistência Social***

Importante ressaltar que foi somente em 1993, com a publicação da Lei n. 8.742 (Loas), que o disposto no art. 194 da Constituição Federal de 1988 foi regulamentado, o que assegurou novos e consideráveis avanços legislativos para a Política Nacional de Assistência Social. O art. 1º da Loas reafirma a assistência social como direito do cidadão e dever do Estado, da seguinte forma:

> A assistência social, direito do cidadão e dever do Estado, é Política de Seguridade Social não contributiva, que provê os mínimos sociais, realizada

através de um conjunto integrado de ações de iniciativa pública e da sociedade, para garantir o atendimento às necessidades básicas.

A Resolução n. 145/2004 aprovou o texto da Política Nacional de Assistência Social. O Ministério do Desenvolvimento Social e Combate à Fome (MDS), intermediado pela Secretaria Nacional de Assistência Social (SNAS) e pelo Conselho Nacional de Assistência Social (CNAS), concebe, aprova e torna pública a Política Nacional de Assistência Social (PNAS/2004), para regulamentar o que foi deliberado na IV Conferência Nacional de Assistência Social (Brasília/2003).

Como parte do sistema, os princípios da PNAS estão em sintonia com o determinado na Loas e na Constituição Federal de 1988, com destaque para a prevalência do atendimento das necessidades sociais; a universalização dos direitos sociais, a fim de tornar o destinatário da ação assistencial alcançável pelas demais políticas públicas; o respeito à dignidade do cidadão, à sua autonomia e ao seu direito a benefícios e serviços de qualidade, bem como à convivência familiar e comunitária, vedando-se qualquer comprovação vexatória de necessidade; a igualdade de direitos no acesso ao atendimento, sem discriminação de qualquer natureza, garantindo-se equivalência às populações urbanas e rurais; a ampla divulgação dos benefícios, serviços, programas e projetos assistenciais, bem como dos recursos oferecidos pelo Poder Público e dos critérios para sua concessão.

O mesmo ocorre com as diretrizes e com os objetivos da PNAS, que reiteram a essência do sistema da assistência social, como as diretrizes da descentralização do comando de programas e ações e a participação popular organizada, e o objetivo de realizar as ações de assistência social de maneira integrada e intersetorializada, assim como é feito no sistema de saúde pública.

- ***Sistema Único de Assistência Social (SUAS)***

O marco inicial de implantação do Sistema Único de Assistência Social foi a aprovação da Norma Operacional Básica do Suas (NOB/Suas), em julho de 2005 (alterada em 2012/2013), pelo Conselho Nacional de Assistência Social (CNAS), que estabeleceu um conjunto de regras que permitiram a transição do antigo para o novo modelo de assistência social. Atualmente, o Suas conta com regime geral próprio, integrando os três entes federativos, com o objetivo de consolidar um sistema descentralizado e participativo, instituído pela Lei Orgânica da Assistência Social – Loas (Lei n. 8.742/1993), cujo principal objetivo é garantir a proteção social, a vigilância socioassistencial e a defesa de direitos básicos dos cidadãos.

As ações de proteção social do Suas podem ser entendidas como sendo de duas ordens, divididas por níveis de complexidade: (1) proteção social básica, destinada diretamente ao socorro de indivíduos e famílias em situação de risco e de vulnerabilidade social (realizada pelos Centros de Referência de Assistência Social – CRAS), e (2) proteção social especial, que atende indivíduos e famílias que tiveram seus direitos violados por ocorrência de abandono, maus-tratos, abuso sexual, uso de drogas, entre outros (desenvolvida no Centro de Referência Especializado de Assistência Social – Creas).

Quadro 4.3 Exemplos de políticas, programas e serviços no âmbito do SUAS
1. Política Nacional de Assistência Social
2. Programas de Distribuição de Renda
3. Centro de Referência de Assistência Social – CRAS
4. Serviço de Proteção e Atendimento Integral à Família (PAIF)
5. Serviço de Convivência e Fortalecimento de Vínculos
6. Serviço de Proteção Social Básica no Domicílio para Pessoas com Deficiência e Idosas
7. Centro de Referência Especializado de Assistência Social – CREAS
8. Serviço de Proteção e Atendimento Especializado a Famílias e Indivíduos (PAEFI)
9. Serviço Especializado em Abordagem Social
10. Serviço de Proteção Social Especial para Pessoas com Deficiência, Idosas e suas Famílias
11. Serviço Especializado para Pessoas em Situação de Rua
12. Serviço de Acolhimento Institucional
13. Serviço de Acolhimento em República
14. Serviço de Acolhimento em Família Acolhedora
15. Serviço de proteção em situações de calamidade pública e de emergência

Fonte: Adaptado do Ministério do Desenvolvimento e Assistência Social, Família e Combate à Fome. Disponível em: <https://www.gov.br/mds/pt-br>.

Seguridade social e segurança alimentar e nutricional

Uma interface importante para a plena promoção de seguridade social em uma sociedade é a garantia do DHAA através da Segurança Alimentar Nutricional (SAN). O conceito de SAN e sua importância serão abordados no capítulo 5 – Política Nacional de Segurança Alimentar e Nutricional (PNSAN), porém em suma, na perspectiva da seguridade social, SAN é o acesso garantido e ininterrupto a alimentos na quantidade certa e que promovam saúde e previnam doenças de acordo com as evidências científicas estabelecidas. Pensar em SAN como um ponto crucial da seguridade social, nos ajuda aqui a estabelecer a conexão do assunto com as políticas de alimentação e nutrição.

A promulgação da CF/88 reconfigura a assistência social e, em particular, a SAN. Em 2006, com a Emenda Constitucional n. 64, que incluiu a alimentação como direito social garantido pelo Estado, criou-se a Lei Orgânica de Segurança Alimentar e Nutricional (Losan) que estabelecia estrutura de governança para a instituição do Sistema Nacional de Segurança Alimentar e Nutricional (SISAN), uma tentativa estatal de combate à fome e à má nutrição, que são problemas históricos do país.

Seguindo os moldes da participação social que era vista na saúde e na assistência social, como estrutura do SISAN foi incluído o Conselho Nacional de Segurança Alimentar e Nutricional (CONSEA), criado em 1993 com o compromisso de erradicação da fome. O CONSEA foi concebido como órgão de assessoramento da Presidência da República, com competência para apresentar proposições e exercer o controle social das políticas de segurança alimentar e nutricional, com caráter consultivo. Foi extinto poucos dias após a posse de Fernando Henrique Cardoso como presidente da República, em 1995.

Após sua recriação em 2003, o CONSEA funcionou por 16 anos, sendo um espaço propício para discussão da sociedade, com importantes conquistas na estruturação de políticas e programas voltados à garantia do DHAA e no combate à fome, culminando com a saída do país, em 2014, do Mapa Mundial da Fome elaborado pela Organização das Nações Unidas (ONU), o que se configurou como um enorme avanço na seguridade social brasileira. Porém, em 2019, por meio da medida provisória (MP) n. 870, editada pelo então presidente Jair Bolsonaro em seu primeiro dia de governo, o CONSEA foi extinto e retirado como órgão de assessoria da presidência da República, o que fragilizou sobremaneira o funcionamento do SISAN, pois afastou a participação e controle social das políticas públicas de SAN. Como consequência direta, observou-se o enfraquecimento das políticas e programas de SAN nos níveis estaduais e municipais.

Do ponto de vista da seguridade social, a extinção do CONSEA, durante os anos de 2019 a 2022, combinada com a desarticulação e a falta de investimento nas políticas de SAN, trouxe uma situação de emergência ao Brasil, ferindo direitos sociais do cidadão com consequências extensas e duradouras para o desenvolvimento do país. A pandemia de Covid-19, identificada no início de 2020, atuou como elemento complicador e configurou uma crise sanitária e social sem precedentes na história brasileira. Como consequência da pandemia e da desastrosa desarticulação em SAN do governo, o país voltou a ter um expressivo contingente populacional em situação de insegurança alimentar e nutricional moderada e grave.

Em 2023, com a eleição de Luiz Inácio Lula da Silva, foi editada a MP n. 1154, que retoma o CONSEA, definindo-o como órgão de assessoramento imediato da Presidência da República, renovando o pacto entre Governo Federal e a sociedade civil organizada pelas segurança alimentar e nutricional, promoção do DHAA e enfrentamento da fome como um flagelo social.

Considerações finais

Como instrumentos da Seguridade Social, a saúde pública e a assistência social formam a frente de defesa dos direitos básicos do cidadão e um bom alicerce para o embasamento das políticas públicas voltadas para a alimentação e a nutrição.

Movimentos como o da Reforma Sanitária foram fundamentais para a redemocratização do País e para a concepção e elaboração da Constituição Federal de 1988, que incorporou os princípios fundantes da Seguridade Social como a temos hoje, com base na universalização do atendimento, na equidade da prestação dos serviços e na integralidade desta prestação, obrigando o Estado a preparar o sistema para atender ao cidadão em seu contexto mais amplo.

Ainda assim, a legislação brasileira tardou para reconhecer o direito à alimentação adequada e saudável como um direito social, somente alçado à condição de direito social constitucional no ano de 2010, ainda que já legitimado desde a DUDH, em 1948, e em outros importantes acordos e diplomas nacionais, internacionais e, de maneira esparsa, nas normas que regulamentam ações no campo da saúde e da assistência social.

A participação social é reconhecida na proteção social brasileira, com assento nas conferências e conselhos divididos com gestores e em igualdade de condições para deliberar e fiscalizar as políticas de Seguridade Social voltadas à garantia de direitos, por exemplo, o direito à saúde e o DHAA. O conceito ampliado de saúde e de seus determinantes, que perpassa todo o sistema de Seguridade Social na CF/88, permitiu a implementação de políticas públicas, como a Política Nacional de Assistência Social, a Política Nacional de Saúde e a Política Nacional de Segurança Alimentar e Nutricional, que converteu a alimentação adequada e saudável em dever do Estado e, portanto, direito exigível pelo cidadão e pela coletividade.

Com a participação ativa da sociedade civil e das três esferas de governo, a agenda da Segurança Alimentar e Nutricional (SAN) foi intensamente debatida a partir do ano de 2003, o que resultou no fortalecimento da SAN como política pública em vários setores da sociedade. Uma das mais importantes conquistas da SAN foi a aprovação da Lei n. 11.346/2006, também conhecida por Lei Orgânica de Segurança Alimentar e Nutricional (Losan), que permitiu a implementação do Sistema Nacional de Segurança Alimentar e Nutricional (Sisan), da Câmara Interministerial de Segurança Alimentar e Nutricional (Caisan) e do CONSEA (Decreto n. 6.272/2007).

Do amplo debate intersetorial surgiram importantes marcos: foi criado o Ministério Extraordinário de Segurança Alimentar e Combate à Fome (Mesa), lançado o Programa Fome Zero, instituído o Programa Bolsa Família, criado o Conselho Nacional de Segurança Alimentar e Nutricional/CONSEA.

A quadra histórica mais recente do país (2019-2022), quando houve a coexistência de uma grave crise sanitária e humanitária em decorrência da pandemia de Covid-19 e de um cenário político de enfraquecimento da ação social do Estado brasileiro, aponta para a grande importância da Seguridade Social no Brasil para a garantia plena dos direitos sociais e manutenção da vida.

Referências

BRASIL. Constituição 1988. *Constituição da República Federativa do Brasil.* Brasília (DF): Senado Federal, 1988.

BRASIL. Constituição 1988. *Emenda constitucional n. 64, de 4 de fevereiro de 2010.* Altera o art. 6º da Constituição Federal, para introduzir a alimentação como direito social. *Diário Oficial da União*, 5 fev. 2010. Seção 1, p. 1.

BRASIL. Lei n. 8.080, de 19 de setembro de 1990. Dispõe sobre as condições para a promoção, proteção e recuperação da saúde, a organização e o funcionamento dos serviços correspondentes e dá outras providências. *Diário Oficial da União*, 20 set. 1990. Seção 1, p. 18055.

BRASIL. Lei n. 8.142, de 28 de dezembro de 1990. Dispõe sobre a participação da comunidade na gestão do Sistema Único de Saúde (SUS) e sobre as transferências intergovernamentais de recursos financeiros na área da saúde e dá outras providências. *Diário Oficial da União*, 31 dez. 1990. Seção 1, p. 25694.

BRASIL. Lei n. 8.742, de 7 de dezembro de 1993. Dispõe sobre a organização da assistência social e dá outras providências. *Diário Oficial da União*, 8 dez. 1993. Seção 1, p. 18769.

BRASIL. Ministério da Saúde. Portaria de consolidação n. 2, de 28 de setembro de 2017. Consolidação das normas sobre as políticas nacionais de saúde do Sistema Único de Saúde. *Diário Oficial da União*, Suplemento, 3 out. 2017. Seção 1, p. 61.

BRASIL. Ministério da Saúde. Portaria n. 2.436, de 21 de setembro de 2017. Aprova a Política Nacional de Atenção Básica, estabelecendo a revisão de diretrizes para a organização da Atenção Básica, no âmbito do Sistema Único de Saúde (SUS). *Diário Oficial da União*, 22 set. 2017. Seção 1, p. 68.

BRASIL. Ministério da Saúde. Portaria n. 2.446, de 11 de novembro de 2014. Redefine a Política Nacional de Promoção da Saúde (PNPS). *Diário Oficial da União,* 13 nov. 2014. Seção 1, p. 68.

BRASIL. Ministério da Saúde. Portaria n. 399, de 22 de fevereiro de 2006. Divulga o Pacto pela Saúde 2006 – Consolidação do SUS e aprova as Diretrizes Operacionais do Referido Pacto. *Diário Oficial da União*, 23 fev. 2006. Seção 1, p. 43.

BRASIL. Ministério da Saúde. *Secretaria de Atenção à Saúde.* Departamento de Atenção Básica. Política Nacional de Atenção Básica. Secretaria de Atenção à Saúde. Departamento de Atenção Básica. Brasília: Ministério da Saúde, 2012. 110 p.: il. – (Série E. Legislação em Saúde).

BRASIL. Ministério da Saúde. *Secretaria de Vigilância em Saúde.* Secretaria de Atenção à Saúde. Política Nacional de Promoção da Saúde/Ministério da Saúde, Secretaria de Vigilância em Saúde, Secretaria de Atenção à Saúde. 3. ed. Brasília: Ministério da Saúde, 2010.

BRASIL. Decreto n. 7.272, de 25 de agosto de 2010. Cria o Sistema Nacional de Segurança Alimentar e Nutricional – SISAN com vistas em assegurar o direito humano à alimentação adequada, institui a Política Nacional de Segurança Alimentar e Nutricional – PNSAN, estabelece os parâmetros para a elaboração do Plano Nacional de Segurança Alimentar e Nutricional, e dá outras providências. *Diário Oficial da União*, 2010; 26 ago.

CASTRO, I. R. R. de. The dissolution of the Brazilian National Food and Nutritional Security Council and the food and nutrition agenda. *Cadernos de Saúde Pública*, v. 35, 11 fev. 2019.

MARTINS, S. P. *Direito da seguridade social:* custeio da seguridade social, benefícios, acidente do trabalho, assistência social, saúde. São Paulo: Atlas, 2015.

RECINE, E.; PACHECO, M.E.L.; MALUF, R.S.; MENEZES, F. Extinção do CONSEA: comida de verdade e cidadania golpeadas. *Le Monde Diplomatique Brasil,* 11 jan. 2019. Disponível em: https://diplomatique.org.br/extincao-do-consea-comida-de-verdade-e-cidadania-golpeadas/. Acesso em: 24 jan. 2023.

REDE PENSSAN. VIGISAN. *II Inquérito Nacional sobre Insegurança Alimentar no Contexto da Pandemia da Covid-19 no Brasil.* 2022. Disponível em: https://olheparaafome.com.br/wp-content/uploads/2022/06/Relatorio-II-VIGISAN-2022.pdf. Acesso em: 24 jan. 2023.

5

Política Nacional de Segurança Alimentar e Nutricional (PNSAN)

- Kamila Tiemann Gabe
- Patricia Constante Jaime

Conceito de segurança alimentar e nutricional e antecedentes históricos da política

O termo Segurança Alimentar surgiu em âmbito internacional nas primeiras décadas do século XX, no contexto do pós-Primeira Guerra Mundial, atrelado quase exclusivamente à ideia de disponibilidade de alimentos. Ao longo do século, esse conceito passou a ser influenciado também pela noção da alimentação como um direito, sobretudo com a publicação da Declaração Universal dos Direitos Humanos (DUDH), após a Segunda Guerra Mundial.

O primeiro conceito brasileiro de Segurança Alimentar e Nutricional (SAN) foi fruto de uma sequência de marcos políticos e históricos e, como é possível notar pelo seu nome, incorporou também a dimensão "nutricional" além da "alimentar". Esse conceito foi proposto em 2006, com a publicação da Lei Orgânica de Segurança Alimentar e Nutricional (Losan), e consiste em:

> A Segurança Alimentar e Nutricional consiste na realização do direito de todos ao acesso regular e permanente a alimentos de qualidade, em quantidade suficiente, sem comprometer o acesso a outras necessidades essenciais, tendo como base práticas alimentares promotoras de saúde que respeitem a diversidade cultural e que sejam ambiental, cultural, econômica e socialmente sustentáveis (art. 3º da Lei n. 11.346/2006 – Losan).

Os principais avanços relacionados a SAN na agenda pública brasileira são marcados pela intensa mobilização social direcionada ao combate à fome e à miséria, ocorrido principalmente no início da década de 1990. O Quadro 5.1 apresenta uma linha do tempo dos principais marcos das políticas de SAN do Brasil, onde nota-se sua suscetibilidade ao contexto social e político de cada momento histórico.

A criação da Política Nacional de Segurança Alimentar e Nutricional (PNSAN) (Decreto n. 7.272, de 25 de agosto de 2010) pode ser compreendida enquanto um ápice da consolidação da SAN na agenda pública brasileira. Essa política tem a garantia da SAN como seu objetivo norteador, e sua implementação deve ser organizada a partir dos componentes de um sistema, o Sistema Nacional de Segurança Alimentar e Nutricional (Sisan), instituído junto à Losan em 2006.

Objetivos e diretrizes da PNSAN

A PNSAN tem como objetivo geral a garantia da SAN. Seus objetivos específicos dialogam com as diferentes interfaces do conceito de SAN, visando alcançá-la em sua completude. As diretrizes que orientam a implementação dessa Política são:

> I – Promoção do *acesso* universal à alimentação adequada e saudável, com prioridade para as famílias e pessoas em situação de IAN;
>
> II – Promoção do *abastecimento* e estruturação de sistemas sustentáveis e descentralizados, de base agroecológica, de produção, extração, processamento e distribuição de alimentos;
>
> III – Instituição de processos permanentes de *educação alimentar e nutricional, pesquisa e formação* nas áreas de SAN e do DHAA;
>
> IV – Promoção, universalização e coordenação das ações de SAN voltadas para *quilombolas e demais povos e comunidades tradicionais*, povos indígenas e assentados da reforma agrária;
>
> V – Fortalecimento das ações de alimentação e nutrição em *todos os níveis da atenção à saúde*, de modo articulado às demais ações de SAN;
>
> VI – Promoção do *acesso universal* à água de qualidade e em quantidade suficiente, com prioridade para as famílias em situação de insegurança hídrica e para a produção de alimentos da agricultura familiar e da pesca e aquicultura;
>
> VII – Apoio a iniciativas de promoção da soberania alimentar, SAN e do DHAA em âmbito *internacional* e a negociações internacionais baseadas nos princípios e diretrizes da Losan; e
>
> VIII – *monitoramento* da realização do DHAA.

Dada a abrangência de suas diretrizes e objetivos, cabe questionar como se dá, na prática, a implementação da PNSAN. Alguns elementos básicos, que fazem parte da política, podem levantar reflexões e trazer respostas acerca dessa questão. Dentre estes elementos, destacam-se: a atribuição de papéis para diferentes atores sociais e políticos, com ênfase na participação da sociedade civil; a descentralização das ações; e a intersetorialidade.

São elencados enquanto atores da PNSAN o governo, a sociedade civil e instituições do setor privado, que devem incorporar esses princípios e diretrizes e contracenar de forma articulada no Sisan. O protagonismo nesse quadro de atores é atribuído à sociedade civil, alinhando-se ao processo marcado pela reivindicação social da qual a política é derivada. Dessa forma, a **participação social** configura-se como um dos princípios norteadores do Sisan.

Com relação ao papel das diferentes esferas de governo, o **caráter descentralizado** confere à União, estados e municípios a corresponsabilidade na formulação, implementação, avaliação e monitoramento de ações de SAN – proporcionais aos seus respectivos níveis de alcance e às realidades locais. As ações nessas três esferas podem ser pensadas a partir de diferentes setores, como saúde, educação, agricultura e meio ambiente, superando a recorrente fragmentação de conhecimentos e de ações no âmbito das políticas públicas.

Por fim, a **intersetorialidade** diz respeito à articulação entre diferentes atores, incluindo a participação social, em torno de um objetivo comum e com vistas a fortalecer redes e comunidades. A atuação compartilhada entre diferentes setores de governo representa uma das facetas da intersetorialidade. Um mecanismo de incentivo à governança intersetorial é a proposição de câmeras de gestão que congreguem diferentes ministérios, no âmbito da União, ou secretarias, no âmbito estadual e municipal. No que cabe à PNSAN, os setores envolvidos precisam estar alinhados aos objetivos e diretrizes que orientam a Política, atuando de modo a contribuir para a garantia da SAN dentro de suas competências e especificidades.

De modo a ilustrar a intersetorialidade em políticas públicas, tomemos como exemplos dois programas nacionais que compõem o conjunto de ações de SAN: o Programa Saúde na Escola (PSE) e o Programa Nacional de Alimentação Escolar (PNAE). No PSE, políticas de saúde e educação voltadas às crianças, adolescentes, jovens e adultos da educação pública brasileira se unem para promover saúde e educação integral. A articulação entre Escola e Atenção Primária à Saúde é a base do PSE. Assim, ele é um programa nacional que integra os setores da Saúde e da Educação, sendo instituído, em 2007, pelo Decreto Presidencial n. 6.286. O segundo exemplo, o PNAE, consiste em um programa coordenado e gerido exclusivamente por um único setor, o Ministério da Educação, mas no contexto da PNSAN com compromissos que integram outros setores, como a agricultura familiar pelas compras de alimentos (maiores detalhes sobre a articulação do PNAE com outras políticas públicas estão apresentados no capítulo 18 – Programa Nacional de Alimentação Escolar (PNAE)).

A Figura 5.1 esquematiza os objetivos, diretrizes e mecanismos da PNSAN.

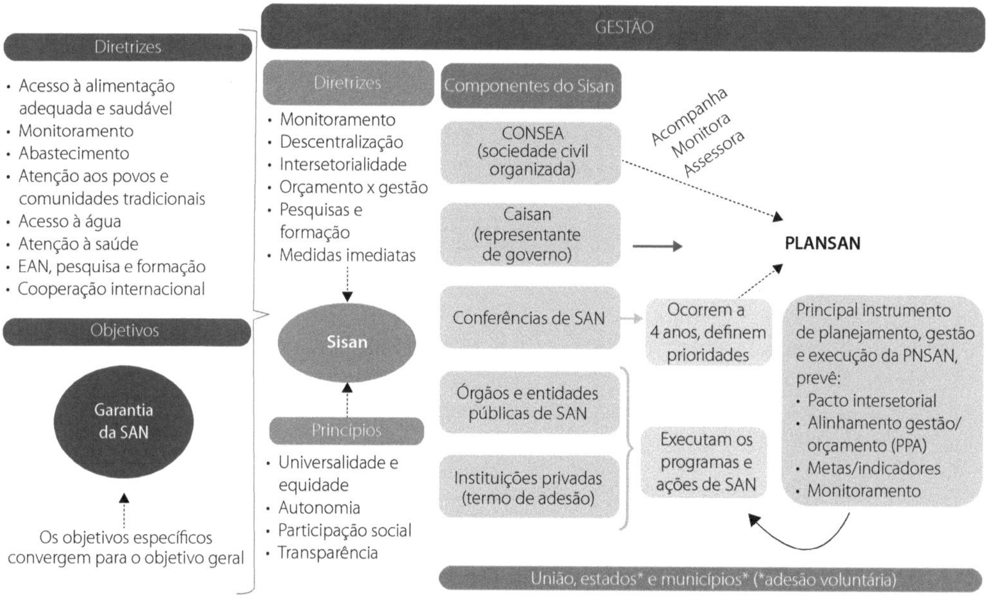

Figura 5.1 – *Política Nacional de Segurança Alimentar e Nutricional (PNSAN).*
Fonte: Adaptada de Brasil (2010).

Outro exemplo na linha das ações setoriais componentes de um quadro de compromisso com a SAN é a Política Nacional de Alimentação e Nutrição (PNAN). A PNAN é uma política do setor de saúde, organizada no âmbito do Sistema Único de Saúde (SUS), mas que assume responsabilidade com a SAN dentre os seus princípios e demarca sua atuação de caráter complementar às demais políticas e ações de SAN.

Sistema Nacional de Segurança Alimentar e Nutricional (Sisan)

O Sisan representa o mecanismo por meio do qual a implementação da PNSAN em todo o território nacional é realizada. Esse sistema busca a estabilidade e continuidade das ações de SAN por meio de seu conjunto de diretrizes. A descentralização e a intersetorialidade, destacadas anteriormente, representam as duas primeiras diretrizes do Sisan. Além delas, mais quatro são apontadas: o monitoramento contínuo; a conjugação de medidas diretas e imediatas de garantia de acesso à alimentação adequada; a articulação entre orçamento e gestão; e o estímulo ao desenvolvimento de pesquisas e à capacitação de recursos humanos.

Seus princípios norteadores são:

- **Universalidade** e equidade no acesso à alimentação adequada, sem qualquer espécie de discriminação.
- Preservação da **autonomia** e respeito à dignidade das pessoas.
- **Participação social** na formulação, execução, acompanhamento, monitoramento e controle das políticas e dos planos de segurança alimentar e nutricional em todas as esferas do governo.
- **Transparência** dos programas, das ações e dos recursos públicos e privados e dos critérios para sua concessão.

Componentes do Sisan

São componentes do Sisan diferentes instâncias governamentais e da sociedade civil instituídas no âmbito da União. Nos estados e municípios, a adesão ao Sisan ocorre de forma voluntária em um processo que será detalhado mais adiante. Os componentes do Sisan são:

- *Conselhos de Segurança Alimentar e Nutricional (CONSEA)*

Chamados de "CONSEA" (nas esferas nacional, estadual e no Distrito Federal), ou de "Comsea" ou "Comusan" (na esfera municipal), estes conselhos configuram os espaços oficiais de participação e controle social nas políticas públicas de SAN e de diálogo entre sociedade e governo. Como tal, são presididos e formados em sua maior parte por representantes de diferentes segmentos da sociedade civil (dois terços da composição total), mas também contam com representantes dos governos (um terço da composição total).

O CONSEA nacional possui caráter consultivo, o que significa que lhe cabe a função de assessorar o governo, contribuindo e propondo mecanismos que viabilizem a exigibilidade da SAN. Uma fragilidade dessa característica é que ela atrela o potencial de participação da sociedade civil à permeabilidade que cada governante tem para com a temática. Em 2019, o CONSEA nacional foi extinto como um dos primeiros atos de governo do então presidente Jair Bolsonaro, por meio da Medida Provisória n. 870, que extinguiu diversos conselhos de participação social. O CONSEA foi reinstituído em 2023, no início do terceiro mandato do presidente Luiz Inácio Lula da Silva, assim como feito no início de seu primeiro mandato, em 2003, quando o conselho também encontrava-se extinto (ver Quadro 5.1). De 2003 a 2019, assim como em seu retorno em 2023, o CONSEA foi alocado junto à Casa Civil, aproximando-o da instância máxima de poder, a Presidência da República.

Durante os períodos em que esteve ativo, sobretudo entre 2003 e 2019, a trajetória do CONSEA nacional é marcada por ampla escuta do governo federal, tendo influenciado importantes decisões políticas. Um exemplo foi a destinação de recursos do PNAE para compras de alimentos da agricultura familiar. Essa ideia surgiu no CONSEA como possível solução para diferentes desafios que se apresentavam à época e que eram discutidos pelo Conselho: por um lado, a oferta de alimentação adequada e saudável nas escolas; por outro, o aumento da renda no campo perante a situação de pobreza e insegurança alimentar enfrentada por pequenos produtores rurais. A inclusão dessa medida na lei que regulamenta o PNAE[1] só foi possível por causa da interlocução proporcionada pelo CONSEA entre gestores do programa, governo federal, parlamentares e movimentos sociais.

No âmbito da estrutura do Sisan, cabe ao CONSEA nacional acompanhar, avaliar e monitorar o desenvolvimento e a implementação do Plano Nacional de Segurança Alimentar e Nutricional (Plansan), elaborado pela Câmara Intersetorial de Segurança Alimentar e Nutricional (Caisan). Também cabe ao CONSEA definir o tema e organizar as Conferências Nacionais de Segurança Alimentar e Nutricional, da qual são tiradas diretrizes para a elaboração do Plansan.

- *Câmara Intersetorial de Segurança Alimentar e Nutricional (Caisan)*

Sendo a intersetorialidade essencial na PNSAN, fez-se necessária a construção de um modelo de governança alicerçado na atuação conjunta de diferentes áreas de governo. As Caisans interministerial (na esfera federal) e intersecretarias (nas esferas estadual e municipal) são compostas por membros de diferentes setores de governo que dialogam direta ou indiretamente com a SAN e representam a instância responsável pela coordenação e monitoramento intersetorial das políticas de SAN.

A Caisan nacional é presidida pelo Ministro do Desenvolvimento e Assistência Social, Família e Combate à Fome e composta por outros ministérios, incluindo o da Casa Civil da Presidência da República, da Agricultura e Pecuária, da Educação, da Saúde, da Integração e Desenvolvimento Regional, das Relações Exteriores, entre outros[2]. Suas principais atribuições são elaborar, implementar e monitorar a execução do Plansan (detalhado na próxima seção), bem como subsidiar o CONSEA com informações necessárias para seu acompanhamento. As prioridades a serem consideradas na elaboração do Plano são definidas nas Conferências Nacionais de Segurança Alimentar e Nutricional (Cnsan).

- *Conferências de Segurança Alimentar e Nutricional*

As Conferências de SAN são realizadas a cada quatro anos e nelas se reúnem os representantes dos Conselhos de SAN, das Caisans, e dos demais órgãos, entidades e instituições interessadas em debater os temas relacionados à SAN. Cada ciclo de conferências – que se inicia pelas municipais e/ou regionais e se encerra na nacional, passando pelas estaduais – possui um tema

1 Lei n. 11.947, de 2009. O artigo 14 diz respeito à aquisição de alimentos da agricultura familiar.

2 A composição atual da Caisan foi definida pelo Decreto n. 11.422, assinado em 28 de fevereiro de 2023 pelo presidente Luiz Inácio Lula da Silva.

central que é definido pelo CONSEA nacional. Nas conferências são definidas as prioridades que deverão ser consideradas no ciclo seguinte de planejamento da administração pública que se materializa no Plansan.

Até 2023, foram organizadas pelo CONSEA cinco conferências nacionais de SAN, tendo sido elas essenciais no direcionamento da agenda política de SAN no país, conforme exposto no Quadro 5.1. As três primeiras antecederam e direcionaram a publicação da PNSAN, sendo elas: 1ª Conferência Nacional de Segurança Alimentar (I CNSA) realizada em Brasília-DF, em 1994, com o tema "Fome: uma questão nacional"; 2ª Conferência Nacional de Segurança Alimentar e Nutricional (II CNSAN) em Olinda-PE em 2004, com o tema "A construção da Política Nacional de Segurança Alimentar e Nutricional" e a 3ª Conferência Nacional de Segurança Alimentar e Nutricional (III CNSAN), em 2007 em Fortaleza-CE, com o tema "Por um desenvolvimento Sustentável, com soberania e Segurança Alimentar e Nutricional".

Quadro 5.1
Linha do tempo da Política Nacional de Segurança Alimentar e Nutricional: antecedentes históricos e desdobramentos após a sua instituição

Ano – Fato	Contextualização política e histórica
1993 – Criação do Conselho Nacional de Segurança Alimentar e Nutricional (CONSEA)	O CONSEA surge como fruto de um intenso processo de mobilização social ocorrido no início dos anos 1990, em função do esvaziamento das instituições públicas de alimentação e nutrição na época. A "Ação da Cidadania contra a Miséria e pela Vida", então criada e liderada pelo sociólogo Herbert de Souza, o Betinho, pactua o "Plano de Combate à Fome e à Miséria" em conjunto com o governo federal, que, por pressão social, assumiu o compromisso com a agenda. O CONSEA, composto por representantes do governo e, em maior parte, da sociedade civil, foi criado para que coordenasse esse Plano
1994 – I Conferência Nacional de Segurança Alimentar (I CNSA)	Organizada pelo CONSEA, foi realizada em Brasília contando com a presença de cerca de 1.800 participantes. Tendo como tema "Fome: uma questão nacional", nela sinalizou-se a demanda por uma Política Nacional de SAN, para a qual foram formuladas dez diretrizes
1995 – Extinção do CONSEA	O governo federal recém-assumido extingue o CONSEA e institui a estratégia Comunidade Solidária (CS), que foi mantida durante as duas gestões do mesmo governo (1994-2002), tendo como objetivo o combate à pobreza. Centrada no governo, a temática da SAN passou a ser minimizada em "rodadas de interlocução" com a sociedade civil, que então perdeu o protagonismo
2003 – Recriação do CONSEA	A partir do lançamento do programa "Fome Zero", o CONSEA é recriado, assumindo a liderança no debate da Segurança Alimentar e Nutricional (SAN) no país. O conselho foi alocado junto à Casa Civil, como órgão de assessoramento direto ao Presidente da República
2004 – II Conferência Nacional de Segurança Alimentar (II CNSAN)	Com a volta do CONSEA, uma nova Conferência Nacional de SAN (já incorporando a dimensão "nutricional" no termo) é organizada. A II CNSAN ocorreu em Olinda-PE, contando com cerca de 1.400 participantes e teve como tema "A construção da Política Nacional de Segurança Alimentar e Nutricional"
2006 – Publicação da Lei Orgânica de Segurança Alimentar e Nutricional (Losan)	A proposta mais importante da II CNSAN foi a criação de uma lei nacional de SAN, concretizada com a aprovação da Lei n. 11.346, de 15 de setembro de 2006, a Losan. Esse passo representou grande avanço por atribuir força de Lei à garantia do Direito Humano à Alimentação Adequada (DHAA). Por meio da Losan, foi instituído o conceito de SAN na política pública brasileira e constituído o Sistema Nacional de Segurança Alimentar e Nutricional (Sisan)

(continua)

Quadro 5.1
Linha do tempo da Política Nacional de Segurança Alimentar e Nutricional: antecedentes históricos e desdobramentos após a sua instituição *(continuação)*

Ano – Fato	Contextualização política e histórica
2007 – III Conferência Nacional de Segurança Alimentar (III CNSAN)	Com o lema "Por um Desenvolvimento Sustentável com Soberania e Segurança Alimentar e Nutricional", a III CNSAN foi realizada em Fortaleza – CE, contando com a presença de 2.100 participantes. O foco principal de suas deliberações foi a definição de diretrizes para a construção do Sisan e da PNSAN, visando à criação de mecanismos para a garantia da SAN e reafirmando o compromisso assumido na Losan
2010 – Direito Humano à Alimentação Adequada (DHAA) na Constituição Federal	Também como fruto da mobilização social, o DHAA é incluído na Constituição Federal de 1988 por meio da Emenda Constitucional n. 64, de 4 de fevereiro de 2010. Detalhes do processo que levou a esse marco são apresentados no capítulo 3 deste livro
2010 – Decreto n. 7.272 de 2010	Assinado o decreto que institui a Política Nacional de Segurança Alimentar e Nutricional (PNSAN), a qual estabelece os mecanismos de funcionamento do Sisan
2011 – IV Conferência Nacional de Segurança Alimentar (IV CNSAN)	A primeira conferência após a inclusão do DHAA na Constituição Federal e a instituição da PNSAN teve como lema "Alimentação Adequada e Saudável: direito de todos". A IV CNSAN teve como foco construir compromissos para efetivar o DHAA e para implementar o Sisan nas três esferas de governo (União, estados e municípios), com a participação da sociedade. Foi a primeira CNSAN a gerar diretrizes para a elaboração de um PLANSAN (2012 a 2015)
2015 – V Conferência Nacional de Segurança Alimentar (V CNSAN)	O lema da V CNSAN foi "Comida de Verdade no Campo e na Cidade, por Direitos e Soberania Alimentar", a qual teve como foco a consolidação dos avanços conquistados até então no âmbito das políticas de SAN. A partir dessa conferência foram levantadas diretrizes para a elaboração do segundo PLANSAN, vigente para o período de 2016 a 2019
2019 – Nova extinção do CONSEA	Por meio da Medida Provisória n. 870 (MP 870), editada pelo presidente Jair Bolsonaro em seu primeiro dia de governo, o CONSEA foi extinto junto a outros conselhos de representação social. A dissolução do conselho comprometeu a gestão do Sisan ao longo dos quatro anos seguintes, com importantes implicações nos indicadores de SAN do Brasil
2023 – Recriação do CONSEA	Selando o compromisso do novo governo com a SAN, o presidente Luiz Inácio Lula da Silva assinou, em 28 de fevereiro de 2023, o decreto que recria o CONSEA com a mesma composição vigente à época de sua extinção. O conselho restituído tem como primeiro compromisso a realização de uma nova conferência nacional, a VI CNSAN, em torno do lema "Erradicar a fome e garantir direitos com Comida de Verdade, Democracia e Equidade". A conferência apontou as prioridades de um novo Plansan e retomada da agenda de SAN nas políticas públicas nacionais

Fonte: Elaborado pelas autoras.

Com a implementação da PNSAN, em 2010, os ciclos seguintes de conferências, um em 2011 e outro em 2015, foram marcados pela indicação de prioridades para elaboração do Plansan para o período quadrienal posterior, o que inexistia como instrumento de política pública nas edições anteriores das conferências nacionais de SAN.

A 4ª Conferência Nacional ocorreu em novembro de 2011, em Salvador (BA), tendo como lema "Alimentação Adequada e Saudável: direito de todos", em celebração à inclusão do Direito Humano à Alimentação Adequada (DHAA) na Constituição Federal no ano anterior. Os eixos temáticos que nortearam as discussões na conferência estavam alinhados com o momento de avanços políticos, abordando os desafios para a efetivação do DHAA e as novidades advindas da publicação da PNSAN, o que incluía a implantação do Sisan e a definição de prioridades para o 1º Plansan.

A 5ª Conferência Nacional, ocorrida em novembro de 2015, em Brasília (DF), teve como lema "Comida de verdade no campo e na cidade: por direitos e soberania alimentar" e seu objetivo principal foi voltado para a ampliação e fortalecimento dos compromissos políticos com a SAN. Vale o destaque que no ano anterior, 2014, o *Guia Alimentar para a População Brasileira* havia sido publicado pelo Ministério da Saúde, atualizando as diretrizes oficiais do governo brasileiro sobre alimentação e em linha com os debates de SAN que ocorriam no CONSEA e nas conferências de SAN. Os eixos temáticos da quinta conferência versaram sobre os avanços e obstáculos, as dinâmicas em curso e o alcance das políticas públicas para a área de SAN e soberania alimentar, bem como estratégias para o fortalecimento do Sisan, com foco no incentivo aos estados e municípios para sua adesão.

Como resposta a ruptura gerada pela extinção do CONSEA em 2019 e a não realização da VI CNSAN, prevista para aquele ano, os CONSEAs estaduais, em articulação com outras entidades da sociedade civil, propuseram e organizaram a intitulada "Conferência Nacional Popular, por Direitos, Democracia, Soberania e Segurança Alimentar e Nutricional". Por conta da pandemia de Covid-19, essa conferência acabou não acontecendo no formato de encontro presencial, mas sim na forma de um movimento contínuo de articulação entre diferentes atores comprometidos com a SAN no Brasil. Esse movimento teve como produto uma agenda de mobilização que incluiu a denúncia ao descaso do Estado para com o aumento da fome no período, a defesa dos programas de compras públicas de alimentos e a participação da sociedade nos processos eleitorais, cobrando dos candidatos o compromisso com a SAN em suas propostas de governo.

Com a recriação do CONSEA, a partir de decreto assinado pelo presidente Luiz Inácio Lula da Silva, em 28 de fevereiro de 2023, foi retomada a proposta de realização da VI CNSAN, em torno do lema "Erradicar a fome e garantir direitos com Comida de Verdade, Democracia e Equidade". A conferência ocorreu em dezembro de 2023, em Brasília (DF) e apontou as prioridades da sociedade civil organizada para o novo Plansan e para a retomada da agenda de SAN nas políticas públicas nacionais.

- ***Órgãos e entidades do poder público***

Correspondem aos órgãos públicos responsáveis pela **execução** das ações e programas que integram o Plansan, como ministérios, secretarias e equipamentos públicos (bancos de alimentos, restaurantes populares, entre outros). No âmbito federal, esses órgãos são os mesmos que participam da Caisan e, consequentemente, participam da elaboração do Plansan, pactuando e assumindo compromissos perante as ações que lhes competem. Nos âmbitos estadual e municipal, a adesão ao Sisan – ou seja, a instituição das mesmas instâncias e mecanismos em âmbito local – inicia-se pela implantação de câmaras intersetoriais de SAN (Caisans dos estados ou municípios) efetuada por esses órgãos e entidades do poder público em âmbito local. As câmaras locais deverão, portanto, elaborar planos locais de SAN alinhados às diretrizes emanadas das respectivas conferências e conselhos de SAN.

Quanto à execução das ações pactuadas, o órgão responsável deve garantir meios de monitoramento e avaliação, fornecendo informações às câmaras intersetoriais e aos conselhos de SAN locais, ou à Caisan e ao CONSEA, quando no nível federal.

- *Instituições privadas*

Segundo a Losan, as instituições privadas, com ou sem fins lucrativos, que atuem alinhadas aos princípios da SAN e manifestem interesse na adesão ao sistema, correspondem ao quinto e último componente do Sisan. Para este componente, o Decreto n. 7.272/2010 (que institui a PNSAN) não define atribuições específicas, porém estabelece critérios para a adesão de instituições sem fins lucrativos. Sua adesão deve ser feita por meio de um termo de participação, a partir do qual serão definidas suas respectivas atribuições e responsabilidades (inclusive a participação na implementação do Plansan, quando a elas couber). Com relação às entidades com fins lucrativos, o Decreto atribui à Caisan a função de normatizar sua adesão, mediante consulta ao CONSEA.

Adesão de estados e municípios ao Sisan

Para aderirem voluntariamente ao Sisan, os estados e municípios precisam instituir seus conselhos e câmaras intersetoriais, bem como assumir o compromisso com a elaboração de seus Planos de SAN, dentro do prazo de um ano após a assinatura do termo de adesão. As diretrizes que orientam a elaboração do plano devem ser definidas nas respectivas conferências (estadual ou municipal) e conselhos de SAN, seguindo o mesmo fluxo operacional estabelecido no âmbito da União.

No ano de 2011, a Caisan regulamentou os procedimentos e o conteúdo dos termos de adesão, como disposto na Resolução n. 9, de 13/12/2011, oferecendo incentivo financeiro para o desenvolvimento das ações propostas nos planos de SAN dos entes federativos que aderirem ao Sisan. Adicionalmente, esta resolução também prevê o repasse de recursos adicionais voltados a viabilizar o funcionamento dos conselhos de SAN e a realização das conferências, como forma de garantir os mecanismos de participação social.

Plano Nacional de Segurança Alimentar e Nutricional (Plansan)

O Plansan representa o principal instrumento de gestão das ações de SAN na administração pública. Elaborados quadrienalmente, nele devem ser pactuadas metas, atribuídas responsabilidades e definidos indicadores. Também é fundamental que o Plano esteja alinhado ao orçamento previsto no Plano Plurianual (PPA) do período correspondente, o que está de acordo com a quinta diretriz do Sisan sobre a articulação entre orçamento e gestão.

O primeiro Plansan, orientado pelo resultado da IV CNSAN, foi elaborado em 2011 e teve o período de vigência de 2012 a 2015. Por meio da definição de metas e da atribuição de responsabilidades aos diferentes órgãos e entidades da União, buscou-se consolidar as diretrizes da PNSAN, sobretudo a intersetorialidade. Para facilitar o monitoramento do Plano, em 2013, foi criado um sistema de monitoramento semestral, o Sisplansan, pelo qual, periodicamente, os órgãos devem informar sobre a execução de suas respectivas metas.

Para a elaboração do II Plansan (2016-2019), a Caisan valeu-se da experiência metodológica do Plano anterior, que contava numerosas metas, algumas de difícil monitoramento, para pautar-se em abordagem mais pragmática. O II Plansan foi estruturado em nove grandes desafios, cada um composto por um conjunto de "metas objetivas" e de "ações relacionadas" (correspondentes aos meios necessários para o cumprimento das metas). Para cada desafio, foi definido um conjunto de indicadores de produto e de processo, que se relacionam diretamente com a implementação das metas, bem como indicadores de contexto e de resultado, que permitirão avaliar a efetividade na superação de cada desafio ao final do ciclo de planejamento definido.

O terceiro Plansan, previsto para o período 2020-2023, não foi elaborado em função da extinção do CONSEA, em 2019, e da posterior desarticulação das atividades da Caisan e descontinuidade das políticas de SAN no âmbito federal. Com a retomada da CONSEA, em 2023, e a reativação dos diferentes componentes do Sisan, como disposto nos termos do artigo 11 da Lei n. 11.346/06 (Losan), prevê-se a elaboração do terceiro Plansan.

Conclusões

A trajetória das políticas de SAN no Brasil é marcada pela combinação de momentos exitosos e de descontinuidades. É inegável o percurso de sucesso entre os anos 90 e meados dos anos 2010, a qual pode ser explicada por um conjunto de fatores. O primeiro deles é o protagonismo da sociedade civil, cuja mobilização e engajamento com a temática impulsionaram a entrada da SAN na agenda pública brasileira, com a publicação da Losan em 2006 e a construção posterior da PNSAN e dos planos nacionais de SAN. O segundo fator determinante da trajetória positiva da SAN no Brasil foi o compromisso político e a prioridade alcançada no âmbito do governo federal no início dos anos 2000. Por outro lado, a extinção do CONSEA e o desmantelamento do Sisan durante a gestão federal de 2019 a 2022 demonstrou que o bom funcionamento da política é suscetível ao contexto político de cada momento, a despeito dos marcos legais e dos limites à discricionariedade organizacional do Presidente da República.

Paralelamente, a trajetória dos indicadores de segurança alimentar e nutricional no país reflete os períodos de êxito e descontinuidade da política. Levantamentos realizados nos últimos 20 anos revelaram tendência clara de redução da insegurança alimentar e nutricional (INSAN) no país entre 2004 e 2013. O percentual de pessoas vivendo com algum grau de INSAN em 2013 era de 22,9%, número mais baixo desde 2004, quando foi medido pela primeira vez. A inflexão nessa tendência foi observada pela primeira vez em 2018, quando esse percentual passou a ser de 36,7%. Em 2022, dois terços da população estavam vivendo com grau de INSAN (63,3%), sendo que 15,5% estavam com insegurança alimentar grave, que pode ser entendida como fome. Esse cenário foi resultado da inação do governo federal frente ao agravamento da insegurança alimentar, expresso a partir de 2016 pela desestruturação de políticas públicas no campo da proteção social, assim como pelas múltiplas crises vivenciadas no país e globalmente (crises econômica, política, ambiental e sanitária).

No que diz respeito à gestão do Sisan, a existência de espaços formais que possibilitam o diálogo entre governo e sociedade civil, bem como a articulação entre diferentes setores governamentais, é elemento-chave para o fortalecimento da agenda da SAN. A dinâmica de interlocução entre sociedade civil e governo, a primeira definindo demandas prioritárias, e o segundo pactuando metas para atender a essas demandas, têm representado uma característica exitosa na gestão da política.

De modo geral, a união de esforços de diferentes atores em torno de um objetivo comum, que é a garantia do DHAA e a promoção da SAN, resume os atributos que qualificam a PNSAN enquanto uma política pública de construção exitosa.

Referências

ALVES, K. S.; JAIME, P. C. A política nacional de alimentação e nutrição e seu diálogo com a política nacional de segurança alimentar e nutricional. *Ciência & Saúde Coletiva*, v. 19, n. 11, 2017.

BRASIL. *Decreto 7.272, de 25 de agosto de 2010.* Regulamenta a Lei n. 11.346, de 15 de setembro de 2006, que cria o Sistema Nacional de Segurança Alimentar e Nutricional – Sisan com vistas a assegurar o direito humano à alimentação adequada, institui a Política Nacional de Segurança Alimentar e Nutricional – PNSAN, estabelece os parâmetros para a elaboração do Plano Nacional de Segurança Alimentar e Nutricional, e dá outras providências, 2010.

BRASIL. *Lei n. 11.346, de 15 de setembro de 2006.* Cria o Sistema Nacional de Segurança Alimentar e Nutricional – Sisan com vistas em assegurar o direito humano à alimentação adequada e dá outras providências, 2006.

BURLANDY, L. A construção da política de segurança alimentar e nutricional no BRASIL: estratégias e desafios para a promoção da intersetorialidade no âmbito federal de governo. *Ciência & Saúde Coletiva*, v. 14, n. 3, 2009.

CÂMARA INTERMINISTERIAL DE SEGURANÇA ALIMENTAR E NUTRICIONAL. *Plano Nacional de Segurança Alimentar e Nutricional*: 2012/2015. Brasília, DF: MDS, Caisan, 2011.

CÂMARA INTERMINISTERIAL DE SEGURANÇA ALIMENTAR E NUTRICIONAL. *Plano Nacional de Segurança Alimentar e Nutricional* – Plansan 2016-2019. Brasília, DF: MDSA, Caisan, 2017.

CASTRO, I. R. R. de. A extinção do Conselho Nacional de Segurança Alimentar e Nutricional e a agenda de alimentação e nutrição. *Cadernos de Saúde Pública*, v. 35, 2019.

CONSELHO NACIONAL DE SEGURANÇA ALIMENTAR E NUTRICIONAL (CONSEA). *III Conferência Nacional de Segurança Alimentar.* Relatório Final. Brasília: Consea, 2007.

CONSELHO NACIONAL DE SEGURANÇA ALIMENTAR E NUTRICIONAL (CONSEA). *IV Conferência Nacional de Segurança Alimentar.* Relatório Final. Brasília: Consea, 2011.

CONSELHO NACIONAL DE SEGURANÇA ALIMENTAR E NUTRICIONAL (CONSEA). *V Conferência Nacional de Segurança Alimentar.* Relatório Final. Brasília: Consea, 2015.

HAWKES, C.; BRAZIL, B. G.; CASTRO, I. R. R.; JAIME, P. C. How to engage across sectors: lessons from agriculture and nutrition in the Brazilian School Feeding Program. *Rev. Saúde Pública*, v. 50, n. 47, nov. 2016.

INTERNATIONAL FOOD POLICY RESEARCH INSTITUTE. *Global Nutrition Report 2016:* from promise to impact: ending malnutrition by 2030. Washington, DC, 2016.

LEÃO, M. *O direito humano à alimentação adequada e o sistema nacional de segurança alimentar e nutricional.* Brasília: Abrandh, 2013.

REDE BRASILEIRA DE PESQUISA EM SOBERANIA E SEGURANÇA ALIMENTAR – REDE PENSSAN. *Inquérito Nacional sobre Insegurança Alimentar no Contexto da Pandemia da Covid-19 no Brasil.* Fundação Friedrich Ebert/Rede PENSSAN. Brasil, 2022.

6

Política Nacional de Alimentação e Nutrição (PNAN)

- Fernanda Rauber
- Patricia Constante Jaime

Introdução

A promoção da saúde envolve as escolhas e práticas individuais, mas também a garantia de condições sociais e econômicas que criem uma base favorável à adoção de estilos de vida saudáveis. Nesse sentido, a abordagem de saúde deve estar presente em diferentes políticas públicas que incluam estratégias e ações pensadas e desenvolvidas de forma intersetorial, visando a uma articulação das responsabilidades dos distintos setores.

A alimentação adequada e saudável é um dos determinantes e condicionantes da saúde, assim como um direito das pessoas. O reconhecimento desse direito em normas, acordos, declarações e em outros instrumentos é importante para garantir seu cumprimento pelo Estado e sua exigibilidade pelos indivíduos. De acordo com a Constituição Brasileira[1], a saúde é reconhecida como um direito social desde 1988, enquanto o direito à alimentação desde 2010[2]. Historicamente, esforços de diferentes setores do governo brasileiro, entidades e sociedade civil têm sido empreendidos para garantir esses direitos e muitos avanços podem ser observados. Na última década, observa-se uma atenção especial à gestão intersetorial de políticas públicas, com o objetivo de promover a Segurança Alimentar e Nutricional (SAN) da população. A SAN envolve a:

> realização do direito de todos ao acesso regular e permanente a alimentos de qualidade, em quantidade suficiente, sem comprometer o acesso a outras necessidades essenciais, tendo como base práticas alimentares promotoras de saúde que respeitem a diversidade cultural e que sejam ambiental, cultural, econômica e socialmente sustentáveis[3].

---

1 BRASIL. Constituição da República Federativa do Brasil. *Diário Oficial da União*, 5 out. 1988.

2 BRASIL. Emenda Constitucional n. 64, de 4 de fevereiro de 2010. Altera o art. 6º da Constituição Federal para introduzir a alimentação como direito social. *Diário Oficial da União*, 4 fev. 2010.

3 BRASIL. Lei n. 11.346 de 15 de setembro de 2006. Cria o Sistema Nacional de Segurança Alimentar e Nutricional – Sisan com vistas a assegurar o direito humano à alimentação adequada e dá outras providências. *Diário Oficial da União*, 18 set. 2006.

Dessa forma, entende-se que a promoção da saúde e da SAN é interdependente e inter-relacionada, já que, para ter saúde, é necessário assegurar a SAN, assim como, para garantir a SAN, é essencial que o direito à saúde seja cumprido.

Nessa perspectiva, a Política Nacional de Alimentação e Nutrição (PNAN) surge como uma política pública, que visa garantir os direitos das pessoas e/ou comunidades, e uma política social, que objetiva ações de enfrentamento da complexidade da situação alimentar e nutricional da população brasileira. Ela compõe o conjunto de políticas voltadas à garantia do direito humano à saúde e que se operacionalizam no âmbito do Sistema Único de Saúde (SUS).

A Lei n. 8.080, publicada em 1990 e estruturante do SUS, regula as ações e serviços de saúde. As políticas, programas, estratégia e ações no setor da saúde compõem o que se denomina Atenção à Saúde, ou seja, a organização estratégica do sistema e das práticas de saúde em resposta às necessidades da população. Esta Lei incluiu a vigilância nutricional e a orientação alimentar no leque de ações de saúde a ser ofertado à população. A partir desse compromisso, foi possível a proposição de uma política específica de alimentação e nutrição para o SUS. A PNAN teve sua primeira edição aprovada em 1999, sendo atualizada em 2011.

Política Nacional de Alimentação e Nutrição – 1999

A primeira edição da PNAN foi proposta pelo Ministério da Saúde em 1999, por meio da Portaria n. 710, de 10 de junho. A PNAN foi pioneira ao adotar como princípio a realização do Direito Humano à Alimentação Adequada (DHAA), comprometendo-se a realizar ações que garantem esse direito.

Adotando o que foi consolidado na I Conferência Nacional de Segurança Alimentar, em 1994, houve uma ampliação do conceito de SAN, que antes era tratado apenas como o abastecimento em quantidade apropriada, para a incorporação do acesso universal aos alimentos, com foco no aspecto nutricional, relativo à composição, à qualidade e ao aproveitamento biológico. Dessa forma, a primeira edição da PNAN trazia como principais fundamentos a garantia da SAN e a intersetorialidade, extrapolando ações do setor da saúde no que se refere à produção e consumo, como forma de garantir a SAN no seu conceito ampliado.

O propósito da primeira edição da PNAN era a promoção de práticas alimentares saudáveis e a prevenção e o controle dos distúrbios nutricionais, garantia da qualidade dos alimentos colocados para consumo no país e estímulo às ações intersetoriais que propiciem o acesso universal aos alimentos.

Os desafios postos à época eram a promoção de práticas alimentares e estilos de vida que suportem o adequado estado nutricional de toda a população brasileira, considerando a carga dupla de doenças: deficiências nutricionais (desnutrição, anemia, deficiência de vitamina A e iodo) e a evolução epidêmica da obesidade, dislipidemias e doenças cardiovasculares. Além disso, mantinha como desafiador o incentivo e promoção do aleitamento materno exclusivo e a organização do setor produtivo para responder às demandas da produção e consumo de alimentos, utilizando técnicas apropriadas de produção, industrialização, conservação e distribuição, contando com ações da vigilância sanitária.

A PNAN (1999) estava estruturada em sete diretrizes:

1. Estímulo às ações intersetoriais, com vistas ao acesso universal aos alimentos.
2. Garantia da segurança e da qualidade dos alimentos e da prestação de serviços neste contexto.

3. Monitoramento da situação alimentar e nutricional.
4. Promoção de práticas alimentares e estilos de vida saudáveis.
5. Prevenção e controle dos distúrbios nutricionais e de doenças associadas à alimentação e nutrição.
6. Promoção do desenvolvimento de linhas de investigação.
7. Desenvolvimento e capacitação de recursos humanos.

A implementação das diretrizes da PNAN, de natureza intra e intersetorial, estava definida como responsabilidade institucional das três esferas de gestão do SUS, cabendo aos gestores estabelecer a articulação com outros setores envolvidos com a SAN. A política apontava, ainda, para a necessidade de um processo contínuo de acompanhamento e avaliação de sua implementação, devendo as informações geradoras de tais processos ser produzidas no interior dos planos, programas, projetos, ações e/ou atividades que operacionalizam a política.

Ao longo da década seguinte da publicação da PNAN, um conjunto de marcos políticos e legais no campo da SAN foi aprovado, a exemplo da publicação da Lei Orgânica de Segurança Alimentar e Nutricional (Losan), em 2006, e a consequente constituição do Sistema Nacional de Segurança Alimentar e Nutricional (Sisan). Por outro lado, as mudanças no cenário epidemiológico indicavam a necessidade de reorganização do sistema de saúde brasileiro para atender às novas demandas de saúde da população marcada pela emergência das condições crônicas. Desta forma, as inovações nos mecanismos de gestão e organização da atenção à saúde adotadas no SUS, com a estruturação das Redes de Atenção em Saúde (RAS), e as responsabilidades do setor da saúde para promoção de SAN junto ao Sisan nortearam o processo de revisão da PNAN, realizado entre os anos de 2010 e 2011.

Processo de revisão da Política Nacional de Alimentação e Nutrição (PNAN)

A revisão da PNAN ocorreu mediante parceria da Comissão Intersetorial de Alimentação e Nutrição (Cian), do Conselho Nacional de Saúde (CNS), com o Ministério da Saúde. Foram realizados 26 Seminários Estaduais e um Seminário Nacional para debater sobre a situação de alimentação e nutrição da população e as respostas que o SUS deveria dar às demandas identificadas. Como produto do processo do debate sobre a PNAN, os desafios apontados foram:

- A inserção da agenda da PNAN em todos os níveis de complexidade do SUS.
- A consolidação de área técnica de alimentação e nutrição na estrutura da administração pública em saúde, nos níveis estadual e municipal.
- A garantia da operacionalização das diretrizes da PNAN na atenção básica, ambulatorial e hospitalar do SUS.
- A necessidade de capacitação de recursos humanos.
- A ampliação do diálogo, pactuação e integração entre os diferentes setores governamentais e da sociedade em torno do processo de implementação da PNAN.
- A consolidação da PNAN como expressão do setor da saúde no campo da SAN.

Somada a essas recomendações, a revisão da PNAN também foi influenciada pelo debate acerca da estruturação das RAS, que ganharam força no SUS a partir de 2010. Considerou-se que, em mais de 25 anos, o SUS proporcionou importantes avanços na atenção à saúde da população brasileira, como a redução da mortalidade infantil, a expansão da atenção básica, a ampliação do acesso a ações e serviços que vão da imunização aos transplantes, passando pela vigilância e promoção à saúde. No entanto, desafios permanecem no sentido da superação de lacunas assistenciais e revisão do modelo assistencial com vistas à integralidade do cuidado em um cenário epidemiológico complexo, que combina condições agudas e crônicas, demandando a superação de um modelo de atenção à saúde fragmentado, hierarquizado e centrado em condições agudas (Figura 6.1).

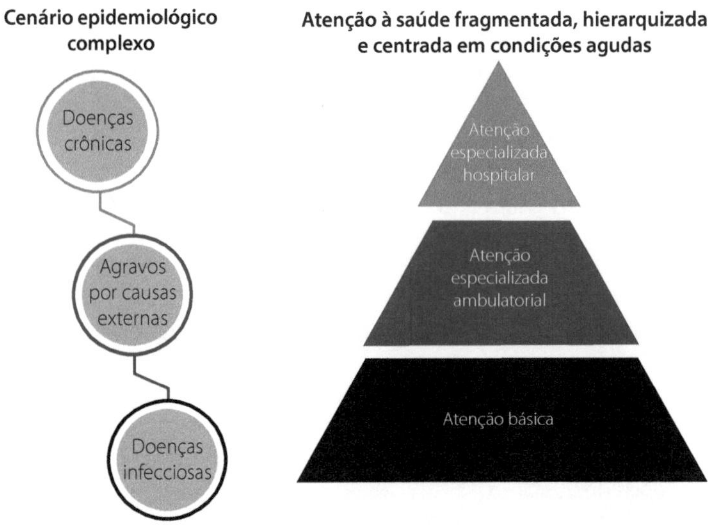

Figura 6.1 – *Cenário epidemiológico e estrutura da atenção à saúde no período anterior às Redes de Atenção à Saúde.*

Fonte: Mendes (2011); Magalhães Júnior (2014).

Esse cenário justifica a importância da organização das RAS que são "arranjos organizativos de ações e serviços de saúde, de diferentes densidades tecnológicas, que integradas por meio de sistemas de apoio técnico, logístico e de gestão, buscam garantir a integralidade do cuidado" (Ministério da Saúde, 2010 – Portaria n. 4.279, de 30/12/2010). As RAS surgiram como uma possibilidade para a reestruturação dos serviços e processos de saúde, rumo ao restabelecimento da coerência entre os princípios e diretrizes do SUS e o perfil epidemiológico da população brasileira.

A experiência brasileira na estruturação de RAS é dada por meio de redes temáticas que são organizadas a partir da necessidade de enfrentamentos de vulnerabilidades, agravos ou doenças que acometem as pessoas ou as populações. Para a adequada operacionalização das redes temáticas é preciso harmonizar ofertas de cuidado na atenção primária, secundária e terciária, por meio de linhas de cuidado, e garantir os sistemas de apoio, logística e governança (Figura 6.2).

A definição de RAS possibilita a construção de linhas de cuidado que estabelecem um conjunto de ações de cuidado desenvolvidas nos diferentes pontos de atenção da rede (atenção básica, ambulatorial e hospitalar) e nos sistemas de apoio, com fluxos pactuados que organizam o processo de trabalho, a fim de garantir a assistência integral ao usuário. As linhas de cuidados podem utilizar vários tipos de estratificação (clínica, de risco etc.) para definir suas ações e fluxos.

Após pactuação tripartite, em 2011, foram priorizadas as seguintes redes temáticas no SUS: Rede Cegonha, que tem um recorte de atenção à gestante e de atenção à criança até 24 meses; Rede de Atenção às Urgências e Emergências; Rede de Atenção Psicossocial (com prioridade para o Enfrentamento do Álcool, Crack, e outras Drogas); Rede de Atenção às Doenças e Condições Crônicas, incluindo a linha de cuidado para pessoas com sobrepeso e obesidade (ver capítulo 13 – Políticas Públicas de Alimentação e Nutrição voltadas ao sobrepeso e obesidade) e Rede de Cuidado à Pessoa com Deficiência. Todas as redes também são transversalizadas pelos temas: qualificação e educação; informação; regulação; e promoção e vigilância à saúde (Magalhães Júnior, 2014).

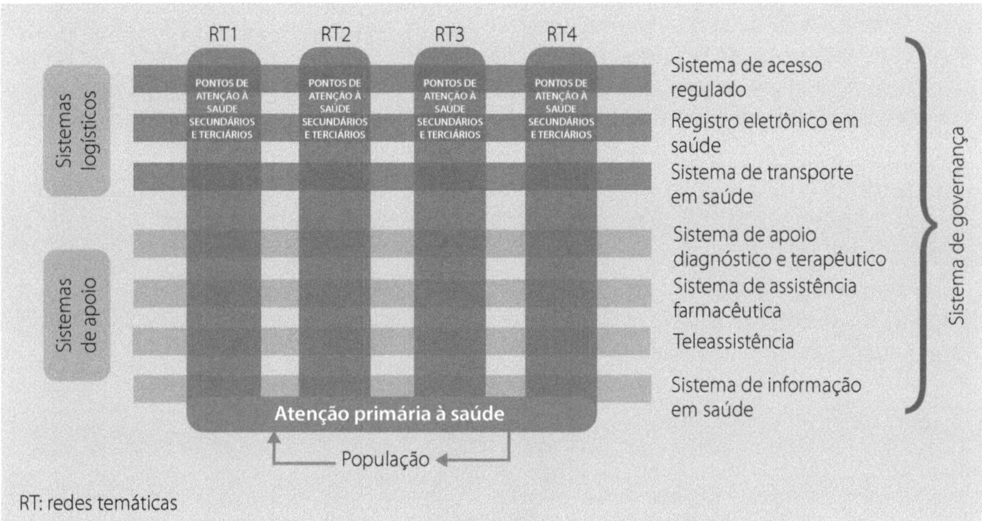

Figura 6.2 – *Estrutura operacional das redes de atenção à saúde por redes temáticas.*

Fonte: Adaptada de Mendes (2011).

Assim, surgiu a necessidade de atualizar as diretrizes da PNAN de forma a orientar a organização e qualificação das ações de alimentação e nutrição no SUS e também de legitimá-la como interlocutora entre o SUS e o Sisan.

Em 2011, foi pactuada e aprovada na reunião da Comissão Intergestores Tripartite (CIT), em 27 de outubro de 2011, a Portaria n. 2.715, de 17/11/2011 (publicada no *DOU* em 18/11/2011), que atualiza a PNAN.

Política Nacional de Alimentação e Nutrição – 2011

Em sua segunda edição, a PNAN surge como uma necessidade de reorganizar, qualificar e aperfeiçoar as ações de alimentação e nutrição no SUS. Para tanto, estabelece como propósito a "melhoria das condições de alimentação, nutrição e saúde da população brasileira, mediante a promoção de práticas alimentares adequadas e saudáveis, a vigilância alimentar e nutricional, a prevenção e o cuidado integral dos agravos relacionados à alimentação e nutrição" (Brasil, 2013, p. 21).

Orientada pelos princípios que regem o SUS, a PNAN expressa as diretrizes e responsabilidades do setor da saúde no cuidado nutricional da população. Desta forma, a Política reafirma os princípios do SUS que envolvem universalidade, integralidade, equidade, descentralização, regionalização e hierarquização e participação popular, além de considerar:

- *Alimentação como elemento de humanização das práticas de saúde*: em que reconhece o ser humano para além da condição biológica, valorizando sua autonomia para produção de saúde.
- *Respeito à diversidade e à cultura alimentar*: preconiza o reconhecimento, respeito, resgate, preservação e difusão da identidade da cultura alimentar de cada região do país.
- *Fortalecimento da autonomia dos indivíduos*: amplia o conhecimento dos indivíduos sobre os determinantes dos problemas, para que, assim, possam lidar com as diferentes situações, fazer suas próprias escolhas, governar e produzir a própria vida.
- *Determinação social e a natureza interdisciplinar e intersetorial da alimentação e nutrição:* considera que a articulação entre os diversos setores sociais e institucionais é essencial para a integralidade na atenção nutricional, capaz de responder de forma mais efetiva aos problemas de alimentação e nutrição da população.
- *Segurança Alimentar e Nutricional com soberania*: busca assegurar o direito da população de decidir o seu próprio sistema alimentar, favorecendo os que produzem, distribuem e consomem acima das exigências de mercado, de forma a garantir a SAN.

A PNAN, em sua segunda edição, foi organizada em nove diretrizes que indicam as linhas de ações para o alcance do seu propósito, visando modificar os determinantes de saúde e promover a saúde da população (Figura 6.3).

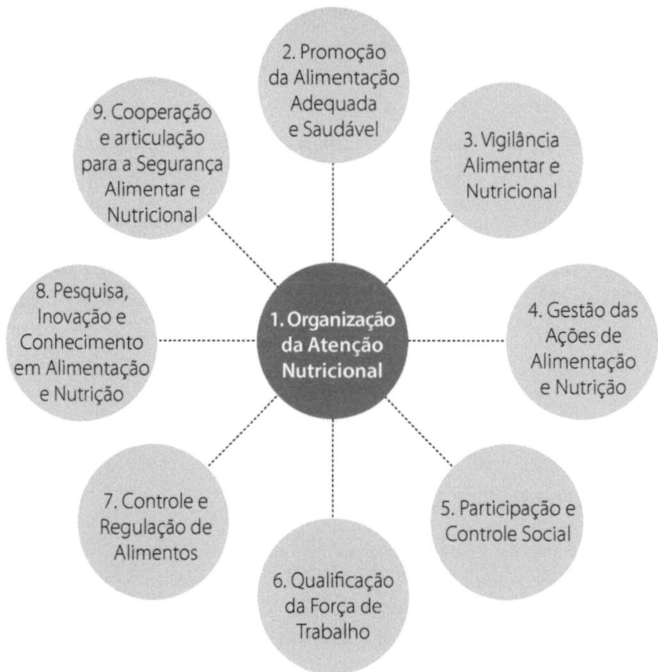
1. Organização da Atenção Nutricional
2. Promoção da Alimentação Adequada e Saudável
3. Vigilância Alimentar e Nutricional
4. Gestão das Ações de Alimentação e Nutrição
5. Participação e Controle Social
6. Qualificação da Força de Trabalho
7. Controle e Regulação de Alimentos
8. Pesquisa, Inovação e Conhecimento em Alimentação e Nutrição
9. Cooperação e articulação para a Segurança Alimentar e Nutricional

Figura 6.3 – *Diretrizes da PNAN, 2011.*
Fonte: Brasil, 2013.

Possui como eixo central a **Organização da Atenção Nutricional**, feita no âmbito do cuidado de saúde no SUS, que compreende os "cuidados relativos à alimentação e nutrição voltados à promoção e proteção da saúde, prevenção, diagnóstico e tratamento de agravos, para indivíduos, famílias e comunidades, de forma a contribuir para a conformação de uma rede integrada, resolutiva e humanizada de cuidados" (Brasil, 2013, p. 68). Envolve a vigilância alimentar e nutricional e a promoção de práticas alimentares adequadas e saudáveis, mas também contempla a prevenção e o cuidado integral dos agravos relacionados à alimentação e nutrição. Ela é entendida como uma prática interprofissional que envolve profissionais de saúde de diferentes áreas que tem como base a integralidade da saúde, envolvendo os indivíduos, suas famílias e a comunidade para atenção à saúde da mais alta qualidade em todos os níveis da rede de atenção em saúde.

A organização da atenção nutricional na rede de atenção à saúde deve ser guiada pelo perfil epidemiológico do território, que orientará a definição de prioridades para ações, assim como por critérios de risco e vulnerabilidades. Isto é, ela deve dar respostas às demandas de maior frequência e relevância local identificadas por meio da vigilância alimentar e nutricional, mas também considerar os critérios de risco e vulnerabilidades daquele território a fim de assegurar a equidade nos cuidados em saúde. Para isso, a organização da atenção nutricional deve considerar as diferentes formas de manifestação da SAN que incluem a obesidade, as doenças crônicas não transmissíveis, a desnutrição e as carências nutricionais específicas, além das necessidades alimentares especiais.

A segunda diretriz corresponde às ações de **Promoção da Alimentação Adequada e Saudável** (PAAS), entendida como um conjunto de estratégias que proporcione aos indivíduos e coletividades a realização de práticas alimentares apropriadas aos seus aspectos biológicos e socioculturais, bem como ao uso sustentável do meio ambiente. Segundo a PNAN, a PAAS deve "estar em acordo com as necessidades de cada fase do curso da vida e com as necessidades alimentares especiais; ser referenciada pela cultura alimentar e pelas dimensões de gênero, raça e etnia; ser acessível do ponto de vista físico e financeiro; ser harmônica em quantidade e qualidade; baseada em práticas produtivas adequadas e sustentáveis; e com quantidades mínimas de contaminantes físicos, químicos e biológicos" (Brasil, 2013, p. 31). Essas estratégias fundamentam-se nas dimensões de incentivo, apoio, proteção e promoção da saúde.

A terceira diretriz é a **Vigilância Alimentar e Nutricional** (VAN), que enfatiza que os dados sobre condições e determinantes de alimentação e nutrição da população, com destaque aos povos e comunidades tradicionais e grupos em condições de vulnerabilidade e iniquidade, devem ser considerados a partir de um enfoque ampliado que incorpore a vigilância nos serviços de saúde e a integração de informações derivadas de sistemas de informação em saúde, dos inquéritos populacionais, das chamadas nutricionais e da produção científica. Essas informações devem subsidiar o planejamento da atenção nutricional e das ações relacionadas à promoção da saúde e da PAAS e à qualidade e regulação dos alimentos, nas esferas de gestão do SUS, além de contribuir com o controle e a participação social e o diagnóstico da SAN no âmbito dos territórios.

A quarta diretriz inclui a **Gestão das Ações de Alimentação e Nutrição**, que é de responsabilidade tripartite, ou seja, os gestores do SUS nas esferas federal, estadual, distrital e municipal devem promover a implementação da PNAN por meio da viabilização de parcerias e da articulação interinstitucional, visando ao fortalecimento e à convergência desta com os Planos de Saúde e de SAN. Considerando que as ações de alimentação e nutrição possuem natureza transversal às demais políticas de saúde e caráter eminentemente intersetorial, a efetivação dessa diretriz e a concretização do propósito da PNAN dependem de um constante processo de pactuação intra e intersetorial.

O financiamento das ações de alimentação e nutrição deve compor o planejamento orçamentário em saúde nas três esferas de gestão do SUS, levando em conta as diretrizes da PNAN e as ações e programas priorizados para o determinado ciclo de planejamento da administração pública.

Os debates sobre a PNAN devem permear os espaços de **Participação e Controle Social** – que compõem a quinta diretriz, criando, dessa forma, condições para a reafirmação do seu projeto social e político. O protagonismo da população na luta pelos seus direitos à saúde e à alimentação deve ser reconhecido e apoiado, por meio da criação e fortalecimento de espaços de escuta da sociedade, de participação popular na solução de demandas e de promoção da inclusão social de populações específicas. Os Conselhos e as Conferências de Saúde constituem espaços privilegiados para discussão das ações de alimentação e nutrição no SUS. Por outro lado, como a PNAN busca a intersecção entre o SUS e o Sisan, as conferências e os conselhos de SAN possibilitam a articulação da agenda de saúde com a SAN.

A sexta diretriz é a **Qualificação da Força de Trabalho,** que busca a organização da formação de trabalhadores e saúde para produção do cuidado, de forma que se incorporem práticas voltadas à atenção das necessidades de alimentação e nutrição da população. Nesse sentido, a educação permanente em saúde revela-se a principal estratégia para qualificar tais práticas de cuidado e de gestão para a efetiva implementação das ações decorrentes da PNAN.

A sétima diretriz, o **Controle e Regulação de Alimentos**, trata das ações de proteção à saúde que fazem parte do conjunto de estratégias para PAAS e da Vigilância em Saúde. Essa diretriz articula-se com as ações da Vigilância Sanitária de Alimentos e busca orientar ações voltadas à garantia da segurança dos alimentos e a proteção da saúde da população na perspectiva do DHAA, por meio da normatização e do controle sanitário da produção, comercialização e distribuição de alimentos.

Como oitava diretriz, a **Pesquisa, Inovação e Conhecimento em Alimentação e Nutrição** dispõe sobre a geração de evidências e instrumentos necessários para a implementação da PNAN. Para tanto, faz-se necessário o fortalecimento das fontes de informação existentes para o exercício da VAN, manutenção atualizada de uma agenda de prioridades de pesquisa, apoio técnico e financeiro às linhas de investigação relacionadas à PNAN e estímulo às redes de pesquisa voltadas à produção de conhecimento e evidências relevantes para a promoção da saúde, da alimentação adequada e da SAN.

Por fim, uma vez consolidadas as oito diretrizes propostas, a PNAN busca o diálogo intersetorial, com vistas ao enfrentamento da insegurança alimentar e nutricional e dos agravos em saúde, na ótica dos seus determinantes sociais, alcançando, dessa forma, a nona diretriz: **Cooperação e Articulação para SAN.** O reconhecimento dos determinantes sociais em saúde, em alimentação e do estado nutricional sinaliza a necessidade de articulação intersetorial, o que envolve, além da saúde, setores tais como educação, assistência social, produção e abastecimento de alimentos, trabalho e renda, entre outros, de modo a responder às necessidades de saúde e nutrição de indivíduos e coletividades, e a garantir o DHAA.

Nesse sentido, algumas prioridades de ações intersetoriais são apontadas no texto da PNAN, sendo elas: a) Melhoria da saúde e nutrição das famílias beneficiárias de programas de transferência de renda, ampliando o acesso aos serviços de saúde; b) Interlocução com os setores responsáveis pela produção agrícola, distribuição, abastecimento e comércio local de alimentos, visando ao aumento do acesso a alimentos saudáveis; c) PAAS em ambientes institucionais (escolas, presídios, albergues, hospitais, entre outros); d) Articulação com as redes de educação e socioassistencial para a promoção da EAN; e) Articulação com a vigilância sanitária para a regulação da qualidade dos alimentos processados e o apoio à produção de alimentos advindos da agricultura familiar, dos assentamentos da reforma agrária e de comunidades tradicionais, integradas à dinâmica da produção de alimentos do país.

A segunda edição da PNAN define, ainda, as responsabilidades institucionais, em observância aos princípios do SUS, em que os gestores de saúde nas três esferas – Ministério da Saúde, Secretarias Estaduais de Saúde e do Distrito Federal e Secretarias Municipais de Saúde e do Distrito Federal –, de forma articulada e dando cumprimento às suas atribuições comuns e específicas, deverão atuar no sentido de viabilizar o alcance do propósito da PNAN.

Análise dos 20 anos da PNAN

A PNAN representa a evolução da agenda de alimentação e nutrição tanto no âmbito do SUS como nas suas relações com as diferentes áreas de governo e com a sociedade civil. Nos últimos 20 anos (Santos, 2021), a Política tem sido o principal orientador de outras políticas, programas e ações de alimentação e nutrição no SUS, perpassando também sobre outros setores. Nesse período, a agenda de alimentação e nutrição na atenção básica foi se moldando a fim de responder aos principais agravos relacionados à alimentação e nutrição, entendidos como a múltipla carga da má nutrição. Assim, a primeira década da política foi mais direcionada ao enfrentamento da fome, da desnutrição e de carências de micronutrientes. Já, a partir de 2006, as ações passaram a dar ênfase à prevenção e cuidado de pessoas com obesidade e outras doenças crônicas não transmissíveis, além da PAAS. No entanto, destaca-se que durante todo o período, as ações foram desenvolvidas com caráter intersetorial e compreendendo a atenção primária à saúde como campo prioritário de atuação no SUS.

Vale destacar a publicação dos Guias Alimentares com diretrizes nacionais que foram os principais marcos e nortearam as recomendações, a elaboração de materiais e a criação de programas para PAAS. A versão atual do *Guia Alimentar para a População Brasileira* modificou a forma de pensar em refeições e alimentos, fortaleceu as dimensões socioculturais da alimentação, dando foco às práticas culinárias, alimentação e comensalidade. A ação coletiva para a construção da agenda regulatória, mediante efetivação de resoluções e acordos internacionais, ainda que com embates, também merece destaque, assim como o fortalecimento e a descentralização de recursos financeiros para execução das ações da PNAN. No entanto, os desafios ainda persistem quanto à gestão financeira das ações de alimentação e nutrição e à cobertura e à utilização do Sistema de Vigilância Alimentar e Nutricional (SISVAN) para monitoramento da situação alimentar e nutricional da população.

O enfrentamento da obesidade por meio da publicação de marcos normativos e materiais para qualificar as ações e oportunizar a organização intersetorial para a prevenção e controle da obesidade também ocorreu no período. No entanto, a prevalência de excesso de peso em todas as faixas etárias segue aumentando no país, ao mesmo tempo que os indicadores de desnutrição e insegurança alimentar voltam a chamar a atenção. Assim, a complexidade do cenário alimentar e nutricional atual exige a implementação de um conjunto de políticas públicas que considerem a inter-relação entre os sistemas alimentares e a saúde, a nutrição e a sustentabilidade ambiental, econômica e social. Temas esses que, apesar de alguns terem ganhado maior visibilidade na atualidade, são reconhecidos na abordagem das diferentes diretrizes da PNAN.

Considerações finais

A amplitude do conceito de alimentação adequada e saudável aponta a abrangência das políticas que convergem para o alcance da sua promoção. Entre elas, está a PNAN como elo potencial entre o SUS e o Sisan.

A publicação da PNAN, em 1999, foi um marco para a SAN no Brasil, por trazer temas como o Direito Humano à Alimentação e a intersetorialidade. Por sua vez, a revisão da política, em 2011, ao passo que reafirmou o compromisso do setor da saúde na agenda intersetorial da SAN, reforçou a atenção nutricional como um componente central na produção do cuidado em saúde. A política se configura como uma referência regulatória, política e técnica no país.

Nesses mais de vinte anos desde a publicação da primeira edição da PNAN, muitos foram os avanços na sua implementação, como descrito em outros capítulos deste livro. Por outro lado, reconhece-se que seja longo o caminho a ser percorrido em direção a sua definitiva consolidação no SUS. Percebe-se persistência de uma inserção insuficiente da área de alimentação e nutrição no âmbito do SUS, o que compromete a oferta de ações de alimentação e nutrição na Rede de Atenção em Saúde e a melhor articulação da saúde com a SAN.

O avanço no sentido da efetiva implementação da PNAN está intrinsecamente ligado ao reconhecimento, por parte do Estado e da sociedade, dos direitos que fundamentam a produção social da saúde. O diálogo, o planejamento conjunto e a integração entre os diferentes setores governamentais e da sociedade em torno do processo de formulação e implementação das políticas, programas e ações de alimentação e nutrição são caminhos indispensáveis para o êxito de tais iniciativas.

Referências

ALVES, K. P. S.; JAIME, P. C. Política Nacional de Alimentação e Nutrição e seu diálogo com a Política Nacional de Segurança Alimentar e Nutricional. *Ciência e Saúde Coletiva*, v. 19, n. 1, p. 4331-4340, 2014.

BRASIL. Ministério da Saúde. Secretaria de Atenção à Saúde. Departamento de Atenção Básica. *Política Nacional de Alimentação e Nutrição*. Brasília: Ministério da Saúde, 2013. 84 p.

BRASIL. Portaria n. 2.715, de 17 de novembro de 2011. Atualiza a Política Nacional de Alimentação e Nutrição. *Diário Oficial da União*, 18 nov. 2011.

BRASIL. Portaria n. 710, de 10 de junho de 1999. Aprova a Política Nacional de Alimentação e Nutrição. *Diário Oficial da União*, 11 nov. 1999.

BORTOLINI, G. A.; PEREIRA, T. N.; NILSON, E. A. F. et al. Evolução das ações de nutrição na atenção primária à saúde nos 20 anos da Política Nacional de Alimentação e Nutrição do Brasil. *Cad. Saúde Pública*; v. 37, Sup 1, e00152620, 2021.

JAIME, J. C.; SILVA, A. C. F.; LIMA, A. M. C. et al. Ações de alimentação e nutrição na atenção básica: a experiência de organização no Governo Brasileiro. *Revista de Nutrição*, v. 24, p. 809-824, 2012.

MAGALHÃES JÚNIOR, H. M. Redes de atenção à saúde: rumo à integralidade. *Divulgação Saúde Debate*, v. 52, p. 15-37, 2014.

MENDES, E. V. *As redes de atenção à saúde*. Brasília, DF: Organização Pan-Americana da Saúde, 2011. 549p.

PIMENTEL, V. R. M.; SOUSA, M. F.; RICARDI, L. M. et al. Alimentação e nutrição no contexto da atenção básica e da promoção da saúde: a importância de um diálogo. *Demetra*, v. 8, n. 3, p. 487-498, 2013.

RIGON, S. A.; SCHIMIDT, S. T.; BÓGUS, C. M. Desafios da nutrição no Sistema Único de Saúde para construção da interface entre a saúde e a segurança alimentar e nutricional. *Caderno Saúde Pública*; v. 32, n. 3, e00164514, 2016.

SANTOS, S. M. C.; RAMOS, F. P.; MEDEIROS, M. A. T. et al. Avanços e desafios nos 20 anos da Política Nacional de Alimentação e Nutrição. *Cad. Saúde Pública*; v. 37, Sup 1, e00150220, 2021.

7

Vigilâncias em saúde – o lugar da vigilância alimentar e nutricional e da vigilância sanitária de alimentos

■ Fabiana Alves do Nascimento
■ Kamila Tiemann Gabe
■ Patricia Constante Jaime

Breve histórico da vigilância na área da saúde

A prática da vigilância na área da saúde está intimamente vinculada ao desenvolvimento da saúde pública, aos diferentes entendimentos do processo saúde-doença de cada período e local, à maneira de lidar com os doentes, e aos procedimentos utilizados para tentar impedir a disseminação das enfermidades. Tem-se conhecimento de recomendações sanitárias desde a Idade Média, período em que as pessoas eram orientadas a não se deslocar para regiões acometidas por epidemias, e aquelas que ali estavam não deveriam sair. No entanto, a obtenção e o acompanhamento sistemático de dados vitais para o controle de doenças são datados dos séculos XVII e XVIII, assim como os conceitos de isolamento, quarentena e cordão sanitário.

No final do século XIX e início do século XX, as doenças infectocontagiosas (moléstias pestilenciais), como a cólera, a varíola, a febre amarela e a peste bubônica e as doenças infecciosas e parasitárias (doenças de massa), eram as mais disseminadas devido às péssimas condições de vida da maior parte da população. Os serviços de saúde pública de diferentes países, incluindo os do Brasil, passaram a priorizar a resolução destas doenças, devido à ameaça que representavam às relações comerciais e, consequentemente, ao próprio modelo econômico agrário-exportador. As notificações de doenças e mortes para a aplicação de medidas de controle, como a quarentena e a internação em hospitais de isolamento, eram limitadas à vigilância de indivíduos.

As ações de caráter coletivo, como a vacinação obrigatória, demolição de moradias coletivas consideradas insalubres, o controle de vetores, o saneamento do espaço urbano e fiscalização dos portos, surgiram com a intensificação do intercâmbio comercial entre os países. No Brasil, um exemplo marcante de ação neste modelo de saúde pública, conhecido como sanitarista-campanhista, foi a vacinação obrigatória contra a varíola no Rio de Janeiro, encabeçada por Oswaldo Cruz. A implementação autoritária desta medida culminou na maior manifestação urbana da cidade, conhecida como "A Revolta da Vacina", em 1904.

Em consequência das campanhas de erradicação de doenças infecciosas, em meados do século XX, sistemas mais complexos de coleta, análise e difusão de dados foram desenvolvidos.

Dentre os marcos da vigilância deste período, podem-se citar: a criação do Communicable Disease Center, precursor do Centers of Disease Control (CDC), pelo serviço de saúde pública dos EUA em 1946; a criação de programas nacionais de vigilância de doenças específicas na Tchecoslováquia, por Karel Raska, e a erradicação mundial da varíola nos anos 1970 e 1980.

O primeiro conceito de Vigilância em Saúde, descrito por Alexandre Langmuir, em 1963, estabelecia a observação constante da distribuição e de tendências relacionadas às doenças. Esta observação deveria ocorrer por meio da coleta sistemática dos dados, além da consolidação, avaliação e divulgação das informações para todas as pessoas que precisassem conhecê-las.

A partir desta definição, outros conceitos, componentes e campos de atuação foram incorporados em uma perspectiva mais ampla de Vigilância em Saúde. A noção de risco assumiu papel de destaque à medida que foi sendo constatado que a identificação da causa de determinado agravo à saúde ou doença, como micro-organismos específicos, não era suficiente para explicar sua ocorrência, distribuição e até mesmo gravidade, e que se fazia necessário entender quais fatores poderiam interferir na probabilidade desses desfechos. Surge, assim, a noção de "fatores de risco", aumentando a demanda por estudos voltados ao desenvolvimento de técnicas estatísticas para calculá-los, sobretudo com o aumento das doenças crônicas não transmissíveis (DCNT), cujas causas não são diretamente identificáveis.

No Brasil, com a intensificação de debates sobre a complexidade e dinamicidade do processo saúde-doença e a criação do Sistema Único de Saúde (SUS), buscou-se a articulação das ações de vigilância na direção da integralidade na atenção à saúde. Na década de 1990, concebeu-se a proposta de Vigilância em Saúde, com, ao menos, três elementos integrados: vigilância de efeitos sobre a saúde – epidemiológica; vigilância dos perigos – sanitária; e vigilância das exposições – ambiental.

A gestão nacional das ações de vigilância, até então descentralizadas, foram agregadas na estrutura da Secretaria de Vigilância em Saúde (SVS), do Ministério da Saúde (MS), em 2003. Apenas a Vigilância Sanitária ficou sob a responsabilidade da Agência Nacional de Vigilância Sanitária (Anvisa). Os estados e municípios são responsáveis pela execução das ações de vigilância nos territórios, e os dados coletados alimentam sistemas de informação que podem orientar as decisões sobre ações prioritárias de promoção da saúde e prevenção de doenças que deverão ser desenvolvidas, assim como a elaboração de políticas públicas.

Atualmente, a vigilância epidemiológica, a vigilância em saúde ambiental, a vigilância em saúde do trabalhador e a vigilância sanitária são descritas como componentes da Vigilância em Saúde. Cada componente procura prevenir um conjunto de fatores considerados riscos à saúde, relacionados aos seguintes temas:

- Vigilância Sanitária – alimentos, medicamentos, prestação de serviços de saúde, entre outros.
- Vigilância Epidemiológica – doenças transmissíveis e não transmissíveis.
- Vigilância Ambiental – poluição, contaminação de água e do solo, entre outros.
- Vigilância em Saúde do trabalhador – ambiente e condições de trabalho.

É possível que você esteja se perguntando: onde a Vigilância Alimentar e Nutricional (VAN) se encontra em meio à Vigilância em Saúde? Apesar de também ser um componente da

Vigilância em Saúde, a VAN desenvolveu-se paralelamente, com uma história e características particulares, que serão abordadas nos próximos tópicos.

Como a vigilância em saúde dialoga com a alimentação e nutrição?

Um passo importante para a entrada da questão alimentar na agenda da vigilância foi a 21ª Assembleia Mundial de Saúde, realizada em 1968, em que foi discutido o papel da "vigilância" na saúde pública e preconizada a ampliação das ações de Vigilância Epidemiológica para além das doenças transmissíveis, de modo que fosse aplicável a outros agravos à saúde, incluindo os problemas nutricionais.

Este marco permitiu um maior desenvolvimento dos diferentes componentes da Vigilância em Saúde, como a Vigilância Sanitária, incluindo a de alimentos. A Vigilância Sanitária de Alimentos busca a garantia da qualidade biológica, sanitária, nutricional e tecnológica dos alimentos por meio da observação e controle dos processos envolvidos na produção, distribuição e consumo de alimentos. Está presente na diretriz de regulação e controle da Política Nacional de Alimentação e Nutrição (PNAN) e dialoga com as outras políticas do SUS.

Outra vertente que se desenvolveu a partir da ampliação do escopo de ações da Vigilância Epidemiológica é a VAN, cujo foco não é o controle sanitário dos alimentos, mas a relação entre o consumo dos alimentos e as consequências nutricionais deste consumo em uma determinada população. É uma das nove diretrizes da PNAN e também fornece dados para as ações de Segurança Alimentar e Nutricional.

Vigilância alimentar e nutricional

A Vigilância Alimentar e Nutricional (VAN) é a terceira diretriz da PNAN e consiste "[...] na descrição contínua e na predição de tendências das condições de alimentação e nutrição da população e seus fatores determinantes. Deverá ser considerada a partir de um enfoque ampliado que incorpore a vigilância nos serviços de saúde e a integração de informações derivadas de sistemas de informação em saúde, dos inquéritos populacionais, das chamadas nutricionais e da produção científica" (Brasil, 2015, p. 35).

A VAN configura-se como uma das práticas de vigilância em saúde (Figura 7.1) e permite conhecer o perfil alimentar e nutricional da população, como este se modifica ao longo do tempo e como se relaciona com seus determinantes. Os resultados obtidos a partir dessa prática devem representar a base a partir da qual se inicia o planejamento e articulação de ações em alimentação e nutrição, a serem realizados nos territórios, com pessoas em diferentes fases e eventos do curso da vida (crianças, adolescentes, adultos, gestantes, idosos). Além dessa perspectiva local, os dados obtidos também podem ser somados com cenários mais amplos, como a região, o estado ou o país e, assim, contribuir para a obtenção de informações que possibilitem o planejamento e o desenvolvimento de programas e políticas públicas, visando à integralidade da atenção à saúde, incluindo a promoção, proteção e recuperação da saúde.

No âmbito federal, atualmente, a VAN é administrada pela Coordenação Geral de Alimentação e Nutrição (CGAN), situada no Departamento de Promoção da Saúde (DEPROS) da Secretaria de Atenção Primária à Saúde (SAPS) do MS. Nos estados e municípios, as secretarias adotam este ou outros arranjos organizacionais, em que a VAN encontra-se na vigilância e não na assistência, por exemplo.

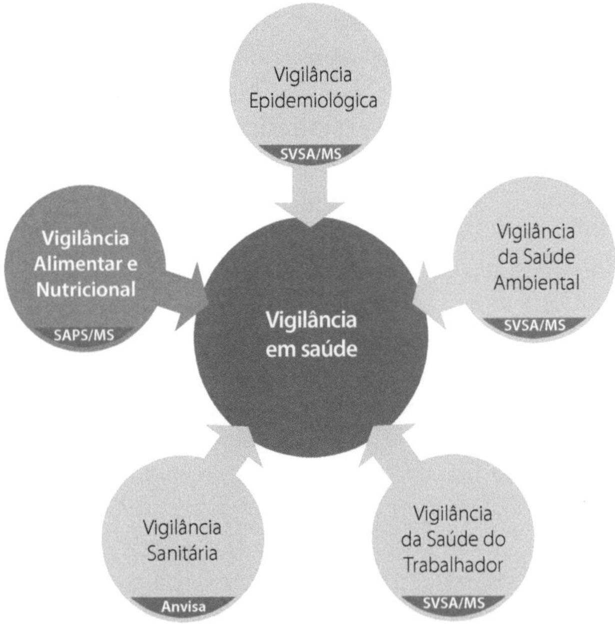

Legenda: SAPS/MS – Secretaria de Atenção Primária à Saúde/Ministério da Saúde;
SVSA/MS – Secretaria de Vigilância em Saúde e Ambiente/Ministério da Saúde;
Anvisa – Agência Nacional de Vigilância Sanitária (autarquia vinculada ao Ministério da Saúde).

Figura 7.1 – *Principais elementos constituintes da vigilância em saúde no âmbito federal e respectivas instâncias administrativas.*

Fonte: Adaptada do Ministério da Saúde. Disponível em: <http://saude.gov.br/>.

Contexto histórico da VAN

Geografia da fome
Em seu consagrado livro "Geografia da Fome" (1946), Josué de Castro realizou a primeira sistematização de informações sobre a situação alimentar e nutricional no Brasil, apontando a distribuição do problema da fome no território brasileiro naquele momento e seu caráter político e social intimamente relacionado à pobreza. Em 2022, 75 anos após a publicação da obra original, pesquisadores da Cátedra Josué de Castro lançaram o livro "Da fome à fome: diálogos com Josué de Castro". Inspirado na perspectiva de Josué, o livro discute a fome como fenômeno atual, a qual coexiste e compartilha determinantes comuns a outros problemas de saúde relacionados a baixa qualidade da dieta, como obesidade e doenças crônicas não transmissíveis

A verificação de graves quadros de deficiências alimentares e agravos nutricionais, por meio de inquéritos nutricionais realizados em países da África, Ásia e América Latina nas décadas de 1950 e 1960, provocou a construção de um compromisso global com o tratamento do problema e encaminhamento de ações nesse sentido. A ideia de VAN como prática permanente surge nesse contexto, em que se fazia necessário o planejamento de ações em caráter de urgência e cujo monitoramento fosse rápido e com baixo custo.

Diante desse cenário, em 1974, a Conferência Mundial de Alimentos organizada pela Food and Agriculture Organization (FAO) recomendou que fosse criado um sistema de vigilância nutricional de caráter global para monitorar condições de alimentação e nutrição de grupos populacionais desfavorecidos com métodos rápidos e permanentes de identificação dos fatores que influenciavam os padrões de consumo alimentar e o estado nutricional das populações, culminando na elaboração de um guia prático para o planejamento de sistemas de vigilância nutricional dois anos depois.

Embora a OMS tenha adotado apenas o termo "nutricional" (do inglês *nutritional surveillance*), curiosamente, entre os tipos de informação que o documento recomendava serem utilizados nos sistemas, destacavam-se aspectos da dimensão "alimentar", tais como alimentos produzidos, alimentos disponíveis no mercado e no domicílio, preços, renda da família, entre outros. Ainda que reconhecesse que os sistemas de vigilância nutricional poderiam ser importantes e necessários em qualquer país, neste documento, a OMS trouxe o enfoque para a necessidade de VAN em países não desenvolvidos.

Seguindo a orientação da OMS, vários países iniciaram a implantação de seus sistemas de vigilância nutricional ainda na década de 1970 e, mais intensamente, na década de 1980, voltados principalmente a populações consideradas de risco, em sua maioria crianças de até cinco anos e, em menor escala, gestantes, escolares e adultos.

No Brasil, em meio ao cenário de crise econômica e alimentar mundial no início dos anos 1970 e de "anos de chumbo" no país, foi criado o Instituto Nacional de Alimentação e Nutrição (Inan), que assumiu o compromisso em relação à proposição, fiscalização e avaliação do Programa Nacional de Alimentação e Nutrição (Pronan). Contraditoriamente ao que se esperava neste contexto político, o Pronan II[1] foi ousado ao ser o primeiro modelo de uma política nacional, que considerava a vigilância alimentar e nutricional, alimentação escolar, suplementação alimentar, amparo ao pequeno produtor rural, combate às carências específicas, alimentação do trabalhador, entre outros, representando uma proposta abrangente no sentido de envolver vários pontos do sistema alimentar e incluir a atuação nos determinantes sociais para o enfrentamento dos problemas nutricionais. Durante a vigência do programa, foi estimulada a criação de um sistema de vigilância nutricional, com as primeiras tentativas de implantação do Sistema de Vigilância Alimentar e Nutricional (SISVAN), por meio da elaboração de documentos conceituais e de normatização, mas sem sucesso.

No final da década de 1980, alguns projetos mais focalizados de VAN foram testados nos estados de Pernambuco, São Paulo, Ceará e Rio de Janeiro. Essas experiências tiveram papel fundamental para a criação de um compromisso das instituições governamentais com a VAN e para o amadurecimento de uma proposta de implantação nacional, que começou a ganhar corpo com o surgimento de seus primeiros marcos legais a partir da década de 1990, no bojo do fortalecimento do movimento da Reforma Sanitária, da redemocratização e da criação do SUS. Os principais marcos foram a Portaria n. 1.156, de 31 de agosto de 1990, publicada pelo Inan, que instituiu o SISVAN no MS, e a Lei Orgânica da Saúde (Lei n. 8.080, de 19 de setembro de 1990), que estabeleceu a criação do SUS, incluindo a vigilância nutricional e a orientação alimentar em seu campo de atuação. Ainda em 1990, mais duas portarias estabeleceram as estratégias de apoio técnico e operacional para a prática de VAN e a implementação do SISVAN (Portarias n. 79 e 80, de 16 de outubro de 1990).

[1] O Pronan I não chegou a ser implementado.

Foi no final desta década, em 1999, que outro acontecimento importante para a VAN no Brasil ocorreu: a sua inclusão como uma das diretrizes da primeira PNAN, que estabelecia a prática da VAN focada nos grupos populacionais e regiões de maior risco para carências nutricionais específicas e situação de insegurança alimentar, embora já incluísse o acompanhamento da situação das DCNT, relacionadas com a alimentação e estilos de vida. A atual PNAN (2011) manteve a VAN entre as suas diretrizes, mas dessa vez com uma abordagem mais ampliada tanto no que diz respeito à fonte dos dados quanto à população envolvida. Nela estão estabelecidos os princípios e direcionamentos que regem a prática de VAN atualmente no Brasil.

Fontes de informações para a VAN

De acordo com o exposto na terceira diretriz da PNAN, a VAN no Brasil é operada em uma perspectiva ampliada, que prevê a integração de informações derivadas de sistemas de informação em saúde, dos inquéritos populacionais, de chamadas nutricionais e da produção científica. As atividades de VAN são realizadas nos seguintes espaços:

- *Serviços de saúde: e-SUS APS e SISVAN*

É recomendado que a prática de VAN seja incorporada na rotina dos serviços de Atenção Primária de forma contínua e sistemática, incorporando todos os grupos populacionais. Os protocolos da VAN estabelecem critérios de monitoramento para definir e evidenciar os grupos mais vulneráveis a agravos de nutrição e saúde.

O e-SUS APS é um sistema composto por softwares e aplicativos, que permite a coleta de dados dos usuários dos serviços de saúde e integração das informações a nível nacional. Os dados deste sistema são coletados pelos profissionais dos serviços de saúde durante o acompanhamento e registrados diretamente no Prontuário Eletrônico do Cidadão (PEC) ou nos sistemas próprios e, em contextos de informatização insuficiente, nas fichas de Coleta de Dados Simplificada (CDS).

O Sisvan/web é o sistema de informação em saúde da VAN. Neste sistema, também é possível registrar dados antropométricos e de consumo alimentar, mas há uma funcionalidade que contribui para a gestão do cuidado e controle social, que é a geração de relatórios de acompanhamento e de cobertura.

Outros sistemas de informação em saúde podem ser utilizados na prática de VAN nos serviços. Para tanto, é necessário que eles contenham campos de inserção de dados sobre o estado nutricional e o consumo alimentar e integração com o e-SUS/SISVAN, permitindo, assim, a exportação de dados locais para a base nacional de informação.

- *Chamadas nutricionais*

As "Chamadas Nutricionais" consistem em pesquisas transversais realizadas em datas estratégicas – como o "dia nacional de imunização" –, permitindo a obtenção de dados de regiões e populações em situação de maior vulnerabilidade. Foram estratégias adotadas com maior frequência na primeira década dos anos 2000, tais como a Chamada Nutricional do Semiárido

(2005), a Quilombola (2006), a da Região Norte (2007), a Neonatal na região Nordeste e na Amazônia Legal (2010), e a do Norte Urbano (2010).

- *Vinculação com programas institucionais*

Prática historicamente utilizada para dar capilaridade à implementação da VAN, a vinculação com programas governamentais ainda representa uma das principais estratégias de sua operacionalização. As ações de VAN estão incluídas no:

- **Programa de Saúde na Escola:** prevê a avaliação antropométrica de educandos, possibilitando a identificação precoce de indivíduos em risco nutricional, que possivelmente só buscariam o serviço de saúde se apresentassem complicações clínicas.
- **Programa Academia da Saúde:** dentre as atividades que devem ser realizadas pelos profissionais que nelas atuam, incluem-se as ações de VAN, por meio da avaliação antropométrica do estado nutricional e dos marcadores do consumo alimentar dos usuários.
- **Programa Bolsa Família:** inclui a avaliação antropométrica de crianças e gestantes como uma das suas condicionalidades. O acompanhamento nutricional das crianças e gestantes é imprescindível para a VAN dos beneficiários, especialmente por ser um grupo que convive com dupla carga da má nutrição: desnutrição e excesso de peso. Atualmente, os dados dos beneficiários do Programa Bolsa Família compõem grande parte das informações do SISVAN.

Vale lembrar que os dados do SISVAN foram empregados em outras ações, como a Estratégia Amamenta e Alimenta Brasil (EAAB); e o mapeamento das famílias em insegurança alimentar e nutricional no Brasil (Mapa InSAN).

- *Inquéritos populacionais e pesquisas científicas*

Os inquéritos nutricionais são grandes pesquisas nacionais realizadas periodicamente, que contribuem para a identificação de tendências temporais no estado nutricional e consumo alimentar da população e dão suporte para as decisões em políticas públicas. São exemplos de inquéritos nacionais: Pesquisa de Orçamento Familiar (POF); Pesquisa Nacional de Saúde (PNS); Pesquisa Nacional de Saúde do Escolar (Pense); Pesquisa Nacional de Demografia e Saúde (PNDS); Vigilância de Fatores de Risco e Proteção para Doenças Crônicas por Inquérito Telefônico (Vigitel) e Estudo Nacional de Alimentação e Nutrição Infantil (ENANI).

As pesquisas científicas em VAN são, em maior parte, oriundas dos resultados dos inquéritos ou outros tipos de estudo.

A VAN no ciclo da gestão e produção do cuidado em saúde

Segundo orientado na PNAN, o exercício da VAN deve ser contínuo e sistemático. Conforme tal, cabe apresentar a sua operacionalização a partir das etapas de um ciclo que pode representar tanto a produção e gestão do cuidado no âmbito dos serviços de saúde, como o processo de construção e gestão de uma política pública. Estas etapas podem ser empregadas no nível individual e no coletivo.

Quadro 7.1 Ciclo de gestão e produção do cuidado em VAN	
Coleta de dados e produção das informações	A coleta de dados acontece por meio de avaliações antropométricas e de consumo alimentar de indivíduos e deve ser realizada em todas as fases do curso da vida. Esses dados podem ser coletados por qualquer profissional de saúde, não sendo de uso exclusivo do nutricionista. As informações obtidas nessa fase podem ser registradas: no prontuário clínico (manual ou eletrônico, como o PEC e-SUS APS); no Sisvan/web; na caderneta de acompanhamento (criança, gestante, adolescente, idoso), entre outros
Análise e decisão	A partir das informações geradas pela VAN na APS, são realizados diagnósticos em alimentação e nutrição, a fim de observar as necessidades e prioridades. As informações produzidas podem embasar desde a escolha do melhor cuidado para um indivíduo ou família até o desenvolvimento de uma estratégia ou política municipal, estadual, distrital ou federal. É necessária a análise conjunta dos dados de VAN com outras informações de natalidade, morbidade, mortalidade, cobertura de programas e dos serviços de saúde, entre outras disponíveis nos demais sistemas de informação em saúde
Ação	Refere-se à concretização do cuidado por meio de programas ou estratégias definidas na etapa anterior. As ações, sejam pontuais ou contínuas, podem assumir diferentes características, a depender das necessidades identificadas. Elas podem ser realizadas no âmbito individual, em momentos como uma consulta em UBS ou visita domiciliar, ou coletivo, como ações em grupo orientadas pelas especificidades do território. Podem também ser intersetoriais, envolvendo escolas ou creches, por exemplo
Avaliação	Processo contínuo que visa contribuir para implementação e aprimoramento de ações futuras. Nesse sentido, deve possibilitar a orientação, a reformulação ou a manutenção das ações adotadas, e a melhoria dos indicadores, como a cobertura e ampliação do acesso aos serviços de saúde, especialmente da população em situação de vulnerabilidade social

Fonte: Adaptado de Brasil (2015).

Um exemplo de instrumento que aplica algumas etapas do Ciclo de Gestão e Produção do Cuidado no nível individual são os Protocolos de Uso do Guia Alimentar na Orientação Alimentar (2022). Nestes materiais, recomenda-se que os profissionais de saúde da APS iniciem o atendimento individual investigando o consumo de marcadores alimentares (1ª etapa – Coleta de dados e produção das informações). Com base na escuta ativa e nos dados coletados, que estabeleçam um diagnóstico e elejam os pontos mais importantes a serem trabalhados no caso específico (2ª etapa – Análise e decisão). Em seguida, façam a orientação alimentar baseada nos marcadores identificados e em recomendações atuais e baseadas em evidências científicas (3ª etapa – Ação). Apesar deste material não abordar a 4ª etapa – Avaliação, a reflexão contínua sobre a abordagem realizada e os desdobramentos observados em encontros seguintes estão implícitos à noção de acompanhamento.

Balanço geral da VAN no Brasil hoje

O Brasil possui tradição na realização de inquéritos populacionais, um aspecto importante para fornecer subsídios para políticas públicas. Entretanto, ainda é necessário fomentar a qualificação e manutenção da periodicidade, para garantir as séries históricas nas pesquisas nacionais. Apesar da sua trajetória e institucionalização, a VAN apresenta fragilidades, sobretudo na prática dos serviços de saúde, uma vez que a necessidade de equipar adequadamente os serviços, qualificar as equipes multiprofissionais, aprimorar sistemas de informação e aumentar a cobertura a todas as fases do curso da vida acaba acarretando prejuízos para gestão e produção do cuidado individual e coletivo.

Permanecem ainda como desafios para a VAN no Brasil: reverter a associação da VAN unicamente à implantação do sistema de informação (SISVAN), visto que o investimento em sistemas de informação não garante, isoladamente, a organização da atenção nutricional e o efetivo acompanhamento da saúde de toda a população; fortalecer o compromisso interfederativo no SUS e no Sisan para a agenda de VAN; utilizar efetivamente os dados individuais e coletivos na organização e na avaliação da oferta do cuidado na Rede de Atenção à Saúde (RAS); e reforçar que os profissionais atuantes na Atenção Primária e os gestores do SUS reconheçam e implementem a VAN como parte da organização na atenção integral à saúde.

PARA SABER MAIS:

O Ministério da Saúde produz materiais técnicos que orientam a organização da VAN no SUS. Alguns deles são:

- Guia para a organização da Vigilância Alimentar e Nutricional na Atenção Primária à Saúde (2022)
- Insegurança Alimentar na Atenção Primária à Saúde: Manual de Identificação dos Domicílios e Organização da Rede (2022)
- Marco de Referência da Vigilância Alimentar e Nutricional na Atenção Básica (2015)
- Orientações para a Avaliação de Marcadores do Consumo Alimentar na Atenção Básica (2011)
- Orientações para a Coleta e Análise de Dados Antropométricos em Serviços de Saúde (2011)
- Protocolos do Sistema de Vigilância Alimentar e Nutricional – SISVAN (2008)

Outros materiais e projetos em parcerias com universidades:

- Manual Instrutivo das Oficinas de Qualificação de Profissionais da Atenção Primária à Saúde – Vigilância Alimentar e Nutricional (2022) – Universidade de São Paulo (USP)
- Atualiza SISVAN – Universidade Federal de Sergipe (UFS)
- Observatório de Vigilância Alimentar e Nutricional (OVAN) – Universidade Federal de Santa Maria (UFSM)

Vigilância sanitária

Histórico

A preocupação com a qualidade sanitária de bens e produtos é documentada desde a antiguidade. A habilidade do homem de preparar drogas e atribuir prazos de validade é demonstrada em registros arqueológicos datados do século XVI a.C. Como prática normativa, já em 300 a.C. uma lei instituída na Índia proibia a adulteração de alimentos, medicamentos e perfumes, o que sugere que a adulteração de produtos também é uma prática antiga. A preocupação com medidas de fiscalização de portos, como forma de impedir a entrada de doenças, coincide com a época das grandes navegações.

No Brasil, um acontecimento importante para a vigilância sanitária foi a chegada da corte real portuguesa, em 1808. Com isso, aumentaram as atividades comerciais, bem como o fluxo de embarcações de mercadorias e passageiros, o que demandou maior controle sanitário para que fossem evitadas epidemias e fosse garantida a qualidade dos produtos exportados pelo Brasil.

Em função desse foco prioritariamente comercial, a vigilância sanitária permaneceu administrativamente descolada do setor da saúde até meados da década de 1970. De 1943 até esse período, as ações eram desempenhadas pelo Serviço Nacional de Fiscalização da Medicina e Farmácia (SNFMF), ligado ao setor jurídico e que contava com apoio técnico do Laboratório Central de Controle de Drogas, Medicamentos e Alimentos (LCCDMA), criado em 1954. Ao LCCDMA cabia a função de análise de produtos e emissão de pareceres técnicos sobre pedidos de licenciamento de serviços e produtos e até mesmo propor a cassação de licenças, quando julgado pertinente pelo órgão. Com a criação desse laboratório, o SNFMF passou a atuar também no controle de alimentos.

Com o cenário de desenvolvimento econômico acompanhado pelo aumento da dívida externa e da desigualdade social observado no país a partir de 1968, período conhecido como "milagre econômico", o aumento da atividade econômica e das exportações exigiu que o país aprimorasse o monitoramento da qualidade de bens e serviços, inclusive para adequar seus produtos às demandas de compradores internacionais. Nesse contexto, vários instrumentos normativos foram publicados, entre eles o Decreto-lei n. 986, de 21 de outubro de 1969, que instituiu normas básicas sobre alimentos. Apesar das publicações, a vigilância sanitária ainda não aconteceu de forma organizada e sistêmica.

A demanda por organização das ações foi contemplada no bojo da reformulação administrativa do MS (1976), impulsionada em partes pela reivindicação social por melhorias nas condições de saúde para a população. Essa reformulação representou um marco para a vigilância sanitária, pois instituiu a Secretaria Nacional de Vigilância Sanitária, trazendo-a finalmente para o setor da saúde. É importante observar que essa reformulação instituiu também a mudança de terminologia de "fiscalização" para "vigilância", atribuindo uma visão mais abrangente à prática sanitária. No entanto, na prática, a mudança de nomenclatura não representou mudanças na natureza das ações desenvolvidas na época, muito menos a reformulação do MS atendeu às demandas da população.

A Secretaria possuía um papel de coordenação e era responsável pela regulamentação e execução das ações de Vigilância Sanitária, no âmbito federal. Porém, devido à sua característica eminentemente cartorial, a regulação do setor industrial era ineficiente. Casos de falsificação de medicamentos eram recorrentes no país, e a repercussão de duas grandes fraudes ocorridas em 1988, a do anticoncepcional "Microvlar" e do remédio para câncer de próstata "Androcur", foram determinantes para a substituição desta secretaria por outra estrutura administrativa.

No artigo 6º da Lei Orgânica da Saúde n. 8.080/1990, a execução de ações de Vigilância Sanitária, Vigilância Epidemiológica, Saúde do Trabalhador, e assistência terapêutica integral, inclusive farmacêutica, passa a ser estabelecida como um dos campos de atuação do SUS, assim como a Vigilância Nutricional e a Orientação Alimentar.

Em 1994, é lançada a Portaria n. 1.565, que cria o Sistema Nacional de Vigilância Sanitária (SNVS), propondo a descentralização das ações de vigilância sanitária e reforçando sua atuação no âmbito das práticas de Vigilância em Saúde, de acordo com a Lei Orgânica, bem como a abrangência, as bases de atuação e as diretrizes do Sistema.

A Anvisa é criada alguns anos depois, por meio da Lei n. 9.782, como uma autarquia de regime especial vinculada ao MS. Nesta mesma lei, também são estabelecidas as competências específicas da União com relação ao SNVS.

Conceito e campos de atuação

Na Lei Orgânica, a Vigilância Sanitária é entendida como "um conjunto de ações capaz de eliminar, diminuir, ou prevenir riscos à saúde e de intervir nos problemas sanitários decorrentes do meio ambiente, da produção e circulação de bens e da prestação de serviços de interesse da saúde". O seu escopo de atuação situa-se no âmbito da prevenção, da proteção e da promoção da saúde, campos nos quais são desenvolvidas ações de:

- **Regulamentação,** como a criação de normas higiênico-sanitárias para a fabricação de determinado produto;
- **Emissão de registros e autorizações,** como a aprovação para entrada de novos produtos no mercado ou autorização de abertura de determinado estabelecimento;
- **Fiscalização e monitoramento,** por meio da observação do cumprimento dessas normas pelos ofertantes de bens ou serviços.

Visto que o campo de atuação da vigilância perpassa também pela promoção da saúde, é fundamental que as ações estejam associadas a práticas de comunicação e educação em saúde que estimulem a consciência sanitária dos consumidores e ofertantes, incluindo, assim, a participação e controle social como uma das frentes de atuação.

No entanto, as ações de fiscalização têm sido as mais percebidas no Brasil. Observa-se uma tendência à resolução de problemas calcada em medidas punitivas e proibitivas, em detrimento de práticas educativas. Essa redução tem gerado distorções em relação à atuação da vigilância sanitária, bem como em relação às suas potencialidades como um componente transformador das práticas de saúde. Esse viés de atuação é também amplamente observado na vigilância sanitária de alimentos.

SNVS – como se organiza

O SNVS é uma rede governamental que compõe o SUS. É descentralizado, ou seja, compreende atividades no âmbito municipal, estadual e federal, com responsabilidades compartilhadas, e tem como objetivo a proteção da saúde coletiva por meio do controle sanitário. Esta rede é integrada por conselhos, agências, institutos, fundações, laboratórios, centros e órgãos de vigilância sanitária. Sua atuação se dá por meio da ação de agentes públicos, instrumentalizados por normas técnicas e jurídicas, visando ao controle de riscos à saúde, provenientes de alimentos, medicamentos e insumos, produtos para a saúde, de higiene pessoal, perfumaria e cosméticos, saneantes, laboratórios, serviços de diagnóstico por imagens, hospitais, serviços de hemoterapia e propaganda.

No que diz respeito às responsabilidades específicas de cada esfera, à União cabe a coordenação do sistema, bem como a prestação de cooperação técnica e financeira aos estados e municípios. Os estados, por sua vez, desempenham a mesma função de coordenar e cooperar dentro de seus limites geográficos, mas também executam ações e implementam serviços de vigilância sanitária, função esta que cabe principalmente aos municípios.

No âmbito federal, as atribuições são desenvolvidas pela Anvisa, que é a agência coordenadora e articuladora do SNVS, vinculada ao MS, com independência administrativa e financeira. Sua missão é promover e proteger a saúde da população e intervir nos riscos decorrentes da produção, comercialização e uso de produtos e serviços sob o escopo de atuação da Vigilância Sanitária. É responsável pela regulação e fiscalização de produtos, define as regras para os serviços de saúde, fiscaliza a entrada e saída de produtos nas fronteiras, em portos e aeroportos e a saúde dos viajantes.

Vigilância Sanitária de Alimentos

A Vigilância Sanitária de Alimentos ou Vigilância de Alimentos é uma das principais áreas de atuação da Vigilância Sanitária. Busca diminuir o risco de transmissão de doenças por alimentos e produtos alimentícios de má qualidade higiênico-sanitária. Suas ações são voltadas, principalmente, para a garantia da segurança dos alimentos, por meio de medidas que busquem o controle de contaminações, sejam elas químicas, físicas ou biológicas que promovam risco à saúde dos consumidores.

Para atender a este objetivo, a Vigilância Sanitária de Alimentos regulamenta, fiscaliza e intervém em estabelecimentos e indústrias que produzem, distribuem e/ou comercializam alimentos *in natura*, refeições e produtos alimentícios, como supermercados, mercearias, açougues, peixarias, avícolas, feiras livres, lanchonetes, restaurantes, bares, padarias, cozinhas de creches e escolas, indústrias e agroindústrias de fabricação e beneficiamento, entre outros.

Nesta prática, a prioridade da regulação, fiscalização e intervenção encontra-se na adequação, conservação e higiene das instalações e equipamentos, na qualidade das matérias-primas, e boas práticas dos manipuladores de alimentos previstas em portarias, leis e decretos, como as conhecidas Resoluções da Diretoria Colegiada (RDC) da Anvisa. Dentre as legislações nacionais relacionadas à Vigilância Sanitária de Alimentos, é possível mencionar: RDC n. 216/2004 – Regulamento Técnico de Boas Práticas para Serviços de Alimentação e Portaria SVS/MS n. 1.428/1993 – Regulamento Técnico para Inspeção Sanitária de Alimentos. Além disso, vale também destacar a Lei n. 14.016, de junho de 2020, que estabelece regras para a doação de excedentes de alimentos para o consumo humano por parte de empresas. Embora ainda não regulamentada, a lei possui alguns pontos questionáveis quanto à promoção do direito humano à alimentação adequada, principalmente por isentar o doador de qualquer responsabilidade perante os receptores em caso de qualquer dano gerado à saúde em função do consumo do alimento doado.

A PNAN, em sua sétima diretriz "Controle e Regulação de Alimentos" aponta que, diante do cenário de transição nutricional e da produção de alimentos, os desafios que se apresentam para a garantia da qualidade dos alimentos não se limitam à sua inocuidade química, física ou microbiológica. Perpassam também por dimensões relacionadas, por exemplo, a produção agrícola, como a definição de parâmetros adequados para a Agricultura Familiar e uso de agrotóxicos e de organismos geneticamente modificados; ao ultraprocessamento de alimentos, o que demanda ações voltadas ao controle da qualidade nutricional desses produtos, da publicidade e políticas de rotulagem; e a fiscalização de alimentos fortificados e voltados a necessidades alimentares especiais.

Em consonância com essa diretriz da PNAN, uma resolução da Anvisa publicada em 2013 representou uma mudança de paradigma em relação às práticas de vigilância sanitária então vigentes. A RDC n. 49, de 2013, teve como propósito promover a inclusão social, produtiva e econômica de pequenos produtores, como microempreendedores individuais e agricultores familiares, regulamentando a produção de alimentos à luz do princípio da "razoabilidade". Essa diretriz da RDC diz respeito à adoção de medidas que melhor atendam à finalidade pública, nesse caso, a promoção da segurança sanitária aliada à inclusão social e ao desenvolvimento socioeconômico do país, auxiliando na erradicação da pobreza extrema. Outro exemplo de avanço nesse sentido foi a publicação em 2020 da RDC n. 429, que torna obrigatória a inclusão de símbolos de advertência em alimentos embalados que contenham altos teores de açúcares adicionados, gorduras saturadas ou sódio.

Dada a amplitude da agenda de alimentos na vigilância sanitária, são muitos os desafios a serem enfrentados. A implementação da RDC supracitada é um deles, já que implica a necessidade de modificações na lógica do SNVS. Os mecanismos de atuação da vigilância sanitária de alimentos, bem como as prioridades adotadas pelas agências regulatórias, serão aprofundados no capítulo 17 – Regulação e controle de alimentos.

Referências

BRASIL. Ministério da Saúde. Secretaria de Atenção à Saúde. Departamento de Atenção Básica. *Marco de referência da vigilância alimentar e nutricional na atenção básica*. Brasília: Ministério da Saúde, 2015.

BRASIL. Ministério da Saúde. Secretaria de Atenção à Saúde. Departamento de Atenção Básica. *Política Nacional de Alimentação e Nutrição*. Brasília: Ministério da Saúde, 2013. 84 p.

CASTRO, I. R. R. *Vigilância alimentar e nutricional:* limitações e interfaces com a rede de saúde. Rio de Janeiro: Fiocruz, 1995.

COSTA, E. A. (Org.). *Vigilância sanitária*: temas para debate. Salvador: EDUFBA; 2009.

COSTA, E. A.; FERNANDES, T. M.; PIMENTA, T. S. A vigilância sanitária nas políticas de saúde no BRASIL e a construção da identidade de seus trabalhadores (1976-1999). *Ciência & Saúde Coletiva*, v. 13, n. 3, p. 995-1004, 2008.

COUTINHO, J. G.; CARDOSO, A. J.; TORAL, N et al. A organização da vigilância alimentar e nutricional no Sistema Único de Saúde: histórico e desafios atuais. *Revista Brasileira de Epidemiologia,* v. 12, n. 4, p. 688-699, 2009.

GERMANO, P. M. L.; GERMANO, M. I. S. *Higiene e vigilância sanitária de alimentos*. 5. ed. Barueri: Manole, 2015.

ROCHA, A. A.; CESAR, C. L. G.; RIBEIRO, H. (Org.). *Saúde pública*: bases conceituais. 2. ed. São Paulo: Atheneu, 2013.

ROZENFELD, S. (Org.). *Fundamentos da vigilância sanitária*. 6. ed. Rio de Janeiro: Fiocruz, 2009 [online].

VIANA, C. L. *Inclusão produtiva com segurança sanitária:* uma análise crítica da percepção dos atores sociais sobre os possíveis impactos da RDC n. 49 publicada em 2013 pela Anvisa. (Dissertação) – Mestrado. São Paulo: Universidade de São Paulo, Nutrição Humana Aplicada, 2017.

8

Promoção da alimentação adequada e saudável

■ Fernanda Rauber
■ Patricia Constante Jaime

Introdução

A alimentação e a nutrição adequadas constituem-se em requisitos básicos para a promoção e a proteção da saúde. Padrões alimentares saudáveis estão associados à prevenção de um dos maiores problemas de saúde pública do país, a obesidade e as doenças crônicas relacionadas. No Brasil, a alimentação saudável é assegurada no artigo 6º da Constituição Federal entre os direitos sociais individuais e coletivos, considerando seu papel essencial para promoção da saúde e do bem-estar.

Estudos sobre o padrão alimentar da população brasileira nas últimas décadas destacam uma progressiva e rápida substituição de alimentos básicos tradicionais da dieta do brasileiro, como arroz e feijão, por alimentos ultraprocessados, como refrigerantes, biscoitos e refeições prontas (Levy et al., 2022). Entre 2002 e 2018, a disponibilidade de alimentos ultraprocessados passou de 12,6% para 18,4% do total de energia adquirida nos domicílios brasileiros, enquanto os alimentos *in natura* ou minimamente processados e os ingredientes culinários caíram respectivamente 3,8 e 3,5 pontos percentuais (Levy et al., 2022). Isso é particularmente importante, considerando que esse padrão alimentar está associado ao perfil nutricional desfavorável da dieta (Louzada et al., 2017), impactando negativamente no estado nutricional da população brasileira (Louzada et al., 2015). De acordo com a Pesquisa Nacional de Saúde, em 2019, 60% da população adulta brasileira tinha excesso de peso e 1 em cada 4 brasileiros tinha obesidade (Brasil, 2020). No período de 2006 a 2021, o índice de obesidade aumentou 90%, sendo esse percentual ainda mais acentuado entre os mais jovens (Brasil, 2022). Entre crianças menores de cinco anos, dados do Estudo Nacional de Alimentação e Nutrição Infantil (Enani) mostraram que, em 2019, 10% das crianças estavam com excesso de peso, 3% com obesidade e 18,3% em risco de sobrepeso (UFRJ, 2022).

O atual cenário de transição epidemiológica e nutricional no país, associado ao aumento significativo de doenças crônicas não transmissíveis (DCNT), aponta para a necessidade de desenvolvimento de políticas públicas e a ampliação de ações intersetoriais que repercutem positivamente sobre os determinantes da saúde e nutrição. Nesse contexto, a alimentação adequada e saudável vem ganhando espaço na agenda das políticas públicas e, atualmente, sua promoção está prevista em diversas políticas e programas nacionais.

Promoção da alimentação adequada e saudável

A Política Nacional de Alimentação e Nutrição (PNAN) apresenta como propósito "melhorar as condições de alimentação, nutrição e saúde da população brasileira, mediante a promoção de práticas alimentares adequadas e saudáveis, a vigilância alimentar e nutricional, a prevenção e o cuidado integral dos agravos relacionados à alimentação e nutrição" (Brasil, 2013, p. 21). Para isso, a PNAN apresenta um conjunto de diretrizes que norteiam a organização e oferta dos cuidados relativos à alimentação e nutrição. A Promoção da Alimentação Adequada e Saudável (PAAS) se insere como um dos eixos estratégicos da política, compondo sua segunda diretriz.

> A **alimentação adequada e saudável** compreende a prática alimentar apropriada aos aspectos biológicos e socioculturais dos indivíduos, bem como ao uso sustentável do meio ambiente. Dessa forma, deve estar em acordo com as necessidades de cada fase do curso da vida e com as necessidades alimentares especiais; referenciada pela cultura alimentar e pelas dimensões de gênero, raça e etnia; acessível do ponto de vista físico e financeiro; harmônica em quantidade e qualidade; baseada em práticas produtivas adequadas e sustentáveis; com quantidades mínimas de contaminantes físicos, químicos e biológicos (Brasil, 2013, p. 31).

A PAAS engloba um conjunto de estratégias que visam proporcionar aos indivíduos e coletividades a realização de práticas alimentares apropriadas que possam responder às necessidades de saúde dos indivíduos e da população, contribuindo para a redução da prevalência de excesso de peso e das doenças crônicas associadas e outras relacionadas à alimentação e nutrição. Essas estratégias são promovidas por meio de políticas públicas saudáveis, reforço da ação comunitária, educação alimentar e nutricional, regulação e controle de alimentos, reorientação dos serviços de saúde e oferta de alimentos saudáveis em ambientes institucionais. Nesse contexto, considera que a alimentação é mais do que a ingestão de nutrientes, incluindo as dimensões culturais e sociais associadas às práticas alimentares. Dessa forma, as políticas públicas precisam integrar a promoção da saúde, a sustentabilidade ambiental, o compromisso com a realização de direitos e a justiça social.

As ações de PAAS no Sistema Único de Saúde (SUS) devem ser pautadas no *Guia Alimentar para a População Brasileira* (Brasil, 2014) que estabelece as diretrizes e recomendações para alimentação saudável no país. A versão publicada em 2014 dá grande importância às formas pelas quais os alimentos são produzidos e distribuídos, privilegiando aqueles cuja produção e distribuição seja social e ambientalmente sustentável. Além das orientações sobre qual tipo de alimento comer, o guia apresenta informações sobre como comer e preparar as refeições e sugestões para enfrentar os obstáculos do cotidiano para manter um padrão alimentar saudável.

Em 2019, foi publicada a nova edição do *Guia Alimentar para Crianças Brasileiras Menores de 2 Anos* que seguiu os princípios apresentados no *Guia Alimentar para a População Brasileira*, além dos fundamentos, valores e preceitos importantes para a elaboração das recomendações sobre alimentação infantil (Brasil, 2019). Esses dois Guias além de servirem como instrumento para incentivar práticas alimentares saudáveis no âmbito individual e coletivo, são indutores de políticas públicas que se redirecionam a partir desse paradigma de alimentação saudável.

As diferentes ações de PAAS ocorrem em diversos níveis e modalidades e são pensadas no sentido de estimular a autonomia dos indivíduos para a realização de escolhas que favorecem a adoção de práticas alimentares e de vida saudáveis. As **ações de incentivo** têm como objetivo estimular práticas alimentares saudáveis por meio da informação e estratégias de motivação; as **ações de apoio** visam facilitar o acesso a opções alimentares saudáveis entre pessoas que já estejam motivadas ou, uma vez apoiadas, passem a considerar mudanças de comportamento; e as **ações de proteção** têm como foco evitar a exposição da população a fatores que dificultam as escolhas alimentares ou adoção de comportamentos saudáveis. Algumas dessas ações são implementadas em nível federal, pelo Ministério da Saúde ou em parceria com outros setores, mas a maioria é implementada localmente por meio do trabalho das equipes de saúde nos estados e principalmente pelos municípios.

A responsabilidade das equipes de saúde com relação à PAAS deve ir além das unidades de saúde, inserindo-se nos demais equipamentos sociais como escolas e creches, associações comunitárias, redes de assistência social e ambientes de trabalho, espaços comunitários de atividade física e práticas corporais, entre outros. Nesse sentido, a PAAS traz possibilidades de exercício da prática colaborativa interprofissional, na qual a atuação da equipe de saúde, de forma sinérgica com o usuário e a comunidade, volta-se ao incentivo, apoio e promoção da saúde e da segurança alimentar e nutricional da população.

Assim, a organização das ações de PAAS deve considerar essa concepção ampla de saúde e de seus determinantes, por meio da articulação de saberes técnicos e populares e da mobilização de recursos institucionais e comunitários, públicos e privados (Figura 8.1). Implica desenvolver mecanismos que apoiem os sujeitos a adotar modos de vida saudáveis, identificar e analisar de forma crítica, além de enfrentar hábitos e práticas não promotoras de saúde, aos quais muitas vezes estão submetidos. O Quadro 8.1 apresenta exemplos de ações de PAAS que devem combinar iniciativas focadas em diversos níveis e modalidades.

A Educação Alimentar e Nutricional (EAN) é uma importante estratégia para PAAS, já que objetiva promover a prática autônoma e voluntária de hábitos alimentares saudáveis. As ações de EAN abrangem aspectos da alimentação adequada e saudável que vão desde a produção até a distribuição e o consumo de alimentos, envolvendo a dinâmica socioeconômica e as condições de saúde e de educação. A EAN também contribui para a valorização das diferentes expressões da cultura alimentar, o fortalecimento de hábitos regionais, a redução do desperdício de alimentos e a promoção do consumo sustentável e da alimentação saudável (Brasil, 2012). Incentivar as famílias a ter uma horta em casa e articular a horta comunitária são exemplos de estratégias para estimular o consumo de alimentos saudáveis, cultivados de forma sustentável e a um custo acessível.

A abordagem de EAN envolve aspectos problematizadores e leva em conta as características econômicas, sociais e culturais da alimentação. Dessa forma, o diálogo entre profissionais de saúde e educação e a população é essencial para promover o exercício da autonomia e do autocuidado.

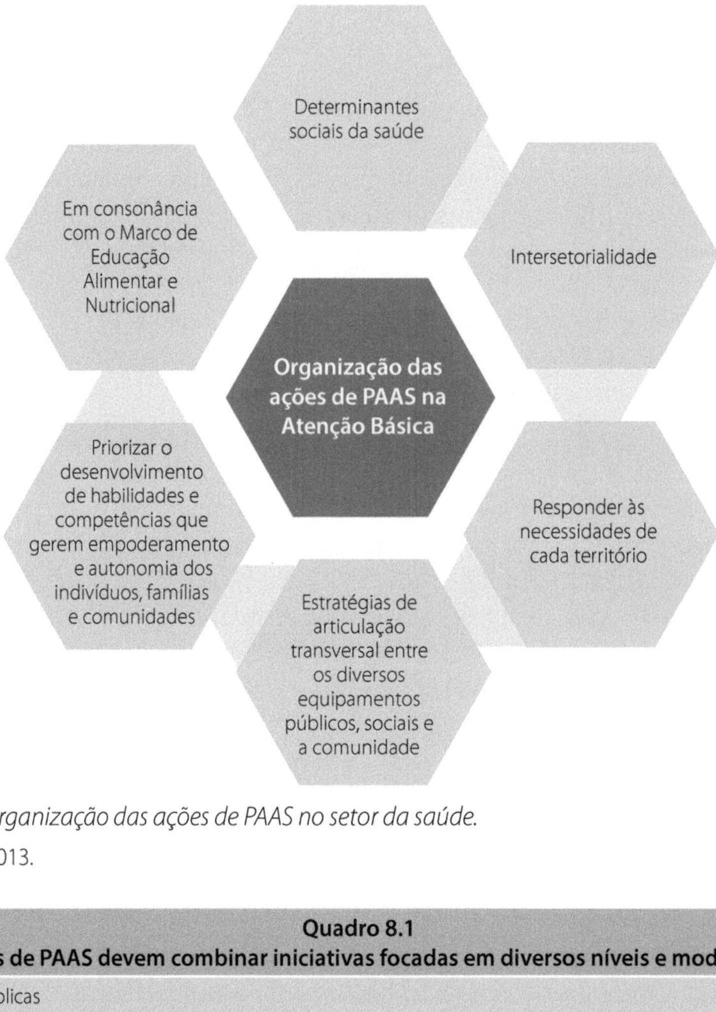

Figura 8.1 – *Organização das ações de PAAS no setor da saúde.*

Fonte: Brasil, 2013.

Quadro 8.1 **As ações de PAAS devem combinar iniciativas focadas em diversos níveis e modalidades**
• Políticas públicas
• Criação de ambientes favoráveis à saúde nos quais o indivíduo e comunidade possam exercer o comportamento saudável – incluindo a oferta de alimentos saudáveis nas escolas e nos ambientes de trabalho
• Reforço da ação comunitária
• Desenvolvimento de habilidades pessoais por meio de processos participativos e permanentes
• Reorientação dos serviços na perspectiva da promoção da saúde
• Regulação e controle de alimentos – envolvendo rotulagem e informação, publicidade e melhoria do perfil nutricional dos alimentos
• Educação Alimentar e Nutricional – campo de conhecimento criado para promover a prática autônoma e voluntária de hábitos alimentares saudáveis

Fonte: Brasil, 2013.

Inserção da PAAS nas políticas públicas

A intersetorialidade das ações é a articulação dos distintos setores governamentais e não governamentais, de forma que todos se responsabilizam pela garantia da alimentação adequada e saudável. Dessa forma, a PAAS perpassa a agenda de diversos setores, como segurança alimentar e nutricional (SAN), saúde, educação, agricultura, meio ambiente, esporte e lazer (Figura 8.2).

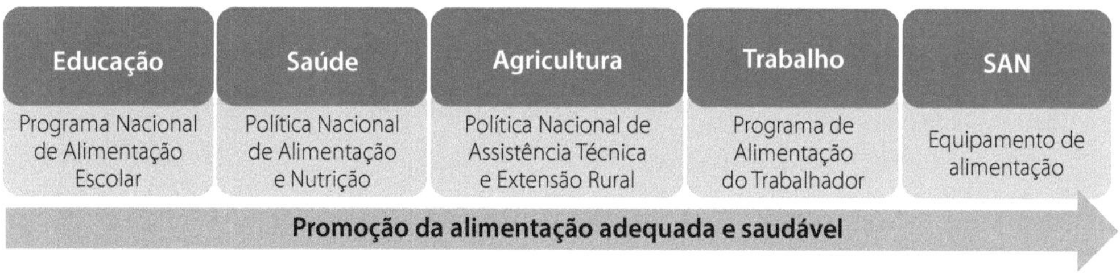
Educação
Programa Nacional de Alimentação Escolar
Saúde
Política Nacional de Alimentação e Nutrição
Agricultura
Política Nacional de Assistência Técnica e Extensão Rural
Trabalho
Programa de Alimentação do Trabalhador
SAN
Equipamento de alimentação
Promoção da alimentação adequada e saudável

Figura 8.2 – *A intersetorialidade das ações de PAAS.*
Fonte: Elaborada pelas autoras.

Além de se inserir como um dos eixos estratégicos da PNAN, a alimentação adequada e saudável aparece como tema prioritário da **Política Nacional de Promoção da Saúde** (PNPS) por ser considerada um dos determinantes e condicionantes da saúde e um direito inerente a todas as pessoas.

> O objetivo geral da PNPS é promover a equidade e a melhoria das condições e dos modos de viver, ampliando a potencialidade da saúde individual e coletiva e reduzindo vulnerabilidades e riscos à saúde decorrentes dos determinantes sociais, econômicos, políticos, culturais e ambientais (Brasil. Portaria n. 2.446, de 11 de novembro de 2014).

O **Marco de Referência para Educação Alimentar e Nutricional para as Políticas Públicas** (Brasil, 2012) é um documento oficial que reconhece a importância da EAN como estratégia para a PAAS dentro do contexto da realização do direito humano à alimentação adequada e da garantia da SAN. Tem como objetivo consolidar práticas e conceitos da EAN e permitir a atuação multidisciplinar sobre as políticas que promovem o direito a uma alimentação adequada. O Quadro 8.2 apresenta os princípios para as ações de EAN.

O primeiro desdobramento do Marco de Referência foi a consolidação do *Ideias na Mesa*, que é uma rede virtual que visa promover a troca de experiências de EAN e estabelecer referenciais técnicos, conceituais e metodológicos, fortalecendo e valorizando o tema. O Marco de Referência também orientou a revisão do **Guia Alimentar para a População Brasileira**, publicado em 2014 (Brasil, 2014).

Quadro 8.2 Princípios para as ações de Educação Alimentar e Nutricional (EAN)
1. Sustentabilidade social, ambiental e econômica
2. Abordagem do sistema alimentar, na sua integralidade
3. Valorização da cultura alimentar local e respeito à diversidade de opinião e perspectivas considerando a legitimidade dos saberes de diferentes naturezas
4. A comida e o alimento como referências – valorização da culinária enquanto prática emancipatória
5. A promoção do autocuidado e da autonomia
6. A educação enquanto um processo permanente e gerador de autonomia e participação ativa e informada dos sujeitos
7. A diversidade dos cenários de prática
8. Intersetorialidade
9. Planejamento, avaliação e monitoramento das ações

Fonte: Brasil. MDS. *Marco de referência de educação alimentar e nutricional para as políticas públicas*, 2012.

Outros marcos políticos que potencializam as ações de PAAS no SUS são:

- **Política Nacional de Atenção Básica** (PNAB): define conceitos e diretrizes para a organização da atenção básica.
- **Plano Nacional de Segurança Alimentar e Nutricional** (Plansan): conjunto de ações do governo federal que busca garantir a SAN e o direito humano à alimentação adequada à população brasileira.
- **Plano Nacional de Agroecologia e Produção Orgânica**: política pública do governo federal, criada em 2013, para ampliar e efetivar ações para orientar o desenvolvimento rural sustentável.
- **Pacto Federativo pela Alimentação Adequada e Saudável**: envolve uma agenda de compromissos assumidos, em 2015, pela Câmara Intersetorial de Segurança Alimentar e Nutricional (Caisan Nacional) e pelas Caisan dos Estados aderidos ao Sisan. Tais compromissos são compartilhados entre diferentes setores, visando ao aumento da disponibilidade de alimentos saudáveis e à promoção do consumo de alimentação adequada e saudável.
- **Plano de Ações Estratégicas para o Enfrentamento das Doenças Crônicas e Agravos Não Transmissíveis no Brasil, 2021-2030** (Plano de Dant): é uma diretriz para a prevenção dos fatores de risco das Dant e para a promoção da saúde da população, trazendo um conjunto de ações estratégicas que inclui a PAAS.
- **Estratégia Intersetorial de Prevenção e Controle da Obesidade**: documento proposto em 2014 que reúne diversas ações do governo federal que contribuem para a redução da obesidade no país.
- **Estratégia Nacional de Prevenção e Atenção à Obesidade Infantil** (Proteja): busca articular iniciativas nos estados, no Distrito Federal e nos municípios. O Proteja contempla um conjunto de ações essenciais e complementares voltadas para a prevenção e atenção à obesidade infantil e suas consequências a serem implementadas em nível local pelos gestores municipais. A PAAS é colocada como uma das principais ações que devem ser priorizadas para prevenção e atenção à obesidade infantil na atenção primária à saúde.

- **Decreto Presidencial n. 11.821, de 12 de dezembro de 2023**: dispõe sobre os princípios, os objetivos, os eixos estratégicos e as diretrizes que orientam as ações de promoção da alimentação adequada e saudável no ambiente escolar.
- **Decreto Presidencial n. 11.822, de 12 de dezembro de 2023**: institui a Estratégia Nacional de Segurança Alimentar e Nutricional nas Cidades, com o objetivo de ampliar a produção, o acesso, a disponibilidade e o consumo de alimentos adequados e saudáveis, priorizados os territórios periféricos urbanos e as populações em situação de vulnerabilidade e risco social.

Exemplos de ações de PAAS

Na agenda das políticas públicas brasileiras, há muitos esforços e articulações intersetoriais voltadas a promoção da saúde e da SAN. O Quadro 8.3 apresenta alguns exemplos dessas iniciativas, como as publicações do Ministério da Saúde que servem como instrumento de apoio às ações de EAN no SUS e em outros setores, e ações de caráter regulatório que impedem a exposição de coletividades e indivíduos a fatores e situações estimuladores de práticas não saudáveis.

Perspectivas e desafios

O avanço da PAAS no Brasil implica o engajamento e a articulação de setores e atores de diferentes áreas, como saúde, SAN, educação, agricultura e meio ambiente, de modo que as ações a serem realizadas sejam pensadas e construídas coletivamente.

Apesar das diversas ações propostas no país para organizar as ações de alimentação e nutrição no setor de saúde, vale destacar que, nos últimos anos, houve uma ruptura das políticas de alimentação e nutrição, com cortes orçamentários, extinção de programas e fechamento dos espaços de participação social – como a extinção do Conselho de Segurança Alimentar e Nutricional (CONSEA) em 2019 que, aliado ao enfraquecimento de outras políticas sociais e a pandemia de Covid-19, contribuíram para a interrupção da antiga tendência de redução da fome do país.

Dessa forma, o Brasil, assim como outros países, enfrenta um problema relacionado às múltiplas formas de má nutrição. Isto é, a coexistência da desnutrição e suas doenças relacionadas e da obesidade e outras doenças crônicas. Por isso, é urgente investir em um conjunto de políticas públicas de alimentação e nutrição que resgatem os programas e ações de sucesso no combate à fome e à pobreza no Brasil, como os programas de transferência de renda a exemplo do Programa Bolsa Família, assim como invistam em políticas públicas estáveis e estruturadas que visem a ampliação do acesso à alimentação adequada e saudável no seu sentido mais amplo. Isto é, que considerem o processo de produção, o impacto desse modo de produção na sustentabilidade ambiental e biodiversidade, as relações sociais e econômicas envolvidas em todas as etapas do sistema alimentar e o acesso a alimentos culturalmente reconhecidos com o menor nível de processamento possível.

Assim, muitos desafios ainda são colocados para PAAS e ampliação da autonomia nas escolhas alimentares. Dentre esses desafios, podem-se citar a promoção de ambientes e modos de vida saudáveis que requerem mudanças estruturais em espaços institucionais e urbanos e modificações e adequação dos ambientes de trabalho, escolas, hospitais, redes de atenção à saúde; a regulação da publicidade de alimentos não saudáveis e das práticas de *marketing*; a regulamentação da oferta de alimentos não saudáveis em cantinas escolares; a disponibilidade e acesso a alimentos adequados e saudáveis, por meio do desenvolvimento de medidas fiscais para redução do custo de alimentos saudáveis e taxação de alimentos não saudáveis, ações que privilegiem o estabelecimento de cadeias curtas de produção (incentivos fiscais, assistência técnica aos produtores, organização territorial, feiras, produção orgânica); qualificação da formação profissional e o desenvolvimento de materiais de divulgação para diferentes públicos, fomento a uma agenda de EAN dialogada e contextualizada nos diversos setores (saúde, educação, desenvolvimento social, trabalho), entre outros.

Quadro 8.3
Exemplos de ações de incentivo, apoio e proteção à PAAS

Ações de incentivo	Ações de apoio	Ações de proteção
Marco de Referência para Educação Alimentar e Nutricional Documento que visa consolidar práticas e conceitos da educação alimentar e nutricional (EAN) e permitir uma atuação multidisciplinar sobre as políticas que promovem o direito humano à alimentação adequada e a garantia da segurança alimentar e nutricional **Guia Alimentar para a População Brasileira** Documento de referência no campo de alimentação e nutrição que serve como instrumento de diálogo com diferentes setores do governo e da sociedade brasileira **Alimentos Regionais Brasileiros** Publicação que visa promover a alimentação adequada e saudável por meio do resgate, valorização e fortalecimento da cultura alimentar brasileira	**Rede Brasileira de Bancos de Leite Humano** É uma rede organizada para coleta, processamento e distribuição de leite humano para recém-nascidos internados. Tem como objetivos promover, proteger e apoiar o aleitamento materno, coletar e distribuir leite humano com qualidade certificada e contribuir para a diminuição da mortalidade infantil **Programa de Aquisição de Alimentos** Programa que visa promover o acesso à alimentação e incentivar a agricultura familiar. Uma das modalidades do PAA inclui as compras institucionais da agricultura familiar, com dispensa de licitação, para abastecer unidades hospitalares **Estratégia Amamenta e Alimenta Brasil** Qualificação do processo de trabalho dos profissionais da atenção básica para o fortalecimento das ações de promoção do aleitamento materno e da alimentação complementar para crianças menores de dois anos. Para a efetivação da estratégia, os estados e municípios se organizam para formar os profissionais da atenção básica por meio de duas ações: formação de tutores e oficinas de trabalho na Unidade Básica de Saúde (UBS)	**Norma Brasileira de Comercialização de Alimentos para Lactentes e Crianças de Primeira Infância, Bicos, Chupetas e Mamadeiras (NBCAL)** Conjunto de normas que regula a promoção comercial e a rotulagem de alimentos e produtos destinados a recém-nascidos e crianças de até três anos de idade, como leites, papinhas, chupetas e mamadeiras. Seu objetivo é assegurar o uso apropriado desses produtos de forma que não haja interferência na prática do aleitamento materno, configurando-se como importante instrumento para o controle da publicidade indiscriminada dos alimentos e produtos de puericultura que concorrem com a amamentação **Rotulagem Nutricional Frontal para Alimentos Industrializados** Adotada no Brasil por meio da RDC n. 429 publicada em 2020. Consiste em trazer na parte da frente de cada produto informações claras e simples sobre o alto conteúdo de nutrientes críticos para a saúde. Assim, alimentos processados e ultraprocessados com alto teor de açúcar, sódio e gorduras saturadas precisam ter uma advertência com essas informações destacadas na parte frontal da embalagem que é apresentada com o símbolo de uma lupa

Referências

BRASIL. Constituição de 1988. *Constituição da República Federativa do Brasil.* Brasília: Senado Federal, 1988.

BRASIL. Instituto Brasileiro de Geografia e Estatística. *Pesquisa nacional de saúde 2019*: atenção primária à saúde e informações antropométricas. Rio de Janeiro: Instituto Brasileiro de Geografia e Estatística, 2020.

BRASIL. Ministério da Saúde. Secretaria de Vigilância em Saúde. Departamento de Análise em Saúde e Vigilância de Doenças Não Transmissíveis. *Vigitel Brasil 2006-2021:* vigilância de fatores de risco e proteção para doenças crônicas por inquérito telefônico; estimativas sobre frequência e distribuição sociodemográfica do estado nutricional e consumo alimentar nas capitais dos 26 estados brasileiros e no Distrito Federal entre 2006 e 2021; estado nutricional e consumo alimentar. Brasília, DF: Ministério da Saúde, 2022.

BRASIL. Ministério da Saúde. Secretaria de Atenção à Saúde. Departamento de Atenção Básica. *Política Nacional de Alimentação e Nutrição.* Brasília: Ministério da Saúde, 2013. 84 p.

BRASIL. Ministério da Saúde. Secretaria de Atenção à Saúde. Departamento de Atenção Básica. *Guia alimentar para a população brasileira.* 2. ed. Brasília, DF: Ministério da Saúde, 2014.

BRASIL. Ministério da Saúde. Secretaria de Atenção à Saúde. Departamento de Promoção da Saúde. *Guia Alimentar para Crianças Brasileiras Menores de 2 Anos.* Brasília, DF: Ministério da Saúde, 2019.

BRASIL. Ministério do Desenvolvimento Social e Combate à Fome. Secretaria Nacional de Segurança Alimentar e Nutricional. *Marco de referência de educação alimentar e nutricional para as políticas públicas.* Brasília, DF: Ministério do Desenvolvimento Social e Combate à Fome, 2012.

BRASIL. Portaria n. 2.446, de 11 de novembro de 2014. Redefine a Política Nacional de Promoção da Saúde (PNPS). *Diário Oficial da União*, 13 nov. 2014. Seção 1, n. 220.

LEVY, R. B.; ANDRADE, G. C.; CRUZ, G. L. et al. Três décadas da disponibilidade domiciliar de alimentos segundo a NOVA – Brasil, 1987-2018. *Revista de Saúde Pública,* v. 56, p. 75, 2022.

LOUZADA, M. L. C.; MARTINS, A. P.; CANELLA, D. S. et al. Alimentos ultraprocessados e perfil nutricional da dieta no Brasil. *Revista Saúde Pública,* v. 49, p. 38, 2015.

LOUZADA, M. L. C.; BARALDI, L. G.; MARTINEZ STEELE, E., et al. Consumption of ultra-processed foods and obesity in Brazilian adolescents and adults. *Prev Med* v. 81, p. 9-15, 2015.

REDE BRASILEIRA DE PESQUISA EM SOBERANIA E SEGURANÇA ALIMENTAR E NUTRICIONAL. VIGISAN. *Inquérito Nacional sobre Insegurança Alimentar no Contexto da Pandemia da Covid-19 no Brasil.* Rede PENSSAN, 2021.

UNIVERSIDADE FEDERAL DO RIO DE JANEIRO. *Estado Nutricional Antropométrico da Criança e da Mãe:* Prevalência de indicadores antropométricos de crianças brasileiras menores de 5 anos de idade e suas mães biológicas: ENANI 2019. Rio de Janeiro, RJ: UFRJ, 2022. (96 p.).

9

Educação Alimentar e Nutricional

- Lígia Cardoso dos Reis
- Patricia Constante Jaime

"[...] somos seres condicionados, mas não determinados."
Paulo Freire

Educação Alimentar e Nutricional: conceitos, histórico e avanços

A Educação Alimentar e Nutricional (EAN), e não "Educação Nutricional" ou "Educação Alimentar", contempla ações que abrangem tanto os aspectos relacionados à alimentação e aos processos de produção, abastecimento e transformação dos alimentos quanto os aspectos nutricionais. A EAN é definida como "um campo de conhecimento e de prática contínua e permanente, transdisciplinar, intersetorial e multiprofissional que visa promover a prática autônoma e voluntária de hábitos alimentares saudáveis" (Brasil, 2012).

Essas ações têm o potencial de proporcionar a prevenção e o controle das doenças crônicas não transmissíveis e das deficiências nutricionais, a valorização das diversas expressões das culturas alimentares, o fortalecimento dos hábitos alimentares regionais, a redução do desperdício de alimentos e a promoção de escolhas alimentares saudáveis e sustentáveis.

A EAN percorreu um longo caminho até conquistar a posição em que hoje se encontra, inserida no âmbito das políticas públicas e reconhecida como campo de ação da promoção da saúde e da segurança alimentar e nutricional (SAN). Na década de 1940, foram implementadas as primeiras iniciativas governamentais no campo da alimentação e nutrição, com programas de distribuição de alimentos que previam ações educativas. Entre os anos 1940 e 1970, a EAN limitava a alimentação à sua dimensão biológica, enquanto nas décadas de 1970 e 1980 deflagraram-se ações de valorização da dimensão nutricional dos alimentos, impulsionadas por interesses econômicos, que desconsideravam os aspectos sensoriais e culturais da alimentação. Consequentemente, até a década de 1990, a EAN ainda não havia sido reconhecida como disciplina e estratégia de implementação de política pública (Brasil, 2012).

No início dos anos 1990, os hábitos alimentares foram reconhecidos como importantes determinantes das doenças crônicas não transmissíveis, incitando a valorização da EAN como estratégia de prevenção e controle dos agravos alimentares e nutricionais (Brasil, 2012).

Paralelamente, a obesidade emergiu como problema de saúde pública no Brasil em todos os estratos sociais, exigindo que os documentos oficiais atestassem a necessidade de a EAN contemplar não apenas o processo de ensino e aprendizagem, como também as técnicas de planejamento e avaliação (Cervato-Mancuso; Vincha; Santiago, 2016).

Nesse mesmo período, intensificou-se no país um processo de ressignificação da promoção da saúde e de valorização da educação em saúde como uma ação emancipatória defendida por Paulo Freire. Do ponto de vista teórico-metodológico, a EAN foi assumindo historicamente a perspectiva freireana de educação popular, calcada na dialogicidade e na autonomia do sujeito, sob influência da pedagogia construtivista (Santos, 2012). Esse processo também foi impulsionado pelas modificações no sistema alimentar, como consequência dos processos de globalização, urbanização e industrialização, impactando no poder de escolha dos indivíduos, e exigindo da EAN a ampliação da visão de mundo, do senso crítico, da atenção e da consciência para escolhas alimentares saudáveis.

A EAN foi então reconhecida como um processo de aprendizagem, e não de adestramento para preconizar a obediência passiva a dietas restritivas, ao trabalhar aspectos subjetivos da alimentação e estimular a reflexão do indivíduo sobre si e sobre o sistema alimentar em que ele se insere (Melo; Silva, M.; Evangelista; Silva, F., 2016). Nesse sentido, as diretrizes de planejamento das ações educativas em alimentação e nutrição passaram a enfatizar a problematização, contrapondo-se aos métodos tradicionais com base nas técnicas expositivas (Santos, 2012).

A educação crítico-reflexiva, contextualizada, pautada em relações horizontais e direcionada à valorização dos saberes e práticas populares, opôs-se à promoção das práticas alimentares saudáveis de forma prescritiva e centrada exclusivamente em aspectos biológicos, sem reconhecer as outras dimensões do comportamento alimentar (Brasil, 2012).

Quadro 9.1 Definição de educação e o processo de ensinar, segundo Paulo Freire
Paulo Freire, em Pedagogia da Autonomia, apresenta a educação como um processo permanente, que requer prática pedagógica **não autoritária, amorosa, coerente** e **aberta**, para instigar no educando o seu reconhecimento como **sujeito do ato de conhecer** Tal prática exige compreender que **ensinar não é transferir conhecimento**, mas criar condições para a sua própria construção, despertando o **senso crítico** e fortalecendo a **autonomia** do educando

Fonte: Freire (2003).

Ao final dos anos 1990, a expressão "promoção de práticas alimentares saudáveis" marcou presença nos documentos oficiais brasileiros como estratégia fundamental para o enfrentamento do cenário epidemiológico nutricional. Nesse panorama, marcado pela transição alimentar e nutricional, consolidou-se a tendência de substituição dos alimentos básicos e tradicionais da cultura alimentar local por alimentos ultraprocessados.

No início dos anos 2000, notou-se aumento da inserção das ações de EAN nas iniciativas públicas, tais como nos restaurantes populares, nos trabalhos das equipes de saúde, nos bancos de alimentos e em programas como o de Alimentação do Trabalhador (PAT) e de Alimentação Escolar (PNAE). Finalmente, em 2010, a Constituição Federal Brasileira, por meio de uma emenda, reconheceu o direito humano à alimentação adequada como um direito social, inerente a todo cidadão. Iniciou-se, então, um processo de expansão das ações dialógicas de educação em saúde, direcionadas ao fortalecimento da autonomia dos sujeitos e dos programas calcados na promoção da saúde. Como exemplo, a Estratégia Saúde da Família tem se destacado como modelo assistencial centrado no trabalho em equipe interdisciplinar e multiprofissional e no fortalecimento do vínculo das equipes de saúde com as famílias, oportunizando práticas educativas integradas. Nesse sentido, a EAN foi reconhecida como campo de prática do nutricionista e de outros profissionais envolvidos na promoção da alimentação adequada e saudável em diversos cenários onde essa temática possa ser abordada (veja o Quadro 9.2).

Quadro 9.2
Alimentação adequada e saudável

Alimentação adequada e saudável é "a prática alimentar apropriada aos aspectos biológicos e socioculturais dos indivíduos, bem como ao uso sustentável do meio ambiente"

Para isso, ela deve atender:
- às necessidades de cada fase do curso da vida
- às necessidades alimentares especiais
- à cultura alimentar
- às dimensões de gênero, raça e etnia

E também precisa ser:
- acessível do ponto de vista físico e financeiro
- harmônica em quantidade e qualidade
- baseada em práticas produtivas adequadas e sustentáveis

Fonte: Brasil. Ministério da Saúde. Política Nacional de Alimentação e Nutrição (PNAN). Brasília (DF), 2013a.

Educação Alimentar e Nutricional no âmbito das políticas públicas

Nas últimas décadas, a EAN, como estratégia de promoção da alimentação adequada e saudável no contexto do Direito Humano à Alimentação Adequada, tem sido inserida em diversas políticas públicas no Brasil (Santos, 2012).

A EAN permeia transversalmente todas as diretrizes da Política Nacional de Alimentação e Nutrição (PNAN), sendo também destacada na Estratégia Global para Alimentação, Atividade Física e Saúde, na Política Nacional de Promoção da Saúde, no Plano de Ações Estratégicas para o Enfrentamento das Doenças Crônicas e Agravos Não Transmissíveis no Brasil, na Política Nacional de Segurança Alimentar e Nutricional (PNSAN) e no Plano Nacional de Segurança Alimentar e Nutricional (Plansan).

No âmbito da SAN, a EAN assume o desafio de ultrapassar os limites das estratégias direcionadas às escolhas alimentares individuais e ampliá-las para a produção, distribuição e abastecimento de alimentos (Brasil, 2012). Assim, a EAN, enquanto política pública, requer articulação intra e intersetorial, devendo atender aos princípios do seu campo de atuação.

O Marco de Referência de Educação Alimentar e Nutricional para as Políticas Públicas consolidou-se como importante referencial teórico de qualificação da agenda de alimentação e nutrição. Essa publicação apresentou os princípios da EAN para todos os setores e cenários em que esse tema possa ser abordado e orientou a sua concepção a partir de um referencial metodológico que contempla processos de planejamento participativo, monitoramento e avaliação (Brasil, 2012).

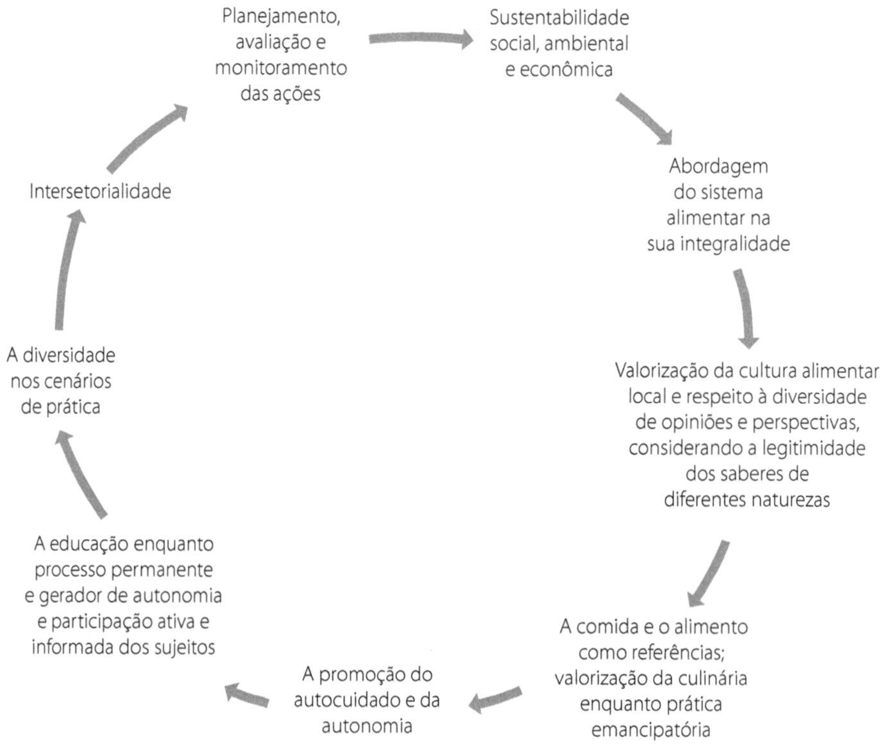

Figura 9.1 – *Princípios para as ações de Educação Alimentar e Nutricional.*

Fonte: Brasil. Ministério do Desenvolvimento Social e Combate à Fome (MDS). *Marco de referência de educação alimentar e nutricional para as políticas públicas.* Brasília (DF), 2012.

O Marco de Referência de Educação Alimentar e Nutricional para as Políticas Públicas documentou e institucionalizou, em 2012, a definição de EAN, alicerçada em princípios transformadores que permitiram romper o paradigma dessa prática até então adotado nos documentos vinculados ao campo da alimentação e nutrição no país. Esses princípios reconheceram a forte influência dos sistemas alimentares e das desigualdades estruturais (gênero, raça e classe social) no acesso à alimentação adequada e saudável. Em cenário de persistência das inúmeras situações de violação desse direito social, o Marco se mantém contemporâneo, mesmo dez anos após a sua publicação. Esse documento registrou no país a importância do diálogo e da articulação entre sociedade civil e governo para o reconhecimento das singularidades dos indivíduos, suas tradições e realidades que tanto contribuem para a formação do comportamento alimentar.

Destaca-se, ainda, como referencial teórico para as ações de EAN a Política Nacional de Educação Popular em Saúde (PNEPS-SUS) (Brasil, 2013b), instituída pelo Ministério da Saúde, em 2013, no âmbito do Sistema Único de Saúde, propondo uma prática político-pedagógica que perpassa as ações voltadas para a promoção, proteção e recuperação da saúde, a partir da valorização dos saberes populares.

Quadro 9.3 Princípios da Política Nacional de Educação Popular em Saúde (PNEPS-SUS)
Diálogo: encontro de conhecimentos construídos histórica e culturalmente por sujeitos, ocorrendo quando cada um, de forma respeitosa, coloca o que sabe à disposição para ampliar o conhecimento crítico de ambos acerca da realidade
Amorosidade: ampliação do diálogo nas relações de cuidado e na ação educativa, por meio de trocas emocionais e da sensibilidade, conduzindo-o para além de conhecimentos e argumentações
Problematização: prática pedagógica e de educação em saúde calcada no diálogo e na análise crítica da realidade
Construção compartilhada de conhecimento: processos comunicacionais e pedagógicos entre indivíduos e grupos de saberes, culturas e inserções sociais diferentes para compreender e transformar atitudes
Emancipação: processo coletivo e compartilhado no qual pessoas e grupos superam e se libertam de todas as formas de opressão, exploração, discriminação e violência
Compromisso com a construção do projeto democrático e popular: reafirmação do compromisso com a construção de uma sociedade justa, solidária, democrática, igualitária, soberana e culturalmente diversa

Fonte: Brasil. Ministério da Saúde. *Portaria n. 2.761, de 19 de novembro de 2013.* Institui a Política Nacional de Educação Popular em Saúde no âmbito do Sistema Único de Saúde (PNEPS-SUS), 2013b.

Considerando a abrangência do conceito de EAN e o seu caráter intersetorial, muitos são os locais para a sua execução e os setores envolvidos com esta agenda (veja o Quadro 9.4). Para que a alimentação adequada e saudável seja reconhecida como uma expressão da cidadania, a EAN deve ser vivida na prática cotidiana, em especial em ambientes de ensino e aprendizagem, estimulando desde as habilidades culinárias até as boas práticas alimentares (Melo; Silva, M.; Evangelista; Silva, F., 2016). Essas ações devem, ainda, almejar com que indivíduos e coletividades compreendam o contexto envolvido nas políticas públicas de SAN e a sua importância.

Embora a indústria de alimentos seja citada como uma possível fonte de EAN, a presença de conflitos de interesse carrega consigo algumas reflexões importantes. Historicamente, essas empresas têm utilizado o conhecimento científico sobre nutrientes e alimentos para comercializar produtos (Scrinis, 2021). As parcerias estabelecidas entre empresas de alimentos e organizações de saúde/SAN, órgãos governamentais e entidades de classe de Nutrição podem ser vistas como ações estratégicas de *marketing* ao conferir credibilidade às indústrias de alimentos pela associação com a defesa pela saúde pública. Essa visão distorcida ofusca os prejuízos relacionados ao consumo dos alimentos ultraprocessados, confundindo e fidelizando não apenas os consumidores como também os profissionais de saúde (Pereira; Nascimento; Bandoni, 2016).

Quadro 9.4 Pontos-chave da Educação Alimentar e Nutricional (EAN)
Objetivos e componentes das ações de EAN: • Informar por meio de estratégias comunicativas (exemplo: aconselhamento alimentar em serviços de saúde) • Desenvolver as habilidades necessárias para a conquista de mudanças (exemplos: aprimorar as habilidades culinárias; saber analisar o rótulo nutricional de alimentos industrializados) • Garantir ambiente alimentar saudável (exemplos: ampliação do acesso e da oferta a alimentos variados e saudáveis nos territórios, nas escolas e outras instituições; regulação da indústria de alimentos)
Locais de execução das ações de EAN: • Onde os alimentos são produzidos (exemplo: áreas agrícolas) • Onde os alimentos são vendidos (exemplos: feiras livres e mercados) • Onde os alimentos são consumidos (exemplos: escolas, ambientes de trabalho, domicílios e restaurantes populares) • Onde são fornecidas informação, orientação e educação (exemplos: serviços de saúde, escolas e domicílio)
Público-alvo das ações de EAN: • Crianças, adolescentes, adultos e idosos • Mulheres, gestantes e nutrizes • Famílias • Agricultores familiares • Comunidades indígenas, quilombolas e de imigrantes • Usuários de serviços de saúde e equipamentos de segurança alimentar e nutricional • Portadores de necessidades alimentares especiais
Fontes das ações de EAN: • Setor público (exemplos: governos, organizações internacionais e escolas) • Setor privado (exemplo: setor privado de saúde) • Sociedade civil (exemplo: organizações não governamentais)
Exemplos de conteúdo das ações de EAN: • Sobre alimentação: cadeia produtiva de alimentos e sustentabilidade; consumo sustentável e desperdício de alimentos; grupos de alimentos e valorização da cultura alimentar local; práticas alimentares e sua relação com a promoção da saúde; influência da mídia nas escolhas alimentares; políticas locais de segurança alimentar e nutricional • Sobre nutrição: os nutrientes e sua relação com a promoção da saúde e a prevenção de doenças; recomendações nutricionais x agravos específicos à saúde

Fonte: Adaptado de Hawkes C. *Promoting healthy diets through nutrition education and changes in the food environment: an international review of actions and their effectiveness.* Rome: FAO, 2013.

Guias alimentares como instrumentos de educação alimentar e nutricional

O comportamento alimentar é fortemente influenciado pelo modo de vida contemporâneo, que ampliou a oferta e a variedade de alimentos disponíveis, e pelos mediadores da autonomia de escolha do indivíduo, tais como o apelo da mídia, do *marketing* e da tecnologia de alimentos (Brasil, 2012).

Dessa forma, a alteração das práticas alimentares depende tanto de ações direcionadas à capacidade de autonomia e escolha do indivíduo (práticas, comportamentos e atitudes envolvidas nas escolhas, nas preferências e no consumo dos alimentos) quanto aos determinantes ambientais (disponibilidade e acesso aos alimentos) (Brasil, 2012).

Para a Organização das Nações Unidas para Agricultura e Alimentação (FAO, 2014), o desenvolvimento e a aplicação de guias alimentares viabilizam o alcance de metas em âmbito individual, bem como governamental e do sistema alimentar. Sendo assim, esses instrumentos direcionam mudanças tanto para as escolhas alimentares individuais quanto para o ambiente alimentar.

Recomenda-se que toda estratégia de EAN, realizada intra ou intersetorialmente, seja referenciada pelos princípios do Marco de Referência de Educação Alimentar e Nutricional para as Políticas Públicas (Brasil, 2012) e pelos guias alimentares publicados pelo Ministério da Saúde (Brasil, 2014, 2019). Segundo a FAO (2014), guias alimentares expressam os princípios da EAN em linguagem acessível e traduzem recomendações nutricionais não apenas para a população em geral, mas também para os profissionais de saúde e os gestores de políticas públicas.

Essas ferramentas de comunicação e educação em saúde devem ser aplicadas nos diversos cenários de prática da EAN e na mídia para auxiliar a população a pensar mais em alimentos do que em nutrientes. No site da FAO, é disponibilizada quase uma centena de guias alimentares do mundo todo (www.fao.org/nutrition/education/food-dietary-guidelines).

O Brasil incluiu o desenvolvimento e a implementação de guias alimentares em sua agenda de promoção da alimentação adequada e saudável em 2002, com a publicação do Guia Alimentar para Crianças Menores de Dois Anos. Esse documento apresentou as recomendações oficiais do Ministério da Saúde para a promoção do aleitamento materno exclusivo até 6 meses de idade e complementado até 2 anos ou mais, e para a introdução apropriada da alimentação complementar.

Em 2006, foi lançada a primeira edição do Guia Alimentar para a População Brasileira para divulgar as diretrizes oficiais de promoção da alimentação saudável da população acima de 2 anos de idade e apoiar políticas públicas intersetoriais.

Finalmente, em 2014, a segunda edição do *Guia Alimentar para a População Brasileira* foi publicada diante da necessidade de atualização das suas diretrizes em função das transformações sociais, econômicas e epidemiológicas enfrentadas pelo país nesse intervalo de tempo. Essa edição anunciou um novo paradigma para a alimentação saudável ao considerá-la como além de nutrientes, incentivando o consumo de alimentos regionais *in natura* e minimamente processados na forma de refeições saborosas e preferencialmente compartilhadas.

O último Guia Alimentar para a População Brasileira apresentou uma nova classificação dos alimentos de acordo com a extensão de processamento, abordou aspectos da comensalidade considerados promotores da saúde e identificou os potenciais obstáculos para a alimentação saudável da população brasileira de todas as regiões do país e estratos sociais (Monteiro et al., 2015). As recomendações desse documento foram centradas no empoderamento dos sujeitos para escolhas alimentares mais saudáveis, autônomas e conscientes.

Além de apresentar destaque na mídia nacional e internacional com a sua publicação, o Guia Alimentar para a População Brasileira foi considerado o primeiro instrumento a incorporar as dimensões sociais, culturais, econômicas e ambientais da sustentabilidade (Monteiro et al., 2015).

A segunda edição do *Guia Alimentar para Crianças Brasileiras Menores de Dois Anos* (Brasil, 2019) trouxe recomendações e informações alinhadas ao *Guia Alimentar para a População Brasileira*, contemplando as especificidades e a relevância dos primeiros anos de vida no desenvolvimento do ser humano. Esses documentos foram assumidos como instrumentos orientadores de políticas, programas e ações de apoio, proteção e promoção à saúde e à SAN da população brasileira.

Diversos materiais têm sido publicados para oferecer suporte técnico e prático para os profissionais de saúde conduzirem ações educativas construtivistas para a aplicação do Guia

Alimentar para a População Brasileira. Dentre eles, destacam-se os instrutivos elaborados pela Universidade Federal de Minas Gerais, em parceria com o Ministério da Saúde, e uma série de protocolos de uso do Guia Alimentar para a População Brasileira na orientação alimentar para cada ciclo da vida (crianças de 2 a 10 anos, adolescentes, adultos, gestantes e idosos). Além desses, a série de vídeos intitulada *O Guia Alimentar na Atenção Básica*, organizada em quatro episódios com as suas respectivas versões comentadas e notas pedagógicas, apresenta possibilidades de abordagem do guia alimentar em situações corriqueiras vivenciadas pelos profissionais de saúde na Atenção Básica (NUPENS/USP, 2019). Esses materiais ambicionam orientar a mudança da prática profissional com metodologias de educação em saúde tratadas sob a perspectiva problematizadora de Paulo Freire, direcionada ao empoderamento dos sujeitos e ao fortalecimento da autonomia para escolhas alimentares mais saudáveis.

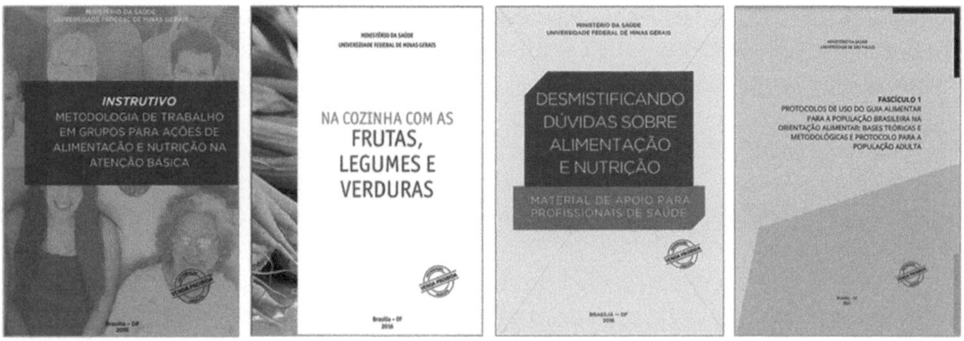

Figura 9.2 – *Instrutivos para a aplicação do Guia Alimentar para a População Brasileira.*

Fonte: Brasil (2016a, 2016b, 2016c, 2021).

Estratégias de educação alimentar e nutricional

O ato de comer é capaz não somente de satisfazer as necessidades biológicas, mas também atuar como fonte de prazer, socialização e expressão cultural (veja a Figura 9.3).

O modo de vida contemporâneo, fortemente influenciado pelos processos de globalização e industrialização, trouxe mudanças significativas no comportamento alimentar da população. O indivíduo foi gradativamente perdendo o contato social e se distanciando dos rituais que envolvem a preparação e o consumo dos alimentos pertencentes à sua cultura, quando se deparou com a praticidade e o prazer imediato proporcionados pelos alimentos ultraprocessados. O apelo da mídia para o consumo desses produtos, a influência do *marketing*, inclusive sobre o público infantil, e o desenvolvimento tecnológico minimizaram as diversas culturas alimentares e preconizaram a rapidez, a praticidade, a individualização e a padronização do sabor da alimentação (Silva, A.; Silva, M.; Oliveira, 2015).

Essas transformações têm sinalizado que educar, no âmbito da alimentação e nutrição, passou a exigir propostas intervencionistas que promovam a conscientização cidadã sobre a seleção, o consumo e o desperdício dos alimentos, bem como o resgate das tradições culturais (Silva, A.; Silva, M.; Oliveira, 2015). Tais propostas devem possibilitar a modificação da estrutura do pensamento para que os indivíduos tenham conhecimento sobre alimentação e nutrição, enxerguem a alimentação como uma prioridade em suas vidas e sejam capazes de refletir criticamente sobre os hábitos e práticas não promotores da saúde aos quais estão expostos.

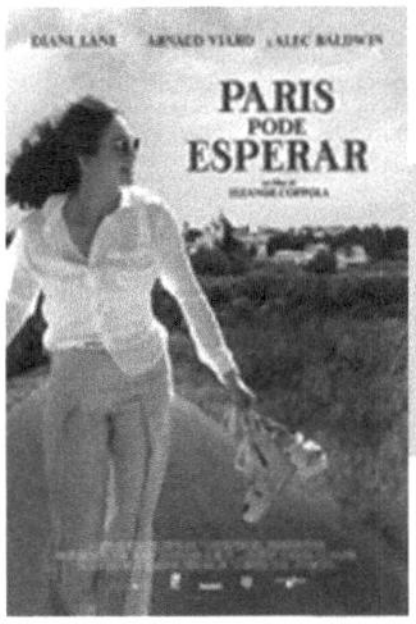

Califórnia Filmes, Paris Pode Esperar, 2016.

Neste filme de Eleanor Coppola, Anne (Diane Lane) descobre os prazeres sem culpa da culinária francesa ao lado de Jacques (Arnaud Viard) em trajeto de Cannes a Paris.

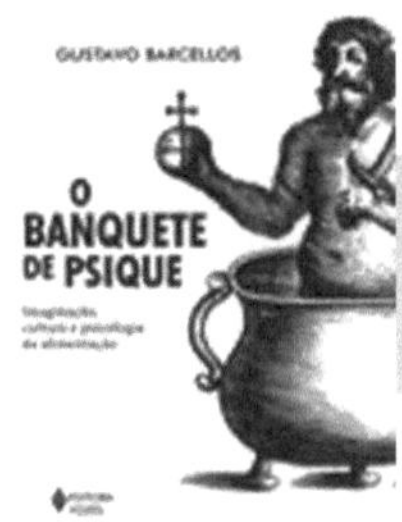

Gustavo Barcellos em "O Banquete de Psique", Editora Vozes, 2017.

"Entender e praticar a alimentação apenas com fins nutritivos seria o mesmo que limitar a atividade sexual apenas a fins reprodutivos".

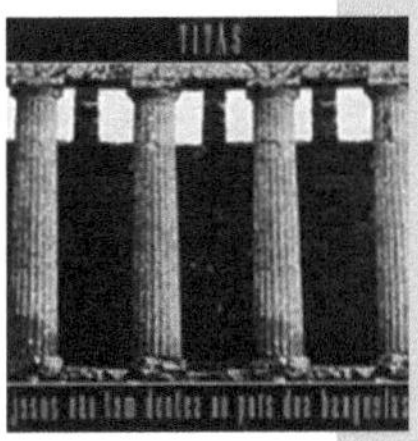

Titãs em "Comida", WEA, 1987.

Bebida é água
Comida é pasto
Você tem sede de quê?
Você tem fome de quê?
A gente não quer só comida
A gente quer comida, diversão e arte
A gente não quer só comida
A gente quer saída para qualquer parte
[...]

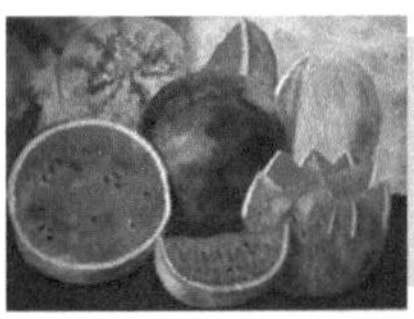

Frida Kahlo, quadro "Viva la Vida", 1954.

Na última obra pintada pela artista, a mensagem "Viva la Vida" aparece grafada em uma melancia, fruta bastante consumida pelos mexicanos.

Figura 9.3 – *A alimentação para além de nutrientes nas artes.*

Fonte: Elaborada pelas autoras.

Ademais, com a maior repercussão do tema "alimentação e saúde" na mídia, tornou-se necessário auxiliar os sujeitos a lidar com a cultura de massa, que vem facilitando a propagação de "superalimentos", dietas milagrosas, modismos e padrões alimentares de risco. Adiciona-se à maior velocidade de disseminação das informações a consolidação de um novo perfil do público-alvo das ações comunicacionais: inquietos e que se comunicam por uma nova linguagem. Novas tecnologias de comunicação, como rádio, *e-mail* e *sites* na internet, têm sido cada vez mais empregadas para democratizar o acesso à informação sem dispensar a necessidade do diálogo, elemento central da educação.

A prática da EAN crítica passou a requerer, portanto, o uso de abordagens e recursos educacionais problematizadores, dinâmicos e ativos, que considerem os significados da alimentação e as dimensões do comportamento alimentar (Brasil, 2012). A problematização estimula a reflexão do indivíduo para que mudanças paulatinas sejam conquistadas no seu ritmo, e não simplesmente impostas com a mera transmissão de recomendações. Magalhães, Martins e Castro (2012) salientam que o educador deve assumir o desafio de envolver os educandos em todas as etapas da intervenção, desde o diagnóstico até a avaliação final, possibilitando identificar se as metas pretendidas são viáveis e quais são os aspectos comportamentais a serem trabalhados.

Para Cervato-Mancuso, Vincha; Santiago (2016), embora o foco das intervenções em EAN tenha mudado ao longo das últimas décadas, elas ainda precisam superar suas raízes biomédicas, partindo de uma responsabilidade individual para a responsabilidade coletiva, e de um conhecimento científico para a construção participativa de um novo conhecimento.

O *"modelo médico"* corresponde à abordagem tradicional de educação, fundamentada na transmissão oral de conhecimento entre o profissional que o detém e o indivíduo que o recebe (Rodrigues; Soares; Boog, 2005). A orientação nutricional fundamentada no *"modelo médico"* diferencia-se, portanto, daquela calcada na aliança terapêutica, responsável por incentivar o indivíduo a realizar suas próprias escolhas de forma autônoma. O emprego dessa abordagem exige sensibilidade profissional para o exercício da escuta ativa, do diálogo e da formação de vínculo (Rodrigues; Soares; Boog, 2005).

A comunicação, no contexto da EAN, deve assumir o desafio de ultrapassar os limites da mera transmissão de informação na forma verbal. Recomenda-se, portanto, que os princípios da comunicação sejam seguidos nas estratégias de EAN (veja o Quadro 9.5) e que o educador reúna algumas características importantes (veja o Quadro 9.6).

Diversos referenciais teóricos podem ser empregados nos programas de EAN de acordo com os objetivos definidos. Como exemplos, o Health Belief Model (Modelo de Crenças em Saúde) é indicado para motivar a mudança de atitude; o Modelo Transteórico direciona a intervenção de acordo com os estágios de mudança de comportamento identificados; a Teoria Social Cognitiva pode ser empregada para modificar atitudes, crenças e percepções; a Entrevista Motivacional auxilia os indivíduos ambivalentes quanto à mudança comportamental.

Enquanto o aconselhamento tende a ser a estratégia mais associada à consulta, a intervenção coletiva possibilita o emprego de diversas temáticas e abordagens educativas (dramatização, dinâmicas, estudos de caso, uso de recursos lúdicos como degustação, hortas pedagógicas, histórias, vivência sensorial etc.), com periodicidade de encontros definida de acordo com os seus objetivos. Essa modalidade tem se tornado uma realidade cada vez maior nos atuais modelos de assistência à saúde, destacando-se também em âmbito escolar e territorial.

Quadro 9.5 **Princípios da comunicação para as ações de educação alimentar e nutricional**
1) Escuta ativa e próxima
2) Reconhecimento das diferentes formas de saberes e práticas
3) Construção partilhada de saberes, de práticas e de soluções
4) Valorização do conhecimento, da cultura e do patrimônio alimentar
5) Comunicação realizada para atender às necessidades dos indivíduos e grupos
6) Formação de vínculo entre os diferentes sujeitos que integram o processo
7) Busca de soluções contextualizadas
8) Relações horizontais
9) Monitoramento permanente dos resultados
10) Formação de rede para profissionais e para setores envolvidos, visando trocas de experiências e discussões

Fonte: Brasil. Ministério do Desenvolvimento Social e Combate à Fome (MDS). *Marco de referência de educação alimentar e nutricional para as políticas públicas.* Brasília (DF), 2012.

Quadro 9.6 **Características do educador em alimentação e nutrição**
• Possui habilidades de escuta e comunicação (verbal e não verbal)
• Comunica-se de forma a alterar a estrutura do pensamento do(s) educando(s)
• Cria atmosfera propícia para diálogos consistentes
• Emprega linguagem adequada, evitando termos técnicos
• Dissemina mensagens claras, positivas e alcançáveis, direcionadas tanto aos alimentos quanto ao ambiente e às atitudes
• Analisa atentamente a comunicação verbal e não verbal (gestos, expressões, postura etc.) do(s) educando(s)
• Faz conexões interdisciplinares
• Constrói relação de confiança e vínculo com o(s) educando(s)
• Demonstra interesse e empatia
• Evita julgamentos
• Estimula a reflexão crítica sobre as situações vividas e as informações recebidas
• Auxilia o(s) educando(s) na identificação dos obstáculos para o alcance das suas metas
• Auxilia o(s) educando(s) a encontrar as formas de superação desses obstáculos
• Fornece *feedback* continuamente, elogia e motiva
• Atua como facilitador do processo de mudança do(s) educando(s), guiando-o(s) em direção ao autocuidado e ao fortalecimento da sua autonomia
• Baseia sua prática no diagnóstico da realidade local, identificando o contexto biopsicossociocultural
• Define e redefine metas e objetivos de forma compartilhada antes e durante o processo, respectivamente;
• Sabe empregar diversos métodos e técnicas educativas
• Utiliza e sabe elaborar materiais educacionais de apoio
• Investe no registro sistemático e na avaliação das atividades realizadas

Fonte: Elaborado pelas autoras.

A vantagem dos grupos de promoção da saúde é que eles acabam funcionando como espaços de escuta das necessidades individuais para a busca compartilhada de soluções, com o auxílio dos profissionais de saúde (Magalhães; Martins; Castro, 2012).

Desafios da formação profissional em saúde para a Educação Alimentar e Nutricional

Conforme discutido previamente, a veloz modificação dos padrões alimentares da população trouxe novos desafios para aqueles que trabalham com educação em saúde. A presença crescente de alimentos ultraprocessados na dieta em substituição aos padrões alimentares tradicionais, com base em alimentos regionais *in natura* e minimamente processados, passou a demandar o estímulo à reflexão do indivíduo sobre a subjetividade da alimentação, fortalecendo o senso crítico para ampliar seu poder de escolha e decisão (Melo; Silva, M.; Evangelista; Silva, F., 2016).

A EAN crítica da contemporaneidade deve fazer com que os indivíduos sejam conhecedores da sua cultura alimentar e da relação dessas tradições com a saúde e o bem-estar (Silva, A.; Silva, M.; Oliveira, 2015). Ademais, o novo cenário epidemiológico nutricional trouxe a necessidade de auxiliar os sujeitos, como cidadãos, no desenvolvimento das habilidades pessoais para a identificação e remoção dos obstáculos impeditivos de práticas alimentares saudáveis (Melo; Silva, M.; Evangelista; Silva, F., 2016).

Apesar dos avanços alcançados, torna-se necessária a ampliação da discussão sobre o modo como a EAN é realizada diante da inadequada comunicação das experiências bem-sucedidas e presença ainda insuficiente nos programas públicos (Brasil, 2012). Maiores investimentos em pesquisas e protocolos de trabalho para a reprodução dessas experiências tornaram-se fundamentais. Além disso, os profissionais de saúde ainda demonstram despreparo nessa área quando fornecem, de forma verticalizada, autoritária e castradora, orientações simplistas, restritivas, não dialogadas, pouco práticas ou inalcançáveis diante da realidade do indivíduo e da coletividade atendida.

Dessa forma, esforços são necessários na formação de profissionais educadores em alimentação e nutrição, das diversas áreas de conhecimento (Brasil, 2012). O caráter multidimensional da alimentação exige a necessidade do envolvimento de outros profissionais afetos à educação em saúde, além do nutricionista, para o planejamento e execução das ações de EAN.

Enquanto nos serviços de saúde essas ações tendem a ser executadas pelo nutricionista com abordagem principalmente nutricional, em âmbito escolar e territorial, esse profissional costuma atuar de maneira compartilhada com outros profissionais, ampliando a temática das intervenções (Cervato-Mancuso; Vincha; Santiago, 2016). Com a projeção de aumento das taxas de obesidade e de outras doenças relacionadas à alimentação e nutrição, tornou-se crucial a efetivação da EAN de forma interprofissional, sinalizando a urgência de as instituições de ensino superior prepararem os graduandos da área da saúde para atuar como educadores e em equipes. Nesse contexto, é fundamental a capacitação dos profissionais de saúde, com vistas ao desenvolvimento das habilidades e competências necessárias para a avaliação efetiva do consumo alimentar dos indivíduos, para o aconselhamento e a atuação interprofissional colaborativa (Dimaria-Ghalili et al., 2014).

A EAN agrega conhecimentos multidisciplinares, advindos da pedagogia, do aconselhamento dietético, da psicologia grupal, da filosofia, da antropologia da alimentação e da segurança alimentar e nutricional, exigindo do educador a atuação como agente e propiciador de mudanças para despertar a consciência crítica, a autonomia e o autocuidado. Sendo assim, fazer EAN requer o desenvolvimento de habilidades e competências profissionais para lidar com pessoas e suas histórias de vida (Magalhães; Martins; Castro, 2012).

A EAN crítica tem sido direcionada para uma perspectiva de atuação do educador na condução de trabalhos com grupos apoiados por teorias pedagógicas da educação em saúde. Especialmente para o nutricionista, o maior desafio tem sido a busca por aperfeiçoamento constante para a promoção da alimentação adequada e saudável com práticas construtivistas mais analíticas, dinâmicas, criativas e conscientes, que fortaleçam o senso crítico dos educandos (Magalhães; Martins; Castro, 2012).

Urge, portanto, a necessidade da readequação curricular para incorporar a transversalidade da EAN no projeto político pedagógico, o maior equilíbrio entre as disciplinas das áreas biológica e de humanas, a inclusão de estágios práticos supervisionados por profissionais, a atuação do docente como educador, e as atividades que permitam o desenvolvimento de habilidades comunicativas verbais e não verbais, bem como a atuação em equipe. Espera-se que, assim, os atores sociais envolvidos na EAN sejam capazes de romper com práticas e paradigmas ultrapassados de educação em saúde.

Referências

BRASIL. Ministério da Saúde. *Guia alimentar para a população brasileira*. Brasília (DF): 2014.

BRASIL. Ministério da Saúde. *Guia alimentar para crianças brasileiras menores de dois anos*. Brasília (DF): 2019.

BRASIL. Ministério da Saúde. Secretaria de Atenção à Saúde. Departamento de Atenção Básica. *Política Nacional de Alimentação e Nutrição*. Brasília: Ministério da Saúde, 2013a. 84 p.

BRASIL. Ministério da Saúde. *Desmistificando dúvidas sobre alimentação e nutrição*. Material de apoio para profissionais de saúde. Brasília: Universidade Federal de Minas Gerais, 2016a.

BRASIL. Ministério da Saúde. *Instrutivo*: metodologia de trabalho em grupos para ações de alimentação e nutrição na atenção básica. Brasília: Universidade Federal de Minas Gerais, 2016b.

BRASIL. Ministério da Saúde. *Na cozinha com as frutas, legumes e verduras*. Brasília: Universidade Federal de Minas Gerais, 2016c.

BRASIL. Ministério da Saúde. *Protocolos de uso do guia alimentar para a população brasileira na orientação alimentar*: bases teóricas e metodológicas e protocolo para a população adulta. Brasília (DF), 2021.

BRASIL. Ministério do Desenvolvimento Social e Combate à Fome. *Marco de referência de educação alimentar e nutricional para as políticas públicas*. MDS: Brasília, 2012.

BRASIL. *Portaria n. 2.761, de 19 de Novembro de 2013*. Institui a Política Nacional de Educação Popular em Saúde no âmbito do Sistema Único de Saúde (PNEPS-SUS), 2013b.

CERVATO-MANCUSO, A. M.; VINCHA, K. R. R.; SANTIAGO, D. A. Educação alimentar e nutricional como prática de intervenção: reflexão e possibilidades de fortalecimento. *Physis*, v. 26, n. 1, p. 225-249, 2016.

DIMARIA-GHALILI, R. A.; MIRTALLO, J. M.; TOBIN, B. W.; HARK, L.; VAN HORN, L.; PALMER, C. A. Challenges and opportunities for nutrition education and training in the health care professions: intraprofessional and interprofessional call to action. *Am J Clin Nutr*. v. 99, suppl, p. 1184S-1193S, 2014.

FREIRE, Paulo. *Pedagogia da autonomia*: saberes necessários à prática educativa. 28. ed. São Paulo: Paz e Terra, 2003. 148 p.

HAWKES, C. *Promoting healthy diets through nutrition education and changes in the food environment*: an international review of actions and their effectiveness. Rome: FAO, 2013.

MAGALHÃES, A. P. A.; MARTINS, K. C.; CASTRO, T. G. Educação alimentar e nutricional crítica: reflexões para intervenções em alimentação e nutrição na atenção primária à saúde. *Rev. Min. Enferm.*, v. 16, n. 3, p. 463-470, 2012.

MELO, M. M.; SILVA, M. C. M.; EVANGELISTA, K. C. M S; SILVA, F. R. M. Pensadores da alimentação: trabalhadores debatem suas dificuldades para incorporar práticas alimentares saudáveis. *Demetra*, v. 11, n. 11, p. 135-158, 2016.

MONTEIRO, C. A.; CANNON, G.; MOUBARAC, J.; MARTINS, A. P. B.; MARTINS, C. A.; GARZILLO J. et al. Dietary guidelines to nourish humanity and the planet in the twenty-first century. A blueprint from Brazil. *Public Health Nutr.*, v. 18, n. 13, p. 2311-2322, 2015.

NÚCLEO DE PESQUISAS EPIDEMIOLÓGICAS EM NUTRIÇÃO E SAÚDE DA UNIVERSIDADE DE SÃO PAULO (NUPENS/USP). Série *O Guia Alimentar na Atenção Básica*. São Paulo, 2019. Disponível em: https://bit.ly/3C4edoo.

ORGANIZACIÓN DE LAS NACIONES UNIDAS PARA LA ALIMENTACIÓN Y LA AGRICULTURA (FAO). *El estado de las guías alimentarias baseadas en alimentos en América Latina y el Caribe:* 21 años después de la Conferencia Internacional sobre Nutrición. Roma, 2014.

PEREIRA, T. N.; NASCIMENTO, F. A.; BANDONI, D. H. Conflito de interesses na formação e prática do nutricionista: regulamentar é preciso. *Ciência & Saúde Coletiva*, v. 21, n. 12, p. 3833-3844, 2016.

RODRIGUES, E. M.; SOARES, F P. T. P.; BOOG, M. C. F. Resgate do conceito de aconselhamento no contexto do atendimento nutricional. *Rev. Nutr.*, v. 18, n. 1, p. 119-128, 2005.

SANTOS, L. A. S. O fazer educação alimentar e nutricional: algumas contribuições para reflexão. *Ciência & Saúde Coletiva*, v. 17, n. 2, p. 453-462, 2012.

SCRINIS, G. *Nutricionismo: a ciência e a política do aconselhamento nutricional*. Elefante; 2021.

SILVA, A. C. B.; SILVA, M. C. C. B.; OLIVEIRA, V. E. R. Educação alimentar e nutricional, cultura e subjetividades: a escola contribuindo para a formação de sujeitos críticos e criativos em torno da cultura alimentar. *Demetra*, v. 10, n. 2, p. 247-257, 2015.

10

Programas de incentivo ao aleitamento materno e alimentação complementar saudável

■ Sonia Isoyama Venancio

Introdução

Uma alimentação adequada e saudável nos primeiros anos de vida garante o crescimento, o desenvolvimento e a saúde infantil e tem repercussões ao longo de toda a vida, contribuindo para a concretização do direito humano à alimentação e à saúde (Brasil, 2012).

Elaborar programas que possam contribuir com a garantia deste direito, por meio da oferta do leite materno de forma exclusiva até o sexto mês de vida e continuado até os dois anos ou mais, com a introdução da alimentação complementar saudável, é um desafio mundial no que se refere às políticas públicas de saúde.

A amamentação impacta na redução da mortalidade infantil no mundo, e é a intervenção isolada com maior capacidade de evitar mortes em crianças menores de 5 anos (pode prevenir 13% do total de mortes). Por sua vez, a alimentação complementar é a terceira ação mais efetiva, com potencial de prevenir 6% dos óbitos nessa faixa etária (Jones et al., 2003).

Revisões sistemáticas sobre os efeitos da amamentação reafirmam diversos benefícios, como prevenção de morbidade infantil por diarreia, infecções respiratórias e otite média; proteção contra mortalidade por doenças infecciosas em países de baixa/média renda e por enterocolite necrotizante e síndrome da morte súbita na infância nos países de alta renda; melhora do capital humano por meio do aumento da inteligência; prevenção do câncer de mama e, adicionalmente, possíveis efeitos sobre a ocorrência de excesso de peso e diabetes entre crianças, e câncer de ovário e diabetes nas mães (Victora et al., 2016; Horta et al., 2018).

Em face das evidências, o Brasil adota as recomendações internacionais, preconizando o aleitamento materno exclusivo até o sexto mês e continuado até o segundo ano de vida ou mais (Brasil, 2019).

A transição do aleitamento materno exclusivo para a introdução dos alimentos consumidos pela família é o período denominado alimentação complementar, que deve ser iniciado aos seis meses de idade e concluído aos 24 meses, sendo um período de grande vulnerabilidade para a nutrição e saúde das crianças. A introdução de alimentos deve ser feita em tempo oportuno, em quantidade e qualidade adequadas a cada fase do desenvolvimento infantil. Esse é o momento em que os primeiros hábitos são adquiridos e formados, e a correta introdução dos alimentos tem o papel de promoção à saúde e hábitos saudáveis, além de proteger a criança de deficiências nutricionais e doenças crônicas na idade adulta (Brasil, 2013).

Apesar do exposto, as práticas de alimentação infantil em todo o mundo estão aquém das recomendações. Análises globais mostram que mais de 80% dos recém-nascidos recebem leite materno em quase todos os países; entretanto, apenas 41% das crianças com menos de seis meses de idade são amamentadas exclusivamente e 45% são amamentadas no segundo ano de vida (Victora et al., 2016; Global Breastfeeding Scorecard, 2019). Da mesma forma, poucas crianças recebem alimentos complementares nutricionalmente adequados e seguros. Em muitos países, menos de um quarto dos lactentes de 6 a 23 meses cumprem os critérios de diversidade dietética e frequência de alimentação apropriada para sua idade (WHO, 2017).

O cenário brasileiro também é preocupante. No Brasil, apesar da melhora significativa na situação do aleitamento materno no período entre 1975 e 2008, os dados da II Pesquisa de Prevalência de Aleitamento Materno nas capitais brasileiras e Distrito Federal mostraram prevalência da amamentação exclusiva em menores de seis meses de 41% e duração mediana do AME e AM de 1,8 e 11,2 meses, respectivamente. Constatou-se, ainda, a introdução precoce de água, chás e outros leites (13,8,15,3 e 17,8%, respectivamente) já no primeiro mês de vida, e de comida salgada (20,7%) e frutas (24,4%) em um quarto dos lactentes de 3 a 6 meses (Venancio, 2013; Brasil, 2009). Com relação à alimentação complementar, a Pesquisa Nacional de Demografia e Saúde (PNDS) apontou a introdução precoce de alimentos não saudáveis, com elevado consumo de refrigerantes (40,5%), alimentos fritos (39,4%), salgadinhos (39,4%) e doces (37,8%), entre uma e três vezes por semana, o que foi confirmado na Pesquisa Nacional de Saúde (2013), na qual o consumo de refrigerantes foi referido para 32,3% e de biscoitos, bolacha ou bolo para 60,8% das crianças, apontando uma inoportuna introdução de alimentos não saudáveis na alimentação infantil (Jaime, 2016).

Dados do Estudo Nacional de Alimentação e Nutrição (ENANI) conduzido em 2019, mostraram aumento discreto da prevalência de amamentação exclusiva em menores de seis meses (45,8%) e prevalência de aleitamento materno continuado no primeiro ano de vida (entre crianças de 12 a 23 meses) no Brasil de 43,6% (Universidade Federal do Rio de Janeiro, 2021a). Com relação à alimentação complementar, os dados revelaram que a frequência alimentar mínima entre 6 e 8 meses foi de 39,2% e a diversidade alimentar mínima entre crianças de 6 a 23 meses foi de 57,1%. Além disso, chamou a atenção que a prevalência de consumo de alimentos ultraprocessados foi de 80,5% e o consumo de bebidas adoçadas entre crianças de 6 a 23 meses foi de 24,5% (Universidade Federal do Rio de Janeiro, 2021b).

Esses dados sinalizam a necessidade de instituir políticas e programas para proteger, promover e apoiar as práticas de amamentação e alimentação complementar saudável em todo o mundo. No Brasil, esses programas e ações se inserem no contexto de diversas políticas instituídas no âmbito do Sistema Único de Saúde (SUS), com destaque para a Política Nacional de Alimentação e Nutrição – PNAN (aprovada em 1999 e revisada em 2011), a Política Nacional de Promoção da Saúde (de 2006, revisada em 2014) e a Política Nacional de Atenção Integral à Saúde da Criança – PNAISC, aprovada em 2015 (Brasil, 2012, 2017).

Entender o histórico e o contexto de implementação de tais programas pode ajudar a reconhecer os avanços e identificar lacunas para o enfrentamento dos inúmeros desafios dessa agenda.

Histórico de implementação de programas e ações de aleitamento materno e a alimentação complementar saudável em nível global

O declínio na prática do AM que ocorreu no final do século XIX é atribuído a diversos fatores, como crenças sobre amamentação, a inserção da mulher no mercado de trabalho, a influência das práticas hospitalares contrárias à amamentação por livre demanda, a industrialização de produtos e criação de demandas por influência do *marketing* utilizado pelas indústrias e distribuidores de alimentos artificiais, levando ao aumento das taxas de mortalidade infantil (Brasil, 2017). Diante deste cenário, várias iniciativas foram adotadas por organismos internacionais visando ao retorno à prática da amamentação.

A Organização Internacional do Trabalho (OIT), no início do século XX, realizou a terceira convenção, em Washington, relativa ao emprego das mulheres antes e depois do parto. Nela, foi recomendado aos países garantir o retorno ao trabalho seis semanas pós-parto e o direito a duas pausas de meia hora para amamentar durante a jornada de trabalho. Em 1981, a Organização Mundial da Saúde (OMS) e o Fundo das Nações Unidas para a Infância (Unicef) recomendaram a criação de normas éticas para a comercialização de substitutos do leite materno, o que resultou na aprovação do Código Internacional de Comercialização de Substitutos do Leite Materno. O Código reconheceu que os trabalhadores da saúde, mulheres e famílias são suscetíveis a estratégias de *marketing* direto e indireto e delineou as responsabilidades dos governos, dos sistemas e trabalhadores da saúde e das empresas que comercializam ou fabricam os substitutos do leite materno (Rollins et al., 2016).

O passo seguinte, em 1989, foi o lançamento, também pela OMS e pelo Unicef, da Declaração Conjunta sobre o Papel dos Serviços de Saúde e Maternidades, e nela foram definidos os "Dez Passos para o Sucesso do Aleitamento Materno" (Brasil, 2017).

Em agosto de 1990, legisladores e agências internacionais adotaram a Declaração de *Innocenti*, a qual recomendava a todas as crianças o aleitamento materno exclusivo do nascimento até 4-6 meses de idade e a continuidade da amamentação por dois anos ou mais. No mesmo ano, a Convenção das Nações Unidas sobre Direitos da Criança consagrou a saúde e os cuidados de saúde, incluindo as vantagens da amamentação como um direito legal da criança e a promoção da amamentação como uma obrigação legal dos países que a ratificaram (Rollins et al., 2016).

Em 1991, foi lançada a Iniciativa Hospital Amigo da Criança (IHAC), com o objetivo de resgatar o direito da mulher de amamentar, mediante mudanças nas rotinas das maternidades, por meio do cumprimento dos "Dez Passos para o Sucesso da Amamentação" e da não aceitação de doação de substitutos do leite materno. No mesmo ano, a World Alliance for Breastfeeding Action (WABA) lançou a Semana Mundial de Amamentação, que se caracteriza como ação de mobilização social de grande relevância.

Em 2001, a Assembleia Mundial da Saúde passou a recomendar a amamentação exclusiva até o sexto mês de vida, mantendo a orientação para introdução dos alimentos complementares e manutenção da amamentação até os dois anos de vida ou mais.

A OMS e Unicef publicaram, em 2002, a Estratégia Global para a Alimentação Infantil, para revitalizar o compromisso global com a nutrição apropriada para crianças e bebês, reiterando as iniciativas anteriores e propondo ações para proteger, promover e apoiar a alimentação infantil (Brasil, 2013).

Vale destacar que, nos anos subsequentes, várias estratégias foram pensadas para fortalecer a implementação das iniciativas descritas acima, tais como elaboração de cursos para profissionais de saúde e gestores e o lançamento do Curso Integrado de Aconselhamento em Alimentação Infantil, entre outros. Com relação aos direitos trabalhistas, em 2009, a recomendação internacional foi revista para 14 semanas de licença-maternidade.

Em 2012, foi lançado um Plano de Implementação Integral em Nutrição Materna, do Recém-Nascido e da Criança, que definiu seis metas para a melhoria mundial da nutrição até 2025, sendo uma delas o aumento de 50% ou mais da taxa de amamentação exclusiva nos primeiros seis meses de vida e um conjunto de ações e metas relacionadas à redução da anemia materna, do baixo peso ao nascer e da desnutrição e obesidade infantis, estas últimas estreitamente relacionadas às práticas alimentares na infância (WHO, 2014). Para 2030, as metas globais são de 70% para a amamentação na primeira hora de vida, 70% para a amamentação exclusiva, 80% de amamentação no primeiro ano e 60% no segundo ano. Portanto, os esforços dos países para atingir as metas de amamentação devem ser intensificados, incluindo o Brasil.

Histórico de implementação de programas e ações de aleitamento materno e a alimentação complementar saudável no Brasil

Décadas de 1970 e 1980

O movimento mundial para a retomada da amamentação teve seus reflexos no Brasil. Na década de 1970, a agenda da Alimentação e Nutrição é assumida pelo Instituto Nacional de Alimentação e Nutrição (Inan) e, em 1976, institui-se o II Programa Nacional de Alimentação e Nutrição (II Pronan), a partir do qual ocorreu o processo de institucionalização de ações de nutrição no interior da rede pública de serviços de saúde. Porém, foi em 1981 que a amamentação ganhou maior destaque, com a criação do Programa Nacional de Incentivo ao Aleitamento Materno (PNIAM), reconhecido como um programa bem-sucedido internacionalmente por sua abrangência: ações de promoção da amamentação (campanhas publicitárias veiculadas pelos meios de comunicação de massa), proteção legal (criação de leis trabalhistas de proteção à amamentação e controle de *marketing* e comercialização de leites artificiais) e apoio (elaboração de material educativo, criação de grupos de apoio à amamentação na comunidade e treinamento de profissionais de saúde para aconselhamento individual). Nos anos subsequentes, foi publicada a portaria do Alojamento Conjunto, tornando obrigatória a permanência do bebê junto à mãe em tempo integral nas unidades hospitalares públicas (1983).

O ano de 1988 constitui-se em um marco histórico para o país, com a promulgação da Constituição Federal e a instituição do SUS, após o qual a atenção à saúde da criança no Brasil evoluiu dos programas verticalizados materno-infantis das décadas de 1970 e 1980 para a perspectiva de cuidado integral, voltada à garantia de direitos, superação de vulnerabilidades, redução da morbimortalidade e promoção da saúde e qualidade de vida (Jaime, 2016). A Constituição Federal garantiu, ainda, às mulheres trabalhadoras com vínculo empregatício formal diversos benefícios, como a licença-maternidade de 120 dias, o direito a duas pausas de meia hora cada uma durante a jornada de trabalho, para amamentar o filho de até os seis meses de idade, e o direito à creche no local de trabalho (Brasil, 2017).

No tocante à proteção legal da amamentação, outro marco importante ocorreu em 1988, com a criação da Norma Brasileira de Comercialização de Alimentos para Lactentes. Objetivou-se proteger o aleitamento materno por meio da proibição da publicidade de produtos alimentícios para crianças, de doação de amostras grátis para as mães, da promoção desses produtos nos serviços de saúde, de oferta de presentes e amostras ao pessoal da área da saúde e textos ou ilustrações insinuando como ideal a alimentação artificial, entre outros. Ainda nesse ano, o Ministério da Saúde (MS) regulamentou o funcionamento dos Bancos de Leite Humano (BLH), definindo que, além de serem locais de coleta, processamento e estocagem de leite humano, deveriam funcionar como centros de apoio à lactação (Brasil, 2017).

Década de 1990

Os anos 1990 foram decisivos para os avanços no tocante à amamentação. O Brasil foi um dos 12 primeiros países a adotar a IHAC e, em 1992, foi credenciado o primeiro Hospital Amigo da Criança no país. Para alavancar a IHAC, o MS intensificou a multiplicação de quatro cursos propostos pela OMS: Curso de 18 horas para equipes das maternidades; Curso de 80 horas para formar monitores; Curso de Aconselhamento em Amamentação de 40 horas e Curso rápido voltado à sensibilização dos gestores (Venancio, 2014).

Ao mesmo tempo, em 1992, a Norma Brasileira de Comercialização de Alimentos para Lactentes passava por sua primeira revisão, incluindo bicos e mamadeiras, melhorando aspectos de rotulagem e assumindo a denominação Norma Brasileira para Comercialização de Alimentos para Lactentes (NBCAL) (Brasil, 2017). Duas portarias ministeriais foram publicadas no final da década de 1990, sobre a criação da Comissão Nacional de BLH e da Rede Brasileira de Bancos de Leite Humano (rBLH-BR), no âmbito do Centro de Referência Nacional da Fundação Oswaldo Cruz (Brasil, 2017). Também na década de 1990 o Brasil passa a comemorar a Semana Mundial da Amamentação, na primeira semana de agosto, a qual vem se consolidando como uma importante estratégia de promoção do aleitamento materno (Venancio, 2014).

Anos 2000

Os anos 2000 são marcados por importantes avanços em relação à proteção, promoção e apoio ao aleitamento materno.

No tocante à proteção legal, o MS coordenou a revisão da NBCAL, que resultou na Portaria Ministerial n. 2.051/2001 e na RDC n. 221 e 222/2002, da Anvisa; em 2006, foi publicada a Lei n. 11.265/2006, que dispõe sobre comercialização de alimentos para lactentes e crianças de primeira infância e também de produtos de puericultura e correlatos, ampliando seu escopo para alimentos de crianças até o 3º ano de vida; e, em 2015, foi publicado o Decreto n. 8.552, que regulamenta a Lei n. 11.265/2006.

Fortaleceu-se também o apoio à mulher trabalhadora que amamenta. Em 2008, a Lei n. 1.770 estabeleceu a licença-maternidade de seis meses, sem prejuízo do emprego e do salário, para as funcionárias públicas federais, ficando a critério dos estados, municípios e empresas privadas a adoção desta Lei – Programa Empresa Cidadã. Além disso, em 2010, o MS adotou uma nova ação que tem por objetivo orientar a instalação de salas de apoio à amamentação em empresas públicas ou privadas e a fiscalização desses ambientes pelas vigilâncias sanitárias locais (Brasil, 2017).

Com relação à promoção, além da Semana Mundial da Amamentação, outras ações de mobilização social foram adotadas, tais como o Dia Nacional de Doação de Leite Humano, comemorado nacionalmente no dia 19 de maio e, em 2012, alguns estados brasileiros instituíram a Semana de Doação do Leite Humano, tendo como referência o dia 19 de maio. Seguindo a tendência da mobilização social por um período maior, foi publicada a Lei n. 13.435, que instituiu o mês de agosto como o Mês do Aleitamento Materno – Agosto Dourado (Brasil, 2017).

Várias ações voltadas ao apoio à amamentação também foram implementadas. Em âmbito hospitalar, o MS regulamentou, em 2000, a Norma de Atenção Humanizada ao Recém-Nascido de Baixo Peso (Método Canguru), que, dentre inúmeros benefícios, tem se mostrado efetivo para aumentar as taxas de amamentação desses bebês (Venancio, 2014). A IHAC passou por constantes revisões, com modificação nos critérios brasileiros para certificação dos hospitais, e, em 2014, ampliou seu foco para a atenção ao parto, incluindo o Cuidado Amigo da Mulher. Além do cumprimento dos Dez Passos para o Sucesso do Aleitamento Materno, da NBCAL, e do Cuidado Amigo da Mulher, os critérios brasileiros visam garantir também a permanência da mãe ou do pai junto ao recém-nascido 24 horas por dia e livre acesso a ambos ou, na falta destes, ao responsável legal. Cabe ressaltar que, nesse período, o modelo brasileiro de BLH foi reconhecido mundialmente pelo desenvolvimento tecnológico inédito, que alia baixo custo à alta qualidade, tendo a rBLH-BR estabelecido cooperação com vários países, sendo instituída a Rede Global de Bancos de Leite Humano.

Conforme descrito até o momento, as ações voltadas a incentivar a amamentação em serviços de saúde tiveram como foco prioritário inicial as maternidades. No âmbito da Atenção Básica, algumas iniciativas de apoio ao aleitamento materno foram adotadas, tais como a Iniciativa Unidade Básica Amiga da Criança, em Londrina, e a Iniciativa Unidade Básica Amiga da Amamentação, no Rio de Janeiro. Mas foi somente em 2008 que essa lacuna foi preenchida, quando o MS adotou uma estratégia voltada à promoção da amamentação na Atenção Básica, com a criação da Rede Amamenta Brasil. A proposta, formulada com base nos princípios da educação crítico-reflexiva e na Política de Educação Permanente em Saúde, tinha como objetivo a revisão e o matriciamento dos processos de trabalho interdisciplinar nas unidades básicas de saúde, de forma a contribuir para o aumento da prevalência do AM (Brasil, 2017).

Cumpre destacar também uma importante iniciativa do MS no sentido de fortalecer a governança das ações de aleitamento materno, com a instituição, em 2006, do Comitê Nacional de Aleitamento Materno, cujo objetivo era assessorar e apoiar a implementação das ações de promoção, proteção e apoio ao AM no país. Em 2012, foi publicada a Portaria n. 111, de 19 de janeiro, que redefiniu sua composição, que passou a ter representação de grupo de mães, sociedade civil, OPAS, Unicef, SBP, CRN, Abenfo, Febrasgo, Departamento de Atenção Básica e representantes de instituições de ensino (Brasil, 2017). O Comitê foi desativado por força do Decreto n. 9.759, de 11 de abril de 2019, o qual definiu regras e limitações para colegiados existentes na administração pública federal e reativado no formato de uma Câmara Técnica Assessora em 22 de março de 2022, por meio da Portaria GAB/SAPS n. 13.

É importante reconhecer a valorização das ações de incentivo à amamentação no âmbito das estratégias do governo brasileiro para redução da mortalidade infantil, como o Projeto de Redução da Mortalidade Infantil da década de 1990, o Pacto Nacional pela Redução da Mortalidade Materna e Neonatal (2004), o Pacto pela Vida (2006) e o PAC Saúde – Mais Saúde, de 2008 (Brasil, 2017).

Foi também nos anos 2000 que o MS intensificou a promoção da alimentação complementar saudável, por meio da elaboração e divulgação de vários materiais educativos voltados aos profissionais de saúde. Nesse sentido, podemos citar o "Guia Alimentar para as crianças menores de 2 anos", publicado em 2002, que fundamentou a primeira publicação do manual "Dez passos para uma alimentação saudável: guia alimentar para crianças menores de dois anos: um guia para o profissional da saúde na atenção básica" no mesmo ano, com revisão em 2010. Outra importante publicação do MS foi o "Caderno de Atenção Básica n. 23: Saúde da criança, Nutrição Infantil, Aleitamento Materno e Alimentação Complementar", em 2009, revisado em 2015.

Em 2010, foi dado um passo importante para o fortalecimento das ações de apoio e promoção à alimentação complementar saudável no SUS, com o lançamento da Estratégia Nacional Para Alimentação Complementar Saudável (ENPACS), também com base nos princípios da Educação Permanente em Saúde e da educação problematizadora. O objetivo da ENPACS era incentivar a orientação da alimentação complementar como atividade de rotina nos serviços de saúde, contemplando a formação de hábitos alimentares saudáveis desde a infância, com a introdução da alimentação complementar em tempo oportuno e de qualidade, respeitando a identidade cultural e alimentar das diversas regiões brasileiras (Brasil, 2010).

Tendo em vista as dificuldades operacionais na implantação da Rede Amamenta Brasil e ENPACS, e buscando potencializar a promoção da amamentação e alimentação complementar saudável na Atenção Básica, as duas iniciativas foram integradas à Estratégia Amamenta e Alimenta Brasil (EAAB) em 2013. O objetivo foi facilitar a participação dos profissionais nas oficinas e potencializar o trabalho das equipes da atenção básica na promoção do aleitamento materno e alimentação complementar, mantendo os referenciais teóricos da educação crítico-reflexiva e as estratégias de implementação, como apoio contínuo às UBSs e certificação no contexto da qualificação da atenção básica (Venancio, 2013). Algumas iniciativas foram adotadas pelo MS visando ao fortalecimento dessa Estratégia, como a publicação das Portarias GM/MS n. 3.297, de 4 de dezembro de 2020 e GM/MS n. 1.124, de 19 de maio de 2022, ambas instituindo incentivos financeiros para a sua implementação. Além disso, para apoiar a implementação da Estratégia em larga escala, o MS investiu em cursos na modalidade de Educação à Distância (EAD), com a formação de 111.501 profissionais de saúde no curso Amamenta e Alimenta Brasil: recomendações baseadas no Guia Alimentar para Crianças Brasileiras Menores de 2 anos no período de outubro de 2020 a dezembro de 2022.

Destaca-se também a elaboração do II Plano Nacional de Segurança Alimentar e Nutricional 2016-2019, por diversos ministérios e a sociedade civil, que tem como objetivo garantir a segurança alimentar e nutricional e o direito humano à alimentação adequada à população brasileira. Este plano tem como um dos indicadores o aleitamento materno, para controlar e prevenir os agravos decorrentes da má alimentação e a expansão da EAAB para mais 2.000 Unidades Básicas de Saúde.

Por fim, vale ressaltar a publicação da nova versão do *Guia Alimentar para as Crianças Brasileiras Menores de Dois Anos*, em 2019. Alinhado ao *Guia Alimentar para a População Brasileira,* este documento traz recomendações e informações sobre a alimentação de crianças nos dois primeiros anos de vida; e além de apoiar a família no cuidado cotidiano, subsidia os profissionais no desenvolvimento de ações de educação alimentar e nutricional em âmbito individual e coletivo no Sistema Único de Saúde (SUS) e em outros setores; e é um instrumento orientador de políticas, programas e ações que visam apoiar, proteger e promover a saúde e a segurança alimentar e nutricional das crianças brasileiras (Brasil, 2019).

Encerra-se aqui um breve histórico sobre a implementação de programas e ações voltados à promoção do AM e alimentação complementar saudável no Brasil. Para conhecer o detalhamento desses programas e ações, sugere-se a leitura dos documentos do MS citados ao longo do texto. A seguir, passamos à reflexão sobre avanços e desafios dessa agenda.

Avanços e desafios da agenda de promoção da amamentação e alimentação complementar saudável

É inegável o papel dos programas e ações na expansão da prática da amamentação. O êxito da trajetória brasileira foi amplamente divulgado por ocasião da publicação de um volume especial sobre amamentação no periódico *The Lancet*, em 2016, sendo o país citado por seu investimento bem-sucedido no treinamento dos trabalhadores da saúde, implantação da IHAC, fortalecimento da proteção à maternidade e a implementação da NBCAL (Rollins et al., 2016). Alguns dados podem ajudar a compreender o quanto se avançou na implementação dos programas e ações no Brasil, conforme ilustra a Figura 10.1.

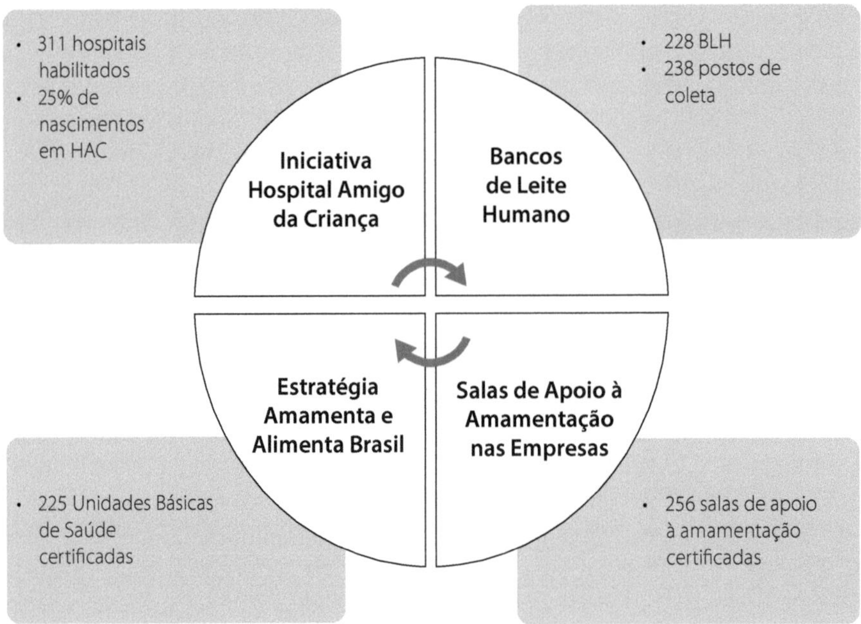
• 311 hospitais habilitados
• 25% de nascimentos em HAC
• 228 BLH
• 238 postos de coleta
Iniciativa Hospital Amigo da Criança
Bancos de Leite Humano
Estratégia Amamenta e Alimenta Brasil
Salas de Apoio à Amamentação nas Empresas
• 225 Unidades Básicas de Saúde certificadas
• 256 salas de apoio à amamentação certificadas

Figura 10.1 – *Implementação das ações de proteção, promoção e apoio ao aleitamento materno no Brasil, 2017.*

Fonte: Ministério da Saúde, em 20 de dezembro de 2017.

Porém, em que pesem os avanços, apesar de diversas iniciativas terem sido estabelecidas desde a década de 1980, as taxas globais de amamentação, assim como as nacionais, que apontam para uma estabilização dos indicadores de amamentação (Boccolini et al., 2017) e permanecem abaixo das metas estabelecidas no Plano de Implementação Integral em Nutrição Materna, do Recém-Nascido e da Criança (WHO, 2014).

Diante dos desafios que se colocam e em face de certo esgotamento das estratégias e investimentos, um modelo para ampliação dos programas de promoção da amamentação em países de baixa/média renda vem sendo proposto, conhecido como *Breastfeeding Gear Model* ou Modelo de Engrenagens. Com base em uma revisão sistemática sobre a implementação de programas de aleitamento materno de 28 países da África, América Latina e Caribe e Ásia, o modelo proposto indica a necessidade de várias "engrenagens-chave" trabalharem em sincronia e coordenação. São engrenagens-chave o *advocacy* (a exemplo da atuação da Rede Internacional em Defesa do Direito de Amamentar (IBFAN), no Brasil desde 1983), necessário para gerar a vontade política, por sua vez, necessária para promulgar legislação e políticas para proteger, promover e apoiar a amamentação em hospitais e na comunidade e a coordenação ou governança, que impulsiona os recursos necessários para apoiar o desenvolvimento dos programas, que necessitam de monitoramento e avaliação. Os autores utilizam os exemplos do Brasil e do México para testar empiricamente o modelo, concluindo que o Brasil possui maior número de engrenagens atuando e, consequentemente, alcançou melhores indicadores de amamentação ao longo do tempo (Pérez-Escamilla et al., 2012).

Nessa direção, teve início, em 2010, a elaboração de um documento base visando contribuir para a formulação e pactuação da Política Nacional de Promoção, Proteção e Apoio ao Aleitamento Materno no Brasil, em função da necessidade de fortalecer as diversas ações de incentivo ao aleitamento materno desenvolvidas no país. Para além da maior articulação e integração entre essas ações, propõe-se potencializar o seu impacto buscando um alinhamento aos princípios e diretrizes do SUS, no contexto de consolidação das Redes de Atenção à Saúde, adotando a lógica da construção de uma linha de cuidado. Além disso, aponta-se a necessidade de pactuação entre as esferas de governo e o financiamento tripartite para garantir a sustentabilidade das ações, além do fortalecimento do trabalho intersetorial, trazendo, assim, a perspectiva de pactuação de uma Política que vem sendo trabalhada com os estados e municípios desde 2010, em substituição à lógica de várias ações que vêm sendo implementadas de forma isolada nos territórios (Brasil, 2017).

É importante lembrar que a PNAISC, aprovada em 2015, destaca a promoção da amamentação e alimentação complementar saudável como um dos eixos prioritários da atenção integral às crianças, reforçando as diretrizes da PNAN. Como perspectiva para a expansão da prática da amamentação e alimentação complementar saudável no Brasil, além do fortalecimento das ações de proteção, promoção e apoio à amamentação implementadas ao longo de quatro décadas, a expansão da EAAB parece uma estratégia com grande potencial, em função da capilaridade das Unidades Básicas de Saúde no país e por consistir a principal estratégia para a implementação do Guia Alimentar para as Crianças Brasileiras Menores de Dois Anos no contexto da Atenção Primária à Saúde.

Referências

BOCCOLINI, C. S.; BOCCOLINI, P. M. M.; MONTEIRO, F. R. et al. Tendência de indicadores do aleitamento materno no Brasil em três décadas. *Rev. Saúde Pública*, São Paulo, v. 51, n. 108, 2017. Disponível em: <http://www.scielo.br/scielo.php?script=sci_arttext&pid=S0034-89102017000100287&lng=pt&nrm=iso>. Acesso em: 19 dez. 2017.

BRASIL. *II Pesquisa de prevalência de aleitamento materno nas capitais brasileiras e Distrito Federal.* [s.l.] Ministério da Saúde, 2009.

BRASIL. Ministério da Saúde. *ENPACS:* Estratégia Nacional Para Alimentação Complementar Saudável: Caderno do Tutor/ Ministério da Saúde, Rede Internacional em Defesa do Direito de Amamentar – IBFAN Brasil. – Brasília: Ministério da Saúde, 2010. 108 p.

BRASIL. Ministério da Saúde. Secretaria de Atenção à Saúde. Departamento de Ações Programáticas Estratégicas. *Bases para a discussão da Política Nacional de Promoção, Proteção e Apoio ao Aleitamento Materno*/Ministério da Saúde, Secretaria de Atenção à Saúde, Departamento de Ações Programáticas Estratégicas. Brasília: Ministério da Saúde, 2017. 68 p.: il.

BRASIL. Ministério da Saúde. Secretaria de Atenção Primária à Saúde. Departamento de Promoção da Saúde. *Guia alimentar para crianças brasileiras menores de 2 anos*/Ministério da Saúde, Secretaria de Atenção Primária à Saúde, Departamento de Promoção da Saúde. Brasília: Ministério da Saúde, 2019.

GLOBAL BREASTFEEDING SCORECARD, 2019. *Increasing commitment to breastfeeding through funding and improved policies and programmes*. Disponível em: https://apps.who.int/iris/bitstream/handle/10665/326049/WHO-NMH-NHD--19.22-eng.pdf. Acesso em: 08 mar. 2023.

JAIME, P. C.; FRIAS, P. G.; MONTEIRO, H. O. C. et al. Assistência em saúde e alimentação não saudável em crianças menores de dois anos: dados da Pesquisa Nacional de Saúde, Brasil, 2013. Rev. *Bras. Saúde Matern. Infant.*, Recife, v. 16, n. 2, p. 159-167, abr./jun. 2016.

JONES, G.; STEKETEE, R. W.; BLACK, R. et al. How many child deaths can we prevent this year? *Lancet*, v. 362, n. 9377, p. 65-71, 5 jul. 2003.

HORTA, B.L.; DE SOUSA BA, DE MOLA CL. Breastfeeding and neurodevelopmental outcomes. *Curr Opin Clin Nutr Metab Care*. May; v. 21, n. 3, p. 174-178, 2018.

PÉREZ-ESCAMILLA, R.; MINHAS, L. C. D.; TAYLOR, L et al. Scaling up of breastfeeding promotion programs in low-and middle-income countries: the "Breastfeeding Gear". *Model. Adv. Nutr.* v. 3, p. 790-800, 2012.

ROLLINS, N. C.; BHANDARI, N.; HAJEEBHOY, N.; HORTON, S.; LUTTER, C. K.; MARTINES, J. C.; PIWOZ, E. G.; RICHTER, L M.; VICTORA, C. G. Why invest, and what it will take to improve breastfeeding practices? *Lancet*, v. 387, n. 10017, p. 491-504, 2016.

UNIVERSIDADE FEDERAL DO RIO DE JANEIRO. *Aleitamento materno:* Prevalência e práticas de aleitamento materno em crianças brasileiras menores de 2 anos: ENANI 2019. Documento eletrônico. Rio de Janeiro, RJ: UFRJ, 2021a. (108 p.). Coordenador geral, Gilberto Kac. Disponível em: https://enani.nutricao.ufrj.br/index.php/relatorios/. Acesso em: 08 mar. 2023.

UNIVERSIDADE FEDERAL DO RIO DE JANEIRO. *Alimentação Infantil I:* Prevalência de indicadores de alimentação de crianças menores de 5 anos: ENANI 2019. Documento eletrônico. Rio de Janeiro, RJ: UFRJ, 2021b. (135 p.). Coordenador geral, Gilberto Kac. Disponível em: https://enani. nutricao.ufrj.br/index.php/relatorios/. Acesso em: 08 mar. 2023.

VENANCIO, S. I.; MARTINS, M. C. N.; SANCHES, M. T. C. et al. Análise de implantação da rede amamenta Brasil: desafios e perspectivas da promoção do aleitamento materno na atenção básica. *Cadernos de Saúde Pública*, v. 29, n. 11, p. 2261-2274, 2013.

VENANCIO, S. L. Formação de redes e ações para apoio, promoção e proteção do aleitamento materno. In: CARDOSO, Marly A. *Nutrição em saúde Coletiva*. São Paulo: Atheneu, 2014.

VENANCIO, S. L.; SALDIVA, S. R. D. M.; MONTEIRO, C. A. Tendência secular da amamentação no Brasil. *Revista de Saúde Pública*, v. 47, n. 6, p. 1205-1208, dez. 2013.

VICTORA, C. G.; BAHL, R.; BARROS, A. J.; FRANÇA, G. V.; HORTON, S.; KRASEVEC, J.; MURCH, S.; WALKER, N.; ROLLINS, N. C. Breastfeeding in the 21st century: epidemiology, mechanisms, and lifelong effect. Lancet, v. 387, n. 10017, p. 475-490, 2016.

WHO. *Comprehensive implementation plan on maternal, infant and young child nutrition*. WHO/nmh/nhd/14.1. Geneva, 2014.

WHO. Media centre. *Infant and young child feeding*. Fact sheet Updated July 2017. Disponível em: <http://www.who.int/mediacentre/factsheets/fs342/en/>. Acesso em: 19 dez. 2017.

11

Atenção nutricional e a integralidade do cuidado em saúde

- Kelly Poliany de Souza Alves
- Ruben Araujo de Mattos (*in memoriam*)

Retomando os sentidos da integralidade em saúde

A ideia de integralidade do cuidado em saúde indica um valor que merece ser defendido. Trata-se de um princípio que vem sendo construído entre nós desde o início do chamado Movimento da Reforma Sanitária e que se pretende concretizar no Sistema Único de Saúde (SUS). Debruçando-se sobre o processo de tal construção, Mattos (2001) reconheceu três conjuntos de sentidos do termo integralidade: um ligado às políticas de saúde, outro aos modos de organização dos serviços de saúde, e um terceiro ligado às práticas dos profissionais de saúde.

Aplicada para caracterizar políticas e programas de saúde, desenhada para dar respostas a um determinado problema de saúde ou aos problemas de saúde que afligem certo grupo populacional, a integralidade significa a recusa de reduzir as respostas governamentais a uma ou a outra dimensão da população tomada como alvo. Integralidade nas políticas e programas significa uma visão abrangente das necessidades das pessoas que podem se beneficiar das políticas de saúde. Isto se materializa, por exemplo, na resistência a programas de "cuidado materno-infantil", que, reduzindo a mulher ao papel biológico de mãe, descuida-se de um amplo conjunto de necessidades de saúde das mulheres. Assim nasceu a ideia de um programa de assistência integral à saúde da mulher (Mattos, 2001).

Aplicado aos modos de organização de serviços de saúde, defender a integralidade é defender uma visão ampliada das necessidades de saúde, muito além dos limites dos parâmetros epidemiológicos. Trata-se de reconhecer, por um lado, o imperativo ético de dar resposta ao sofrimento produzido pelos adoecimentos, e, por outro, as possibilidades de um diálogo que permita ofertar informações e propostas de ação capazes de, com um pouco de sorte, reduzir as possibilidades futuras de experiências de sofrimento das pessoas. Não basta prestar assistência a quem sofre, deixando de ver as necessidades no âmbito da chamada promoção da saúde, tampouco ofertar ações de promoção descuidando-se de dar respostas ao sofrimento produzido pelas doenças. Há que se organizar serviços de modo que promoção da saúde e práticas assistenciais se façam de modo articulado (Mattos, 2001).

Aplicada às práticas dos profissionais de saúde, a integralidade consiste na recusa da redução do outro a um objeto. Significa, na dimensão do cuidado, recusar-se a reduzir o sujeito a uma doença ou a uma lesão. Ao contrário, exige do profissional de saúde o esforço de reconhecer o outro como um sujeito em seu próprio modo de conduzir a vida, respeitando tanto suas singularidades como as características da vida do grupo social ao qual pertence (que, muitas vezes, é bem diverso do grupo social em que vivem os profissionais de saúde). É no quadro de um encontro entre sujeitos que nasce o cuidado integral (Mattos, 2001).

Em síntese, todos os sentidos de integralidade nos remetem a uma visão bem mais ampliada das necessidades de saúde, mas nos remetem também a uma dimensão dialógica entre profissionais de saúde e pessoas que necessitam, em algum momento, do concurso desses profissionais nos cuidados de saúde.

Em outros termos, o cuidado integral em saúde exige uma apreensão ampliada das necessidades de saúde das pessoas, mas, sobretudo, exige que essa apreensão da necessidade se faça no diálogo com essas pessoas. De fato, os profissionais de saúde detêm (pelo menos supostamente deveriam deter) um conhecimento técnico sobre doenças, sobre as formas de enfrentar o sofrimento delas recorrentes, assim como sobre possíveis fatores de risco, capazes de aumentar a probabilidade de, num futuro remoto, produzir sofrimentos nas pessoas. Contudo, profissionais de saúde não detêm um conhecimento tão apurado sobre a vida do outro, de quem cuida, sobre os seus modos de conduzir a vida. Mas é o outro, no seu modo de levar a vida que experimenta e dá sentido ao seu sofrimento, bem como ao que propomos para ele ou ela, com o fim de aliviar suas dores. Ou ainda, numa situação mais delicada, inerente a ações de prevenção de doenças ou de promoção de saúde, é o outro que experimentará nossas ofertas de uma vida melhor, mais saudável, correndo menos risco de adoecer. Ou seja, profissionais talvez conheçam mais sobre doenças, tratamentos, recomendações dietéticas etc., enquanto as pessoas conhecem mais sobre suas próprias vidas. O cuidado integral exige diálogo entre os diferentes conhecimentos, a fim de pactuar as práticas de cuidados de saúde.

Uma das formas de violar o cuidado integral é não reconhecer a necessidade dos profissionais de saúde de aprender com a vida daqueles de quem cuidam. Quando um profissional de saúde, por exemplo, fala em erro alimentar, ou quer ensinar ao outro como ele deve comer, ou mesmo compartilhar as informações que produzirão (na sua convicção) uma vida saudável, descuidando da vida do outro, do seu modo de conduzir a vida, das opções singulares e dos determinantes sociais desses modos de vida, o que se produz não é o cuidado integral – seria um descuido, e não um cuidado. Mais grave do que isso, situações como essa desqualificam o outro, retiram sua potência de conduzir ele mesmo, ou de ampliar sua capacidade de conduzir ele mesmo o cuidado de sua saúde. Trata-se tão somente de uma relação de poder.

Uma das formas de buscarmos o cuidado integral em saúde é, para nós, profissionais de saúde, adotar o ideal da prudência (Mattos, 2004). Ser prudente implica, no contexto das práticas de cuidado, colocar sistematicamente em dúvida se nosso conhecimento aplicado àquela situação concreta na qual estamos produzirá os efeitos que esperamos, ou se, de outra forma, produzirá efeitos indesejáveis. Isso significa colocar para nós mesmos cotidianamente a pergunta: esse cuidado, essa prescrição, essa orientação são mesmo necessários? Quais as perspectivas concretas aqui e agora, neste caso, neste encontro, de que minha oferta para o outro alivie seu sofrimento, ou reduza as chances de um sofrimento futuro? Quais as perspectivas de que minhas orientações produzam sofrimentos adicionais? Que balanço fazemos disso? E que balanço aqueles de quem cuidamos fazem disso? Nossas intervenções contribuem para que os sujeitos possam cada vez mais governar seu cuidado de saúde, ou delas resultam cada vez mais tutela, dependência? Contribuem para uma vida mais feliz?

Para este exercício, o primeiro ponto de partida consistiria talvez em buscar mais a escuta, a construção do vínculo com o outro, o exercício da alteridade (imaginar-se na posição do outro) como modo de fomentar o diálogo de nosso conhecimento técnico com o conhecimento sobre a vida.

Os sentidos da integralidade em saúde e a atenção nutricional

A trajetória de programas e ações de alimentação e nutrição nos serviços públicos de saúde é marcada por diferentes conjunturas socioeconômicas e políticas que delimitaram a ação do Estado perante a problemática alimentar e nutricional e de saúde da população brasileira, e por paradigmas técnico-científicos da nutrição utilizados para identificar e justificar quais eram os problemas alimentares e nutricionais de relevância pública, definir as soluções para eles e normatizar as práticas profissionais nesse sentido.

Embora existisse conhecimento acerca das causas estruturais dos agravos nutricionais da população brasileira e propostas técnicas para enfrentá-las de forma intersetorial, os programas desenvolvidos no âmbito do setor da saúde ficaram restritos a um problema (ingestão inadequada de energia, proteínas e/ou micronutrientes) solucionável por medidas racionalizadoras legitimadas pela ciência da nutrição (ofertar suplementação alimentar para garantir aporte energético-proteico, suplementação de micronutrientes e combate aos erros alimentares por meio da educação alimentar junto aos públicos vulneráveis) (Bosi, 1988; Pessanha, 2004; L'abbate, 1989; Pereira; Castro, 1993).

Diferentes programas de suplementação alimentar para combate à desnutrição energético-proteica do público materno-infantil (o público vulnerável eleito) foram implantados a partir da década de 1970, na então rede de serviços públicos de saúde, até 2001, onde já estavam nos serviços responsáveis pela oferta da atenção básica à saúde no SUS. Persistiram por todo esse período mesmo apresentando diversos problemas em sua implementação (como baixa cobertura e não garantia de recebimento dos alimentos aos cadastrados nos programas), não sendo possível afirmar que tivessem causado real impacto no perfil nutricional brasileiro (Pessanha, 2004; L'abbate, 1989; Pereira; Castro, 1993). O fato é que o declínio da desnutrição infantil no país foi relacionado ao aumento da escolaridade materna, ao crescimento do poder aquisitivo das famílias, à expansão da assistência à saúde e à melhoria nas condições de saneamento (Monteiro, 2009).

Já os programas de combate às carências nutricionais específicas (de ferro e vitamina A), cujas primeiras experiências começaram na década de 1980, ainda estão vigentes no Brasil, apesar das falhas de cobertura e escassez de monitoramento e avaliação de sua implementação e impacto sobre a prevalência de anemia ferropriva e hipovitaminose A. A manutenção ou aumento das prevalências dessas carências nutricionais específicas sugerem que esses programas sejam ineficazes ou insuficientes para o enfrentamento desses problemas (Santos, 2002a; Santos, 2002b; Brasil, 2009a).

Passados mais de vinte anos da criação do SUS, na nova Política Nacional de Alimentação e Nutrição (PNAN) (Brasil, 2013), em 2011, foi definida uma diretriz para organização da atenção nutricional no Sistema, tendo-a como parte da atenção integral à saúde, conforme aponta o conceito estabelecido:

> A atenção nutricional compreende os cuidados relativos à alimentação e nutrição voltados a promoção e proteção da saúde, prevenção, tratamento e reabilitação de agravos, devendo estar associados às demais ações de atenção à saúde do Sistema Único de Saúde (SUS), para indivíduos, famílias e comunidades, contribuindo para a conformação de uma rede integrada, resolutiva e humanizada de cuidados (Brasil, 2013).

A partir deste conceito, a diretriz da PNAN (Brasil, 2013) traz alguns caminhos para a apreensão ampliada das necessidades de saúde da população:

a. Iniciar o processo de organização e gestão dos cuidados relativos à alimentação e nutrição na Rede de Atenção à Saúde pelo diagnóstico da situação alimentar e nutricional da população adstrita aos serviços e equipes de Atenção Básica (AB), devido a sua capilaridade e capacidade de identificação das necessidades de saúde da população sob sua responsabilidade.
b. Incluir no processo de territorialização realizado pelas equipes de AB a identificação dos espaços de produção, comercialização e distribuição de alimentos, além dos costumes e tradições alimentares locais, entre outras características do território onde vive a população adstrita, que possam relacionar-se aos seus hábitos alimentares e estado nutricional. Ou seja, ir além da análise dos indicadores epidemiológicos clássicos da vigilância alimentar e nutricional para captar as diversas dimensões da alimentação e nutrição nos territórios.
c. Reconhecer os indivíduos enquanto membros de famílias e comunidades, "sujeitos coletivos" que possuem suas formas próprias de organização e necessidades distintas, assim como apresentam diferentes respostas a fatores que lhes possam afetar.
d. Considerar as especificidades de diferentes grupos populacionais, povos e comunidades tradicionais, assim como as diferenças de gênero e de cada fase do curso da vida.
e. Considerar no acolhimento, enquanto escuta qualificada oferecida pelos trabalhadores às necessidades do usuário, a alimentação e nutrição como determinantes de saúde e levar em conta a subjetividade do comportamento alimentar.

Quanto à organização da atenção nutricional nos serviços de saúde, a diretriz da PNAN orienta que, no âmbito da AB, esta deverá dar respostas às demandas e necessidades de saúde do seu território, considerando as de maior frequência e relevância e observando critérios de risco e vulnerabilidade. E que, em se tratando do quadro epidemiológico do país, devem ser prioritárias as ações de prevenção e tratamento da obesidade, desnutrição, carências nutricionais específicas e doenças crônicas não transmissíveis (Brasil, 2013).

É preciso atentar para que a definição de prioridades em torno dos piores indicadores não restrinja a percepção das necessidades de saúde da população ao invés de ampliá-las. Na perspectiva das políticas e dos programas, talvez precisemos rever de modo mais radical aqueles que reduzem sujeitos a objetos de intervenção voltados para a normalização de um parâmetro biomédico, descuidando dos diferentes modos de conduzir a vida desses sujeitos, tanto em suas singularidades quanto nas determinações sociais desses modos de levar a vida.

Nesse sentido, por exemplo, pensar estratégias para lidar com o crescimento da obesidade na população brasileira tendo a integralidade do cuidado como premissa demanda apreender o conjunto das necessidades de saúde das pessoas que sofrem com o excesso de peso e não somente ocupar-se de ações para controle do seu índice de massa corporal (IMC). Da mesma forma, não se pode restringir a ação do serviço de saúde diante do problema das carências nutricionais específicas à administração de suplementos profiláticos, pois isso tende a produzir práticas pontuais descontextualizadas dos modos de vida das pessoas e desarticuladas das demais ofertas de cuidado à saúde.

Na organização da atenção nutricional nos serviços de saúde, compreendemos ser uma barreira a divisão equivocada que estabeleceu que a assistência clínica (a chamada nutrição clínica) se faz somente no hospital, nas clínicas, ambulatórios e consultórios especializados, enquanto às unidades básicas de saúde caberiam as práticas de promoção da saúde e prevenção de doenças, incluindo a implementação dos programas específicos de prevenção e controle dos agravos nutricionais mencionados acima (a chamada nutrição social/nutrição em saúde pública).

Essa divisão nos remete àquela que prevalecia entre os serviços de saúde antes da criação do SUS: de um lado, os serviços de assistência médica previdenciária, vinculados à Previdência Social e que só atendiam aos trabalhadores contribuintes, com foco principalmente na assistência hospitalar; de outro lado, os serviços de saúde pública, vinculados ao Ministério da Saúde e Secretarias Estaduais de Saúde, que prestavam um leque restrito de ações e serviços de saúde, para públicos também restritos, relacionados à prevenção e controle de doenças de interesse público, como as infecciosas e parasitárias, em Centros/Unidades/Postos de Saúde Pública. Foi nesses últimos que ocorreu a institucionalização dos programas de alimentação e nutrição, quando problemas nutricionais do público materno-infantil se tornaram de interesse público (Demétrio et al., 2011).

Em virtude disso, há ainda dificuldades para se desenvolver no âmbito da Atenção Básica (AB) uma atenção nutricional capaz de responder à complexidade das necessidades de saúde da população que passou a ser atendida nesses serviços que supere as práticas restritas aos procedimentos estabelecidos nos programas específicos para o público materno-infantil, como a mensuração de peso e altura/comprimento e a distribuição de suplementação profilática de micronutrientes. Nesse contexto, por exemplo, encontram-se os desafios de lidar com as novas questões relacionadas à alimentação e nutrição diante das complicações das doenças crônicas não transmissíveis (como as complicações renais do diabetes), o envelhecimento (perda da autonomia para a alimentação), a obesidade infantil, as sequelas de acidentes de trânsito e de violências (como a terapia nutricional enteral em domicílio), entre outras.

Ao mesmo tempo, a prática clínica em nutrição, que foi desenvolvida dentro dos hospitais e ambulatórios, em consonância com o modelo biomédico hegemônico que possui seu foco na doença e no risco, concentra-se apenas em critérios fisiopatológicos para a determinação de intervenções e restrições alimentares, sendo incapaz de reconhecer os elementos psicobiossocioculturais da alimentação e da comensalidade, elementos esses que são fundamentais na prática clínica em nutrição contemporânea, seja no âmbito da Atenção Básica ou no âmbito da Atenção Especializada, na perspectiva da construção de uma *nutrição clínica ampliada* (Demétrio, 2014; Diez-Garcia; Padilha; Sanches, 2012). Esta característica se estendeu ao processo de produção e distribuição de refeições para os indivíduos hospitalizados (a chamada alimentação coletiva), que, ao enfocar prioritariamente os aspectos nutricionais e sanitários dos alimentos, reduz a compreensão sobre o papel que a alimentação exerce em suas vidas e no próprio processo de recuperação de sua saúde, desvalorizando ou desconsiderando totalmente a comida em seus aspectos simbólicos e sensoriais (Brasil, 2009b).

Desta forma, para a organização da atenção nutricional no SUS, precisamos deixar de fragmentar as práticas em nutrição clínica, nutrição em saúde pública e alimentação coletiva para enfrentarmos os desafios maiores de incluir os cuidados em alimentação e nutrição enquanto parte dos esforços para promoção e proteção da saúde, prevenção, diagnóstico, tratamento e reabilitação de doenças e agravos no conjunto dos serviços de saúde. Somado a isso, é necessário disseminar entre os profissionais de saúde a concepção de alimentação adequada e saudável como a prática alimentar apropriada aos aspectos biológicos e socioculturais dos indivíduos, bem como ao uso sustentável do meio ambiente (Brasil, 2013), ou seja, superar a ideologia de supervalorização dos nutrientes.

Ao pensar as práticas dos profissionais de saúde na perspectiva de uma atenção nutricional que contribua para a integralidade do cuidado, considerando essa concepção mais ampla sobre alimentação adequada e saudável, é necessário reconhecer duas questões importantes:

I. Que a alimentação adequada e saudável não depende unicamente da escolha individual, uma vez que diversos fatores podem incidir positiva ou negativamente sobre o consumo alimentar, como a disponibilidade e o acesso aos alimentos no território onde as pessoas vivem e trabalham (seu ambiente alimentar), sua renda, acesso a informações, exposição à publicidade abusiva, entre outras. Assim, os profissionais de saúde precisam ter um olhar ampliado sobre todos esses aspectos na realização da atenção nutricional a indivíduos, famílias e comunidades, evitando culpabilizá-los pelos problemas alimentares que possuem. A partir disso, pode ser possível construir estratégias de cuidado contextualizadas, que façam sentido e possam repercutir em resultados positivos para as pessoas, seja no âmbito da promoção da saúde ou da prevenção, tratamento e reabilitação de doenças ou agravos.

II. Que as melhores estratégias de cuidado se fazem em conjunto, com participação ativa dos sujeitos que demandam os cuidados nos serviços de saúde, em colaboração com os outros profissionais de saúde também responsáveis pelo cuidado, e, por vezes, com os cuidadores, familiares e rede de apoio social dos sujeitos. Desta forma, saímos da ideia de que, *a priori*, o melhor cuidado quando se trata de alimentação e nutrição seria a prescrição dietética, que partiria somente do conhecimento de um profissional específico sobre o que é melhor para a alimentação e nutrição do outro, para a construção conjunta de planos e estratégias alimentares que considerem os diferentes saberes acerca da alimentação e nutrição, sobretudo o conhecimento dos próprios sujeitos.

Essas questões remetem à perspectiva da clínica ampliada, que se refere a uma abordagem clínica do adoecimento e do sofrimento, que considere a singularidade do sujeito e a complexidade do processo saúde-doença; uma clínica ampliada que não apenas responda aos estreitamentos da vida produzidos pelas doenças, mas também enfrente a questão das possibilidades de prevenção de estreitamentos futuros. Trata-se do enfrentamento da fragmentação do conhecimento e das ações de saúde e seus respectivos danos e ineficácia. Para isso, é fundamental a qualificação do diálogo entre os profissionais de saúde envolvidos no cuidado, bem como do diálogo destes com o usuário, de modo a possibilitar decisões compartilhadas e compromissadas com a autonomia e a saúde dos usuários do SUS (Demétrio, 2014). Isso porque o objetivo final não pode ser nem o controle de parâmetros biomédicos isolados, nem a adesão a um padrão de vida saudável definido *a priori* pelos profissionais de saúde, e sim, um modo de viver mais feliz, mais leve, mais autônomo pelas pessoas.

Diante das reflexões apresentadas, que tal adicionar mais integralidade na atenção nutricional no SUS? Para este exercício, reconhecemos que não há receita única. A única maneira talvez é experimentar muitas receitas e escrever as que gostamos de fazer para compartilhá-las com outros. Afinal de contas, como na nossa cultura alimentar, receitas não são para ser sempre seguidas à risca, pois suas adaptações em diferentes contextos, por vezes, resultam em melhores sabores.

Referências

BOSI, M. L. M. *A face oculta da nutrição:* ciência e ideologia. Rio de Janeiro: Espaço e Tempo; Ed. UFRJ, 1988.

BRASIL. Ministério da Saúde, Centro Brasileiro de Análise e Planejamento. *Pesquisa Nacional de Demografia e Saúde da Criança e da Mulher – PNDS 2006*: dimensões do processo reprodutivo e da saúde da criança. Brasília: Ministério da Saúde, 2009a.

BRASIL. Ministério da Saúde. Secretaria de Atenção à Saúde. Departamento de Atenção Básica. *Política Nacional de Alimentação e Nutrição.* Brasília: Ministério da Saúde, 2013. 84 p.

BRASIL. Ministério da Saúde. Secretaria de Atenção à Saúde. Política Nacional de Humanização da Atenção e Gestão do SUS. *Clínica ampliada e compartilhada*. Brasília: Ministério da Saúde, 2009b.

DEMÉTRIO, F. A crise das práticas nutricionais em saúde-doença-cuidado e a possibilidade de construção de uma nutrição clínica ampliada e compartilhada. In: SOUZA, M. K. B.; TAVARES, J. S. C. (Org.). *Temas em saúde coletiva:* gestão e atenção no SUS em debate. Cruz das Almas/BA: UFRB, 2014. p. 167-203.

DEMÉTRIO, F. et al. A nutrição clínica ampliada e a humanização da relação nutricionista-paciente: contribuições para reflexão. *Rev. Nutr.*, Campinas, 24(5):743-763, set./out. 2011.

DIEZ-GARCIA, R. W.; PADILHA, M.; SANCHES, M. Alimentação hospitalar: proposições para a qualificação do serviço de alimentação e nutrição, avaliadas pela comunidade científica. *Ciência Saúde Coletiva*, Rio de Janeiro, v. 17, n. 2, p. 473-480, fev. 2012.

L'ABBATE, S. As políticas de alimentação e nutrição a partir dos anos setenta. *Rev. Nut.*, Campinas, 2(1):7-54, jan./jul. 1989.

MATTOS, R. A. Cuidado prudente para uma vida decente. In: PINHEIRO, R.; MATTOS, R. A. (Org.). *Cuidado:* as fronteiras da integralidade. São Paulo: Hucitec, 2004. p. 119-132.

MATTOS, R. A. Os sentidos da integralidade: algumas reflexões acerca de valores que merecem ser defendidos. In: PINHEIRO, R.; MATTOS, R. (Org.). *Os sentidos da integralidade na atenção e no cuidado à saúde.* Rio de Janeiro: UERJ, IMS: Abrasco, 2001. p. 39-64.

MONTEIRO, C. A. et al. Causas do declínio da desnutrição infantil no Brasil, 1996-2007. *Rev Saúde Pública*, 43(1):35-43, 2009.

PEREIRA, G. S.; CASTRO, I. R. R. Considerações sobre o plano de combate à fome e à miséria. *Cad. Saúde Pública*, 9 (supl. 1):106-113, 1993.

PESSANHA, L. D. R. A experiência brasileira em políticas públicas para a garantia do direito ao alimento – breve histórico. *Cadernos de Debate*, XV, p. 1-37, dez. 2004.

SANTOS, L. M. P. (Org.). *Bibliografia sobre deficiência de micronutrientes no Brasil 1990-2000:* Brasília: Organização Pan-Americana da Saúde, 2002a. v. 1: vitamina A.

SANTOS, L. M. P. (Org.). *Bibliografia sobre deficiência de micronutrientes no Brasil: 1990-2000.* Brasília: OPAS; 2002b. v. 2: b-anemia.

12

Políticas Públicas de Alimentação e Nutrição voltadas à desnutrição

- Patricia Constante Jaime
- Kamila Tiemann Gabe

Neste capítulo, o termo "desnutrição" será utilizado no contexto da desnutrição proteico-energética, que corresponde ao déficit nutricional resultante da ingestão insuficiente de energia e proteínas. A desnutrição infantil é mundialmente reconhecida como uma importante causa de mortalidade em crianças menores de cinco anos. Mortes por doenças como pneumonia, diarreia, sarampo, malária ou HIV/Aids frequentemente têm a desnutrição como causa básica.

Suas principais causas vão além de fatores biológicos, tais como consumo inadequado de alimentos, ausência de aleitamento materno ou presença de doenças infecciosas e de morbidade (síndromes de má absorção e deficiências enzimáticas, por exemplo). A estes se associam fatores socioeconômicos, culturais e ambientais, formando quadro consistente com um ciclo que envolve pobreza, insegurança alimentar e doença, em que cada componente contribui para a persistência do outro. Dessa forma, as ações de prevenção e controle demandam não só intervenções específicas na área de nutrição e saúde, mas também mudanças sociais, políticas e econômicas.

Em função de sua importância como questão de saúde pública e sua persistência em diversos cenários, o enfrentamento da desnutrição infantil permanece sendo uma preocupação global. A redução de dois terços na taxa de mortalidade infantil e a erradicação da fome e da miséria foram metas estabelecidas na agenda internacional "Objetivos do Milênio (ODM 2000-2015)". Ambas foram alcançadas pelo Brasil naquele período: a prevalência de desnutrição entre crianças menores de cinco anos caiu de 37,1% em 1974 para 7,1% em 2006, e, em 2014, o Brasil saiu pela primeira vez do Mapa da Fome da FAO, ambas conquistadas devido a estratégias para a melhoria do acesso a serviços de saúde, educação e renda. Apesar disso, mudanças no contexto político no período subsequente provocaram mudanças negativas nesse cenário, com aumento expressivo do número de pessoas em situação de insegurança alimentar e aumento de internações de crianças menores de cinco anos em estado de desnutrição. Também é importante destacar que muitos países, sobretudo os subdesenvolvidos e em desenvolvimento, nem sequer alcançaram as metas ODM 2000-2015.

O problema também foi pautado na agenda sucessora, denominada "Objetivos para o Desenvolvimento Sustentável (2016-2030)", cujos compromissos relacionados à desnutrição infantil foram expressos a partir de uma perspectiva mais ampliada, voltada para os seus determinantes. São eles: "1) Acabar com a pobreza em todas as suas formas, em todos os lugares" e "2) Acabar com a fome, alcançar a segurança alimentar e melhoria da nutrição e promover a agricultura sustentável". Mais especificamente, as metas englobam outro compromisso internacional firmado no âmbito da Organização Mundial da Saúde, que objetiva a redução, até 2025, em pelo menos 40% no número de crianças menores de cinco anos com desnutrição. Em 2017, o Brasil endossou o compromisso e adicionou como objetivo interno a atenção especial aos povos e comunidades tradicionais, que configuram um grupo social com recorrentes problemas relacionados à insegurança alimentar.

No Brasil, o processo de transição nutricional traz consigo o desafio atual da organização do cuidado em alimentação e nutrição nas Redes de Atenção em Saúde (RAS). De acordo com a Política Nacional de Alimentação e Nutrição (PNAN), a atenção nutricional deve ser organizada localmente, sob a ótica do território, levando-se em conta as necessidades de saúde de maior frequência e relevância, observando critérios de risco e vulnerabilidade. Adicionalmente, a PNAN também indica algumas demandas prioritárias da atenção nutricional que devem ser levadas em conta em todos os territórios, dentre as quais a desnutrição é incluída. Para além do setor da saúde, na perspectiva de enfrentamento de seus determinantes sociais, compõe a agenda intersetorial das políticas públicas voltadas à promoção da segurança alimentar e nutricional.

Diferenciando fome crônica e desnutrição

A fome crônica refere-se à ausência de **ingestão alimentar** capaz de satisfazer a necessidade de energia do indivíduo para a manutenção de suas atividades cotidianas. A desnutrição proteico-energética, por sua vez, diz respeito a uma **condição física** derivada da deficiência de energia ou nutrientes, seja por consumo alimentar insuficiente, que pode ser uma consequência da fome crônica, ou inadequado aproveitamento biológico, frequentemente causado pela presença de doenças, sobretudo as infecciosas. A estreita relação de ambas com a pobreza também se expressa de diferentes formas: enquanto a primeira é quase sempre um subproduto da pobreza (salvo em algumas situações excepcionais), a segunda, embora mais frequente na presença da pobreza, não raro ocorre também na ausência dela

Diagnóstico de desnutrição infantil

O diagnóstico de desnutrição infantil pode ser feito por meio de indicadores que podem ser bioquímicos, clínicos e antropométricos. Dada a forte relação com outras variáveis que não só as biológicas, a avaliação da magnitude do problema pode ser realizada a partir da associação desses indicadores com outros de natureza socioeconômica e demográfica, tais como as condições de saneamento básico de determinada região ou acesso a alimentos.

Entre os indicadores antropométricos, os mais utilizados em estudos populacionais, recomendados pela Organização Mundial da Saúde (OMS) e adotados pelo Ministério da Saúde (MS) são a estatura para a idade, o peso para estatura e o peso para idade. A classificação é dada em percentil ou escore Z, de acordo com o estabelecido nas curvas de crescimento da OMS, conforme faixa de idade e sexo. O Quadro 12.1 apresenta as características de cada um dos indicadores, bem como os pontos de corte indicados pela OMS.

Quadro 12.1
Indicadores antropométricos para a avaliação da desnutrição infantil adotados pelo Ministério da Saúde, segundo suas características e ponto de corte

Indicador	Característica	Ponto de corte em escore Z para desnutrição
Estatura para Idade	É o índice que melhor indica o efeito cumulativo de situações adversas sobre o crescimento da criança. É considerado o indicador mais sensível para aferir a qualidade de vida de uma população	< 2
Peso para Estatura	Este índice dispensa a informação da idade; expressa a harmonia entre as dimensões de massa corporal e estatura. Déficits indicam ganho inadequado de massa corporal em relação à estrutura física da criança e, quando isolados, podem estar ligados a processos agudos e recentes	
Peso para Idade	É adequada para o acompanhamento do ganho de peso e reflete a situação global da criança; porém não diferencia o comprometimento nutricional atual ou agudo dos pregressos ou crônicos	

Fonte: Ministério da Saúde. Norma Técnica do Sistema de Vigilância Alimentar e Nutricional (SISVAN), 2011.

Epidemiologia da desnutrição infantil

A desnutrição nos primeiros anos de vida, refletida por indicadores antropométricos do estado nutricional, é um dos maiores problemas de saúde enfrentados por países em desenvolvimento. Segundo levantamento realizado pela Organização Mundial da Saúde em 2020[1], mundialmente, cerca de 22% das crianças abaixo de cinco anos apresentam baixa estatura para a idade, com expressiva desigualdade entre países. Enquanto países ricos apresentam prevalências variando de 1,5% a 3,5%, em muitos países pobres – com destaque para o continente africano e países do sudeste asiático, esses valores ultrapassam 30%. Na América Latina, a maioria dos países apresenta prevalências entre 4,5% (Paraguai) e 11,5% (Colômbia), mas destacam-se nos extremos os números do Chile e do Equador: 1,6% e 23,1%, respectivamente.

No Brasil, estudos de abrangência nacional que fornecem informações sobre o estado nutricional de crianças menores de cinco anos têm sido realizados desde 1975, o que tem permitido a análise da evolução temporal da desnutrição. A comparação entre dados de inquéritos nacionais realizados em 1975, 1989, 1996 e 2006 revelou forte tendência de declínio da prevalência de desnutrição infantil nesse período por meio de dados de peso/idade e estatura/idade. Nos dois primeiros intervalos (1975-1989 e 1989-1996), a desnutrição caiu nas taxas de 5% e 5,7% ao ano, respectivamente, sendo essa queda mais intensa nas áreas urbanas do país. No intervalo seguinte (1996-2006), essa taxa foi de 6,3%, observada, inclusive, entre as crianças de menor quinto de renda e da região Nordeste, demarcando redução substancial das iniquidades regionais.

Melhorias em determinantes sociais e econômicos observadas no período são o principal fator responsável por esse declínio, dentre os quais destacam-se o aumento da escolaridade

[1] O levantamento foi realizado em uma parceria entre a Unicef, a Organização Mundial da Saúde e o Banco Mundial, que revisaram e reuniram os dados mais recentes de 190 países.

materna; o aumento do poder aquisitivo das famílias; e, a melhora no acesso a serviços públicos essenciais e nas condições de saneamento. No último período observado (1996-2006), o declínio da desnutrição é mais fortemente atribuído ao aumento do poder aquisitivo das famílias, sobretudo a partir de 2003, com o aumento da cobertura dos programas de transferência de renda associado à forte expansão do acesso aos serviços públicos de educação básica e saúde.

Entre 2006 e 2023, uma única nova mensuração de base populacional foi realizada no país: em 2019, como parte do Estudo Nacional de Nutrição Infantil (ENANI). A prevalência de déficit de altura para idade entre menores de cinco anos observada neste inquérito foi de 7%, a mesma observada em 2006. Essa aparente estabilidade ao longo de 13 anos é preocupante pois revela a interrupção da tendência de declínio do período anterior, mostrando que o rompimento de um ciclo de melhoria das condições de vida da população pode rapidamente refletir no estado de saúde das crianças.

Ainda, é importante destacar que a queda observada entre os anos 1980 e a primeira década dos anos 2000 não ocorreu de maneira uniforme em todos os grupos populacionais. O déficit de estatura para a idade entre menores de cinco anos ainda era de 26% em populações indígenas em 2009 e de 18,7% em populações remanescentes de quilombolas em 2013. Um estudo realizado em parceria entre os Ministérios do Desenvolvimento Social e da Saúde avaliou os dados de mais dois milhões de crianças registrados no Sistema de Vigilância Alimentar e Nutricional (SISVAN) entre 2008 e 2012, quando, houve queda de 51,4% na prevalência de déficit de estatura para a idade, passando a ser de 8,5% em 2012, aproximando-se da prevalência nacional (Jaime et al., 2014). Esses resultados chamam atenção para a importância do Programa Bolsa Família (PBF) para a redução das desigualdades entre pessoas com diferentes condições socioeconômicas (as características do Programa que contribuíram para esse desfecho positivo são apresentadas na próxima seção).

Outro estudo que realizou análises similares de evolução da desnutrição infantil entre crianças beneficiárias do PBF, também a partir de registros do SISVAN, mas incluindo dados até 2019, mostrou que, até 2014, as tendências que eram decrescentes tornaram-se estacionárias entre crianças de 2 a 5 anos e ascendentes entre crianças de 0 a 2 anos. Além disso, o efeito foi mais acentuado em estados com média ou alta vulnerabilidade social (Gouveia et al., 2022). Esses dados recentes estão em linha com o estudo de Rasella et al. (2018), que projetou possíveis impactos de diferentes decisões políticas diante de um cenário de crise econômica em municípios brasileiros. Os autores concluíram que reduções na cobertura de programas de transferência de renda (Programa Bolsa Família) e de atenção primária à saúde (Estratégia de Saúde da Família), como medidas de austeridade fiscal, poderiam responder por importante desaceleração na queda das taxas de mortalidade infantil até 2030.

A mesma inflexão do indicador de desnutrição infantil no período foi observada nos indicadores de segurança alimentar e nutricional (SAN): o percentual de famílias vivendo em SAN no Brasil caiu de 77,1% em 2013 a 41,3% em 2022. Ainda, a prevalência de insegurança alimentar grave, que pode ser entendida como situação de fome, passou de 4,2% a 15,5% no mesmo período. É um cenário desolador, pois até recentemente o Brasil era reconhecido e valorizado mundialmente por suas estratégias de proteção social que o levaram a tirar cerca de 28 milhões de pessoas da pobreza entre 2004 e 2014, a sair do Mapa da Fome em 2014 e atingiu a meta dos Objetivos do Milênio relacionada à redução da desnutrição infantil. Por outro lado, ele reitera a sensibilidade da desnutrição infantil ao contexto social e ambiental e reforça a importância da adoção de medidas ampliadas que enfrentam esses determinantes.

Ações e programas de atenção e controle da desnutrição infantil

Como já visto, a desnutrição infantil é um problema multifacetado, e a efetividade das ações voltadas para o seu controle depende de uma abordagem ampliada. Ao longo das décadas, o caráter das ações realizadas no Brasil mudou de uma perspectiva mais restrita ao agravo em si, com foco nos determinantes biológicos, para outra mais abrangente, que inclui também ações de promoção da saúde. Os tópicos a seguir descrevem as características das ações que foram desenvolvidas ao longo do tempo:

Programas de suplementação alimentar

Os programas de suplementação alimentar podem ser definidos como estratégias de oferecimento de alimentos com o objetivo de complementar (com calorias e/ou nutrientes específicos) a dieta de um determinado grupo populacional, buscando a recuperação do estado nutricional e a prevenção de carências nutricionais. No Brasil, o maior exemplo de programa de suplementação alimentar é o Programa Nacional de Alimentação Escolar (PNAE), reconhecido pela FAO como uma das principais políticas públicas que contribuíram para a saída do país do Mapa da Fome em 2014. Esse programa será apresentado no capítulo 18 – Programa Nacional de Alimentação Escolar (PNAE).

Outra forma de operacionalização de programas de suplementação alimentar que está presente na agenda pública brasileira são os programas de distribuição de leite, instituídos como elemento-chave da complementação alimentar a partir dos anos 1950. Tratam-se de iniciativas que tiveram início no contexto assistencial em saúde para enfrentamento da desnutrição materna e infantil (primeira infância e idades pré-escolar e escolar) e que depois foram transferidas para gestão de outros setores, como assistência social ou educação.

Esses programas surgiram em um contexto de necessidade de escoamento de excedentes alimentares de outros países, na janela de oportunidade aberta pela intensificação do debate sobre a fome, desnutrição e os direitos humanos no período pós-Segunda Guerra Mundial. Foram fortemente apoiados por órgãos e programas internacionais de ajuda alimentar, a exemplo do Fundo das Nações Unidas para a Infância (Unicef), que apoiou no Brasil um amplo programa social de distribuição de leite em pó desengordurado.

Os programas de suplementação alimentar foram, ao longo das décadas, incorporando novas abordagens e sendo substituídos por ações mais abrangentes, à medida que estudos foram demonstrando que a suplementação, por si só, não era efetiva, pois dependia de outras ações básicas do cuidado em saúde e de enfrentamento de determinantes sociais da desnutrição infantil. No final da década de 1970, paralelamente aos programas de suplementação, estratégias mais abrangentes foram pensadas no âmbito do Programa Nacional de Alimentação e Nutrição/Pronan II (1976), mas, apesar do mérito da sua reflexão, muitas dessas ações não chegaram a ser colocadas em prática. No final da década de 1990, foi criado o Programa Nacional de Combate às Carências Nutricionais (PNCC), como substituto do então Programa "Leite é Saúde", prevendo, além da distribuição de leite e óleo de soja para crianças em risco nutricional, a promoção do aleitamento materno, o acompanhamento do estado nutricional e a prevenção e tratamento de carências de ferro e vitamina A, formalizando o compromisso com ações que extrapolavam a mera distribuição de alimentos.

No âmbito federal, a partir de 2001, esses programas foram sendo substituídos por programas de transferência de renda. Apesar disso, alguns programas estaduais e municipais de suplementação alimentar seguem existindo como estratégia de prevenção e controle da desnutrição, envolvendo principalmente a distribuição de leite de vaca. A principal crítica aos programas de suplementação alimentar é a limitação de não atacarem os determinantes sociais da desnutrição e, assim, terem baixo impacto populacional. Além disso, estudos têm demonstrado que o impacto desse tipo de ação se dá principalmente na recuperação de crianças com grave comprometimento agudo de peso, o que teve sua importância histórica no combate à desnutrição, mas não mais condiz com o cenário epidemiológico atual, em que predominam os casos de desnutrição por déficit de estatura.

Um panorama atual acerca dos programas de suplementação alimentar com leite no Brasil
André Teixeira Vessoni

Os programas estaduais e municipais de suplementação alimentar com leite apresentam características bastante particulares no que tange aos seus objetivos e aspectos operacionais e gerenciais. Estas características permitem identificar diferentes graus de pertinência e adequação dos programas perante as agendas nacionais de Segurança Alimentar e Nutricional (SAN) e Promoção da Alimentação Adequada e Saudável (PAAS)

Resumidamente, os programas atuais podem ser divididos em dois principais grupos. O primeiro refere-se a um conjunto de programas (em sua maioria estaduais) que incorporam um entendimento mais ampliado em relação aos determinantes da insegurança alimentar e nutricional e da desnutrição (incluindo a dimensão da renda, gênero, e pertencimento a grupos específicos), bem como das dimensões que compõem os sistemas alimentares (incluindo as dimensões da produção, transporte e abastecimento). Dentro deste grupo, o modelo do **PAA-Leite** será descrito, mais adiante, como exemplo

Um segundo grupo se refere a um conjunto de programas que ainda se pautam fortemente na perspectiva da vulnerabilidade biológica (voltando-se ao público infantil), e cuja intencionalidade de atuação é direcionada basicamente à dimensão do consumo (assumindo apenas os consumidores finais enquanto beneficiários). Nesses programas, sobretudo os municipais, podem ser encontrados distanciamentos, e até mesmo contradições, em relação às agendas nacionais de SAN e PAAS. Um importante exemplo neste sentido, também apresentado a seguir, é o programa **Leite do Meu Filho**

O Modelo do PAA-Leite

O Programa de Aquisição de Alimentos, na modalidade "Incentivo à Produção e ao Consumo de Leite" (PAA-Leite) é uma das cinco modalidades do Programa de Aquisição de Alimentos (PAA). Regulamentado pelo Decreto n. 11.476/2023, o PAA-Leite integra o Sistema Nacional de Segurança Alimentar e Nutricional (Sisan), portanto, configura-se como eixo integrante da agenda nacional de SAN

O PAA-Leite assume como objetivos: (I) contribuir no abastecimento de famílias em situação de vulnerabilidade ou INSAN, bem como de indivíduos atendidos por entidades públicas que fornecem refeições regularmente (como unidades da rede socioassistencial e equipamentos de alimentação e nutrição); e (II) fortalecer o setor produtivo e a agricultura familiar (AF) locais, por meio das compras públicas de leite (com prioridade para os agricultores familiares em situação de vulnerabilidade – indicada pela baixa renda familiar, pertencimento a Grupos Populacionais Tradicionais e Específicos e/ou composição de gênero)

(continua)

Um panorama atual acerca dos programas de suplementação alimentar com leite no Brasil
André Teixeira Vessoni *(continuação)*

Com relação a esses objetivos, é importante ressaltar a articulação do PAA-Leite com diferentes políticas e programas intersetoriais nacionais. No âmbito dos beneficiários consumidores, destaca-se a integração ao Programa Bolsa Família (uma vez que o perfil de baixa renda exigido por este é considerado critério de priorização das famílias beneficiárias) e ao PNAE (o leite adquirido é também destinado às unidades da rede pública de educação). No âmbito dos fornecedores, destaca-se a integração com os programas de incentivo à AF

Tratando-se de um programa nacional, a gestão do PAA-Leite se dá em nível federal por meio do Grupo Gestor do PAA (GGPAA – órgão intersetorial vinculado ao Ministério do Desenvolvimento Social). A ele cabe a responsabilidade de orientar e acompanhar a implementação do programa. A execução do PAA-Leite, por sua vez, ocorre no âmbito estadual (por meio de entidades da administração pública direta ou indireta), que aderem ao programa e firmam convênios com a União. A eles cabe a aquisição (por meio de chamadas públicas) de leite produzido por agricultores familiares, bem como a contratação dos serviços de recepção, pasteurização, embalagem, transporte e distribuição do leite às famílias e/ou entidades recebedoras. Cabe também aos estados a formação de parcerias com os municípios atendidos, o que é bastante importante, já que os procedimentos operacionais do programa e o controle social concretizam-se na esfera municipal

O PAA-Leite ocorre nos nove estados da Região Nordeste e em Minas Gerais (mais precisamente, nas regiões nordeste e norte do estado), onde podem assumir nomes específicos. Além do leite de vaca, o programa prevê a compra e a distribuição do leite de cabra, alinhando-se, assim, a vocação produtiva agropecuária destes estados. De acordo com o Censo Agropecuário de 2017 (IBGE), 89% dos 25 milhões de litros de leite de cabra produzidos no Brasil vinham da região Nordeste e Minas Gerais. Do total de caprinos no Brasil 70,2% pertencem à agricultura familiar

Considerando sua concepção ampliada de sistemas alimentares (direcionando-se também à dimensão da produção), de articulação intersetorial, e de atuação perante os determinantes sociais da desnutrição e da insegurança alimentar e nutricional, sobretudo no meio rural, o modelo do PAA-Leite pode ser considerado um daqueles que mais se aproxima da agenda nacional de SAN e de PAAS

Programa Leite do Meu Filho

O "Programa de Nutrição Infantil Leite do Meu Filho" (LMF), instituído por meio do Decreto n. 845/2011, desenvolve-se no município de Manaus (AM) e assume, enquanto objetivo, "combater e prevenir, por meio da execução de ações de saúde voltadas à nutrição infantil, doenças causadas pela falta ou excesso de nutrientes"

A gestão e a operacionalização do LMF são de responsabilidade da Secretaria Municipal de Saúde (Semsa). A ela cabe o cadastramento das crianças beneficiárias e a distribuição do "complemento lácteo" às famílias nas unidades básicas de saúde (UBS), bem como a realização de campanhas de conscientização e incentivo ao aleitamento materno (AM) junto às mães. Quanto à gestão, o programa não prevê qualquer tipo de articulação com outras ações e programas intersetoriais no município

O programa LMF prevê como beneficiárias crianças com idade entre 0 e 5 anos, não havendo nas bases normativas do programa definição explícita acerca dos critérios de identificação e seleção delas. A elas são destinados 3 tipos diferentes de produtos: 2 formulações lácteas (uma para crianças menores de 6 meses, e outra para crianças com idade entre 6 meses e 3 anos), e leite em pó (para crianças entre 3 e 5 anos)

As características acima permitem identificar que o LMF incorpora a perspectiva da vulnerabilidade biológica, enquanto determinante da desnutrição infantil, assim como se observa uma concepção restrita de sistemas alimentares focada no acesso a alimentos aos beneficiários

Para além destes aspectos, o fornecimento indiscriminado de fórmulas lácteas às crianças menores de 2 anos configura-se como o principal fator de afastamento do LMF da agenda nacional de SAN e PAAS. Neste caso em específico, é possível identificar certa contradição com as ações de promoção, proteção e apoio ao aleitamento materno e alimentação complementar no âmbito da atenção básica do SUS

Motivado pela ocorrência de projetos municipais desta natureza, o Ministério da Saúde (MS) publicou, no ano de 2014, uma nota técnica com o intuito de reforçar a agenda de PAAS às crianças menores de 2 anos, bem como de condenar as ações de distribuição não criteriosa de fórmulas infantis no âmbito da Atenção Básica no SUS

Programas de transferência de renda

O modelo de transferência condicionada de renda, por sua vez, representou uma mudança de paradigma na intervenção governamental no campo da alimentação e nutrição. A primeira iniciativa foi com o Programa Bolsa Alimentação (PBA), em 2001, substituído pelo Programa Bolsa Família (PBF), em 2003. No primeiro caso, o critério de inclusão era a vulnerabilidade biológica, ou seja, a existência de caso de desnutrição em gestantes e nutrizes, e, ainda, entre crianças de seis meses a seis anos e onze meses de idade. Já no PBF, a vulnerabilidade social, definida a partir de uma linha de corte de pobreza familiar, foi o critério adotado para elegibilidade ao Programa. Em ambos os casos, a transferência de renda é acompanhada por condicionalidades em saúde e educação, atribuindo às famílias beneficiárias o compromisso com a frequência escolar das crianças e adolescentes e com uma agenda mínima de cuidado em saúde, da qual a vigilância do estado nutricional faz parte. Paralelamente, o poder público se compromete com a oferta de serviços que garantam direitos sociais básicos em saúde e educação.

O PBF é uma política de proteção social com reconhecido sucesso no combate à pobreza e controle da desnutrição infantil. Tem o objetivo de promover o acesso à rede de serviços públicos, em especial, de saúde, educação e assistência social; combater a fome e promover a segurança alimentar e nutricional; estimular a emancipação sustentada das famílias que vivem em situação de pobreza e extrema pobreza; promover práticas de gestão orientadas pela intersetorialidade, a complementaridade e a sinergia das ações sociais do poder público. Há robustas evidências do impacto do PBF no controle da desnutrição e da mortalidade infantil no Brasil, o que se associa ao fato de que a transferência condicionada de renda não só melhora o acesso financeiro aos alimentos, mas também promove melhora no acesso à educação básica e aos serviços de saúde, além da melhoria no acesso a serviços de bem-estar social e, consequentemente, a inclusão econômica das famílias beneficiárias.

Promoção do aleitamento materno

No Brasil, as ações de promoção, proteção e apoio ao aleitamento materno compõem as estratégias de prevenção e controle da desnutrição infantil. Por influência de ações pró-amamentação conduzidas por organismos internacionais como a Organização Mundial de Saúde (OMS) e a Unicef, a promoção do aleitamento materno é reconhecida como parte da agenda programática no Pronan II, o que se concretiza no início da década de 1980, com a criação do Programa Nacional de Incentivo ao Aleitamento Materno (PNIAM) no Ministério da Saúde. Desde então, um conjunto de ações intersetoriais, somadas às ações do setor da saúde, têm sido desenvolvidas para incentivar, apoiar e proteger o aleitamento materno no país. Como exemplos, podem-se citar o estabelecimento de campanhas de comunicação de incentivo ao aleitamento materno; a articulação entre o poder público e sociedade civil; ações no campo legal para a proteção do direito reprodutivo; normatização da comercialização de alimentos para lactentes; a Iniciativa Hospital Amigo da Criança; a implementação de uma rede de bancos de leite humano e a capacitação de recursos humanos no sistema de saúde para o aconselhamento em relação à amamentação.

No capítulo 10 são apresentados em maior profundidade os programas de incentivo ao aleitamento materno e alimentação complementar saudável, um conjunto de iniciativas de políticas públicas que resultaram na melhora expressiva dos índices de aleitamento materno e são reconhecidas como parte do sucesso no declínio da prevalência de desnutrição infantil no país.

Ações focalizadas – perspectiva territorial

A partir da experiência acumulada com os programas de prevenção e controle da desnutrição, consolidou-se a percepção de que as respostas positivas à desnutrição infantil estão muito relacionadas ao enfrentamento de seus determinantes sociais e às políticas orientadas para a equidade, ou seja, de redistribuição de renda e políticas de acesso universal à educação, saúde e saneamento básico. A persistência da desnutrição, em especial moderada ou grave, em um contexto histórico de declínio de sua prevalência, sinaliza a necessidade de mais investimentos sociais e de atenção focalizada. Neste novo cenário de magnitude e distribuição da desnutrição infantil, o setor da saúde passa a ter um papel de identificar e monitorar os casos de desnutrição persistentes nos territórios, proporcionando adequada atenção aos casos identificados.

Nesse sentido, o Ministério da Saúde, por meio da PNAN, em 2012, instituiu a Agenda para Intensificação da Atenção Nutricional à Desnutrição Infantil (Andi), com vistas a impulsionar o enfrentamento da desnutrição em 237 municípios brasileiros onde persistia alta prevalência de desnutrição, expressa pelo baixo peso para idade, entre crianças menores de cinco anos, segundo informações do SISVAN. Buscou-se com a Andi a estruturação e a qualificação de ações de atenção à saúde da criança e da organização da atenção nutricional na Rede de Atenção à Saúde, em especial no âmbito da atenção básica. A Andi adotou uma forma inovadora de organização e financiamento das ações de alimentação e nutrição.

A participação dos municípios elegíveis nesta Agenda foi condicionada à adesão voluntária, com pactuação de metas relacionadas à organização da atenção nutricional à criança desnutrida que, por sua vez, condicionam os repasses financeiros da União aos municípios. O objetivo central da Andi foi induzir a construção de um Projeto de Saúde no Território com foco na desnutrição infantil, que contemplasse os seguintes aspectos: vigilância alimentar e nutricional; acompanhamento das condicionalidades de saúde do PBF; investigação dos casos de desnutrição e atraso do desenvolvimento infantil; organização do cuidado à criança desnutrida; promoção da alimentação saudável; prevenção de carências de micronutrientes e o planejamento municipal para a implementação da Andi. A Andi foi implementada e financiada de 2012 a 2015.

À luz do agravamento da situação de fome e desnutrição no país, em 2022 foi publicado pelo Ministério da Saúde um manual para a triagem de risco para insegurança alimentar e nutricional na perspectiva dos territórios no contexto da Atenção Primária à Saúde (APS). O documento preconiza a aplicação pelas equipes da APS de dois itens baseados na Escala Brasileira de Insegurança Alimentar, às famílias em situação de vulnerabilidade. São eles: "Nos últimos três meses, os alimentos acabaram antes que você tivesse dinheiro para comprar mais comida?" e "Nos últimos três meses, você comeu apenas alguns alimentos que ainda tinha, por que o dinheiro acabou?". Famílias com resposta afirmativa às duas perguntas são classificadas como em risco de insegurança alimentar moderada ou grave e, portanto, devem ser encaminhadas para programas sociais e monitoradas com frequência quanto ao seu estado nutricional. Essa triagem permite a rápida identificação de famílias em situação de risco para fome e prevenção e/ou diagnóstico precoce de crianças em risco de desnutrição.

Com o início de uma nova Presidência da República, é lançado, em 2023, o Plano Brasil Sem Fome, que assume como metas tirar o Brasil do Mapa da Fome até 2030; reduzir, ano a ano, as taxas totais de pobreza e reduzir o percentual de domicílios em insegurança alimentar grave. Com coordenação do Ministério do Desenvolvimento Social, as principais estratégias de ação assumidas no plano foram: aumento da renda disponível para comprar alimentos; inclusão em políticas de proteção social; ampliação da produção e do acesso à alimentos saudáveis e sustentáveis e, por fim, informação e mobilização da sociedade, de outros poderes e de outros entes federativos para erradicação da fome.

Em claro desdobramento do Plano Brasil Sem Fome para a agenda de cuidado em Desnutrição, foi publicada a Portaria Interministerial MDS/MS n. 25, de 1º de setembro de 2023, com o objetivo de estabelecer as orientações para gestores e profissionais da assistência social, segurança alimentar e nutricional e saúde, sobre a integração da oferta de ações de atenção, proteção e cuidado para indivíduos e famílias em situação de insegurança alimentar e nutricional, no âmbito do Sistema Único de Assistência Social/SUAS, Sistema Único de Saúde/SUS e Sistema Nacional de Segurança Alimentar e Nutricional/Sisan. Para os fins desta Portaria, a insegurança alimentar e nutricional foi compreendida como a incapacidade do acesso regular e permanente a alimentos de qualidade e em quantidade suficiente, nos níveis leve, moderada e grave e os agravos relacionados à má alimentação e nutrição como desnutrição, sobrepeso, obesidade e carências de micronutrientes.

Conclusão

Os programas públicos de controle da desnutrição no Brasil avançaram de modelos paliativo-assistencialistas para o enfrentamento de seus determinantes sociais, bem como para a qualificação da atenção em saúde da criança, medidas a partir das quais foram obtidos resultados positivos. Preocupa a inflexão da tendência de queda da desnutrição infantil em função de mudanças no contexto político, bem como a persistência da desnutrição infantil entre crianças indígenas e quilombolas, que apesar de terem sido incluídas como público prioritário na meta da Agenda 2030, seguiram desassistidas nos primeiros anos de cumprimento da agenda. Outra preocupação recente é a emergência da desnutrição em um novo grupo populacional vulnerável, o de idosos.

O estado nutricional das crianças é um importante indicador de saúde de uma população, dada a sua estreita relação com alterações no ambiente, essencialmente nos indicadores apontados como seus principais determinantes: acesso a serviços públicos essenciais, como educação básica e serviços de saúde, distribuição de renda e garantia de condições de saneamento adequadas. Nesse sentido, destaca-se a importância da retomada, manutenção e aprimoramento das políticas que fizeram com que o Brasil evoluísse no combate à fome e à desnutrição infantil.

Referências

AUGUSTO, R. A.; SOUZA, J. M. P. Efetividade de programa de suplementação alimentar no ganho ponderal de crianças. *Rev. Saúde Pública*, v. 44, n. 5, p. 793-801, 2010.

BRASIL. Ministério da Saúde. *Manual instrutivo para implementação da agenda para intensificação da atenção nutricional infantil*: portaria n. 2.387, de 18 de outubro de 2012. Brasília: Ministério da Saúde, 2013.

BRASIL. Ministério da Saúde. Secretaria de Atenção à Saúde. Departamento de Atenção Básica. *Orientações para a coleta e análise de dados antropométricos em serviços de saúde*: Norma Técnica do Sistema de Vigilância Alimentar e Nutricional – SISVAN/Ministério da Saúde, Secretaria de Atenção à Saúde, Departamento de Atenção Básica. Brasília: Ministério da Saúde, 2011.

FUNDAÇÃO EUCLIDES DA CUNHA DE APOIO INSTITUCIONAL À UNIVERSIDADE FEDERAL FLUMINENSE. Núcleo de Pesquisas Sociais Aplicadas, Informações e Políticas Públicas da Universidade Federal Fluminense. Sumário Executivo: *Pesquisa de avaliação da situação de segurança alimentar e nutricional em comunidades quilombolas tituladas*. Brasília; 2013. Disponível em: <https://fpabramo.org.br/acervosocial/wp-content/uploads/sites/7/2017/08/406.pdf>.

GOULART, R. M. M.; FRANCA JUNIOR I; SOUZA, M. F. M. Recuperação nutricional de crianças desnutridas e em risco nutricional em programa de suplementação alimentar no Município de Mogi das Cruzes, São Paulo, Brasil. *Cad. Saúde Pública*, v. 23, n. 1, p. 147-156, 2007.

GOUVEIA, A. V. da S.; CARVALHO, R. E. de S.; CORREIA, M. E. G.; SILVEIRA, J. A. C. *Time trend of the prevalence of malnutrition in children under five years of age assisted by the Bolsa Família Program (2008-2019)*. SciELO Preprints, 2022. Disponível em: <https://doi.org/10.1590/SciELOPreprints.4965>

INQUÉRITO NACIONAL DE SAÚDE E NUTRIÇÃO DOS POVOS INDÍGENAS. *Relatório final*. (Análise dos dados) n. 7. Rio de Janeiro, 1 de dezembro de 2009.

JAIME, P. C. et al. Desnutrição em crianças de até cinco anos beneficiárias do Programa Bolsa Família: análise transversal e painel longitudinal de 2008 a 2012. *Cadernos de Estudos – Secretaria de Avaliação e Gestão da Informação*, v. 17, p. 49-63, 2014.

MONTEIRO, C. A. A dimensão da pobreza, da desnutrição e da fome no Brasil. *Estudos Avançados*, v. 17, n. 48, p. 7-20, 2003.

MONTEIRO, C. A.; BENICIO, M. H.; KONNO, S. C. et al. Causas do declínio da desnutrição infantil no Brasil, 1996-2007. *Rev Saúde Pública*, v. 43, n. 1, p. 35-43, 2009.

PAES-SOUSA, R.; SANTOS, L. M. P.; MIAZAKI, E. S. Effects of a conditional cash transfer programme on child nutrition in Brazil. *Bulletin of the World Health Organization*, v. 89, n. 7, p. 496-503, 2011.

RASELLA, D.; BASU, S.; HONE, T.; PAES-SOUZA, R.; OCKÉ-REIS, C. O.; MILLETT, C. *Child morbidity and mortality associated with alternative policy responses to the economic crisis in Brazil*: a nationwide microsimulation study. PLoS Med. 2018; v. 15, n. 5, e1002570. Disponível em: <https://doi.org/10.1371/journal.pmed.1002570>.

SILVA, A. C. da. De Vargas a Itamar: políticas e programas de alimentação e nutrição. *Estudos Avançados*, 9(23):87-107, 1995.

UNIVERSIDADE FEDERAL DO RIO DE JANEIRO. *Estado Nutricional Antropométrico da Criança e da Mãe:* Prevalência de indicadores antropométrico de crianças brasileiras menores de 5 anos de idade e suas mães biológicas: ENANI 2019. Documento eletrônico. Rio de Janeiro, RJ: UFRJ, 2022. (96 p.). Coordenador geral, Gilberto Kac. Disponível em: <https://enani.nutricao.ufrj.br/index.php/relatorios/>

WORLD HEALTH ORGANIZATION. *WHO child growth standards*: Length/height-for-age, weight-for-age, weight-for-length, weight-for-height and body mass index-for-age. Methods and development. Geneva, Switzerland: WHO, 2006.

13

Políticas Públicas de Alimentação e Nutrição voltadas ao sobrepeso e obesidade

- Fernanda Rauber
- Patricia Constante Jaime

Introdução

Nas últimas décadas, o Brasil passou por sucessivas mudanças em termos de desenvolvimento socioeconômico, urbanização, atenção médica e, consequentemente, saúde da população. Nesse cenário, as doenças crônicas não transmissíveis (DCNT) emergem como um problema de saúde pública, já que representam mais de 70% das mortes ocorridas no país (OMS, 2018), tendo o excesso de peso como importante fator de risco. Estima-se que, em 2019, o excesso de peso e a obesidade foram responsáveis por 12,6% do total de mortes no Brasil, caracterizando-se como uma das principais causas de óbitos (Institute for Health Metrics and Evaluation, 2020).

A Pesquisa Nacional de Saúde (PNS 2019), que avaliou adultos de todas as regiões do Brasil, estimou uma prevalência de excesso de peso de 57,5% e obesidade de 21,8% em homens, e 62,6% e 29,5% em mulheres, respectivamente (Brasil, 2020). Análises de inquéritos domiciliares realizados entre 2003 e 2009 evidenciam aumentos contínuos e expressivos na frequência de excesso de peso e obesidade em todas as classes de renda e diferentes faixas etárias (Brasil, 2010). Essa tendência também é observada nos resultados obtidos pelo sistema de Vigilância de fatores de risco e proteção para doenças crônicas por inquérito telefônico (Vigitel), que estimou um aumento de 1,19 ponto percentual ao ano da prevalência do excesso de peso e 0,67 ponto percentual ao ano da prevalência de obesidade no período de 2006-2021 (Brasil, 2021).

Entre crianças, o Estudo Nacional de Alimentação e Nutrição Infantil (Enani) mostrou que, em 2019, 10% das crianças brasileiras menores de cinco anos estavam com excesso de peso, sendo 3% com obesidade, e 18,3% estavam em risco de sobrepeso (UFRJ, 2022). Em 2022, das crianças acompanhadas na Atenção Primária à Saúde (APS) do SUS, 14% dos menores de 5 anos e 31,5% das crianças entre 5 e 10 anos tinham excesso de peso, e dessas, 6,1% e 15,9%, respectivamente, apresentavam obesidade. Com relação aos adolescentes acompanhados na APS, 31,6% e 12,7% apresentavam excesso de peso e obesidade, respectivamente (SISVAN, 2022)[1].

---

1 Sistema de Vigilância Alimentar e Nutricional (SISVAN). Relatórios do Estado nutricional dos indivíduos acompanhados por período, fase do ciclo da vida e índice de massa corporal: SISVAN 2022. Disponível em: <https://sisaps.saude.gov.br/sisvan/relatoriopublico>.

Mudanças desfavoráveis no padrão alimentar e o sedentarismo têm sido colocados como os principais determinantes desse quadro epidemiológico desfavorável. Dados de pesquisas de aquisição domiciliar de alimentos mostram uma progressiva e rápida substituição de alimentos tradicionais brasileiros, como arroz e feijão, por alimentos ultraprocessados (Levy et al., 2022). Análises dos dados de consumo alimentar individual da Pesquisa de Orçamentos Familiares de 2008-2009 confirmam o perfil nutricional desfavorável dos alimentos ultraprocessados e documentam o seu impacto negativo na qualidade da alimentação (Louzada et al., 2017) e na ocorrência de obesidade (Louzada et al., 2015) da população brasileira. Além disso, um estudo recente estimou que o aumento do consumo de alimentos ultraprocessados no intervalo de 7 anos foi responsável por mais de ¼ do aumento da prevalência de obesidade entre os brasileiros no mesmo período (Louzada et al., 2022).

O alto custo associado à obesidade e doenças relacionadas é alarmante no país. Em 2018, foi estimado em 1,39 bilhão de reais o custo do Sistema Único de Saúde (SUS) com hospitalizações, procedimentos ambulatoriais e medicamentos atribuível à obesidade, incluindo os custos da obesidade como fator de risco para hipertensão e diabetes (Nilson et al., 2020). Em 2019, 22% (R$ 1,5 bilhão) do gasto anual direto com DCNT no Brasil foram atribuíveis ao excesso de peso e obesidade, sendo mais elevado em mulheres (R$ 762 milhões) do que nos homens (R$ 730 milhões) (Ferrari et al., 2022). Por isso, é fundamental compreender os fatores que levam ao excesso de peso e o papel do SUS nesse contexto.

A obesidade é resultado de determinantes de diversas naturezas, envolvendo componentes biológicos, comportamentais, ambientais, econômicos, sociais e culturais. As escolhas alimentares são condicionadas não apenas pelo comportamento individual, mas pelo sistema alimentar no qual o indivíduo está inserido. Dessa forma, governo e sociedade também são responsáveis por favorecer escolhas alimentares mais saudáveis. Nessa perspectiva, o enfrentamento do excesso de peso no Brasil requer medidas complexas articuladas em diferentes níveis e setores do governo, com a participação da sociedade civil.

Evidências e marcos internacionais

Em 2011, o periódico britânico *The Lancet* lançou uma série[2] de publicações sobre obesidade, destacando a necessidade de ações do governo e uma abordagem de sistemas com múltiplos setores envolvidos para o enfrentamento do quadro. Em 2015, o periódico lançou a segunda série[3] de publicações sobre obesidade, discutindo sua relação com a vulnerabilidade socioeconômica, biológica e psicológica e destacando o papel dos ambientes desfavoráveis para uma alimentação saudável. Houve um consenso com relação à necessidade de políticas públicas para promover a alimentação saudável a fim de rever a pandemia de obesidade. Divulgou também um infográfico[4] que ilustra como os governos podem agir em diferentes etapas da cadeia produtiva, que envolve produtores, vendedores de alimentos, ambientes escolares e os indivíduos, a fim de promover mudanças culturais que direcionam para uma alimentação mais saudável (Figura 13.1). O infográfico mostra os componentes de um sistema alimentar como uma rede interconectada de produtores, indústrias e instituições, com os indivíduos no centro das relações, e os caminhos que podem ser modificados em direção a uma alimentação de melhor qualidade por meio de políticas governamentais ou por mudanças individuais e no sistema alimentar. Coloca que ações regulatórias sejam assumidas pelo Governo e que haja um maior envolvimento e compromisso da sociedade civil e do setor produtivo de alimentos para melhorar a qualidade da alimentação da população.

2 <http://www.thelancet.com/series/obesity-2011>.

3 <http://www.thelancet.com/series/obesity-2015>.

4 <http://www.thelancet.com/infographics/obesity-food-policy>.

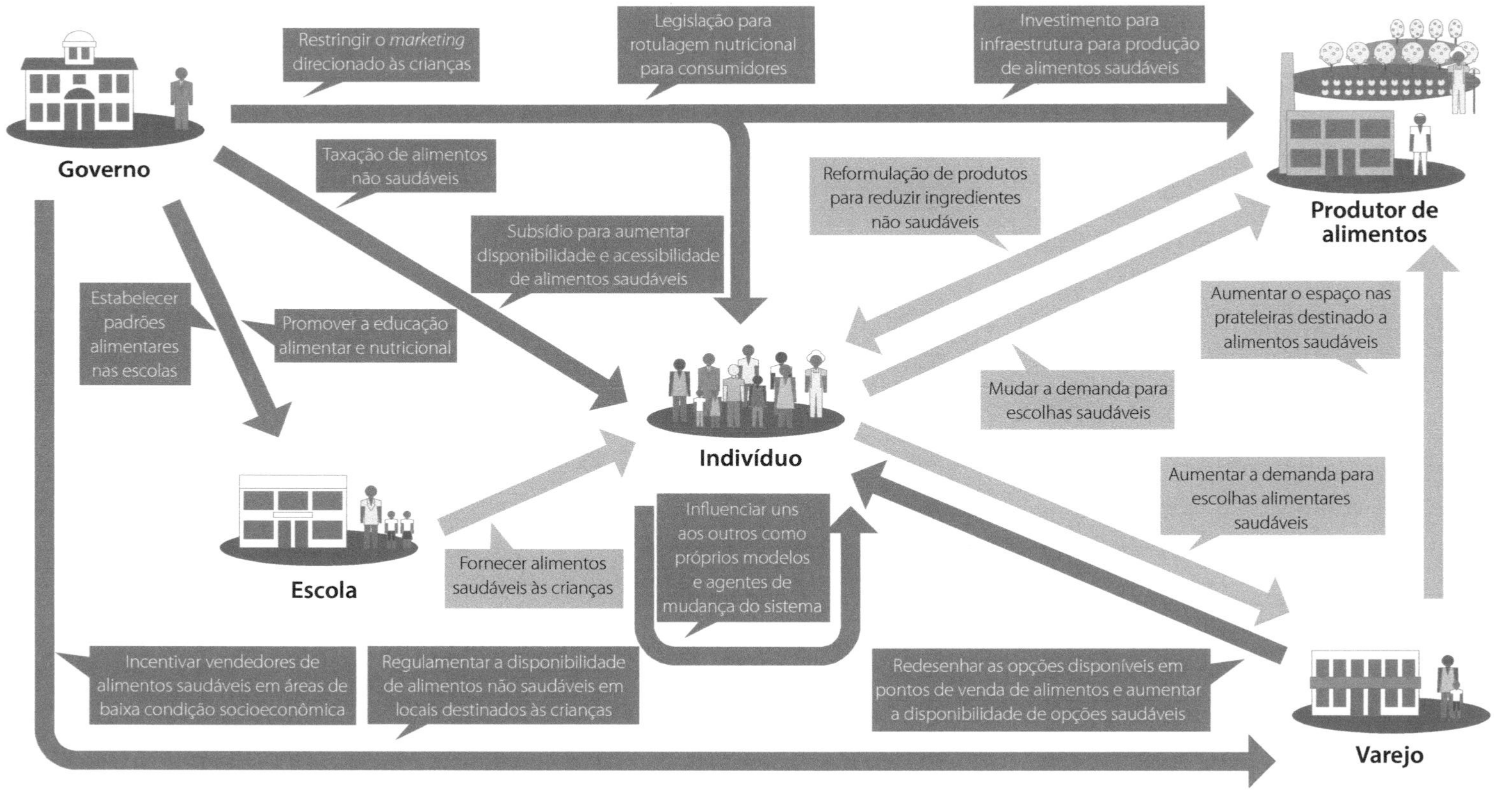

As setas mostram os caminhos que podem ser modificados em direção a uma alimentação de melhor qualidade por meio de políticas governamentais (setas cinza-escuro ➡) ou por mudanças individuais e no sistema alimentar (setas cinza-claro ➡).

Figura 13.1 – *Infográfico mostrando como incentivar preferências alimentares mais saudáveis.*

Fonte: Adaptada do infográfico publicado no *The Lancet*[5].

[5] <http://www.thelancet.com/infographics/obesity-food-policy>.

Esse consenso das principais ações políticas que podem ser implementadas para promover padrões alimentares saudáveis e enfrentar a obesidade também é colocado pelo Fundo Mundial de Pesquisas de Câncer (World Cancer Research Fund International – WCRF) em um quadro, chamado *Nourishing*[6]. Esse quadro é uma ferramenta projetada para ajudar os responsáveis políticos, pesquisadores e organizações da sociedade civil a tomar medidas políticas para promover padrões alimentares saudáveis e reduzir a prevalência de obesidade e DCNT. O quadro apresenta dez áreas nas quais os governos precisam atuar, que estão inseridas em três domínios: ambiente alimentar, sistema alimentar e mudança de comportamento. As políticas listadas no quadro variam em sua qualidade, resistência e eficácia. As dez áreas da estrutura *Nourishing* podem ser adaptadas a diferentes contextos geográficos em todo o mundo. Exemplos de ações políticas relacionadas aos três eixos são descritas a seguir:

- **Ambiente alimentar:** rotulagem de alimentos e alegações nutricionais; abordagens econômicas (impostos sobre alimentos ou subsídios direcionados); restrição da publicidade de alimentos e *marketing*; e incentivo a ambientes saudáveis de varejo.
- **Sistema alimentar:** ações conjuntas com fornecedores de alimentos para garantir alimentos saudáveis.
- **Mudança de comportamento:** campanhas de conscientização pública; intervenções de aconselhamento alimentar; educação alimentar e nutricional.

Os esforços para prevenir e combater a obesidade infantil também merecem destaque. A Organização Mundial da Saúde (OMS) publicou uma série de documentos[7] reconhecendo a importância de envolver diversas estratégias conjuntas de incentivo, proteção e apoio à alimentação adequada e saudável para enfrentar a obesidade infantil – considerado um dos maiores problemas de saúde pública do século XXI. As estratégias devem ser abrangentes e incorporar aspectos de cada um dos três principais componentes: 1) *governamental*, com desenvolvimento de liderança, políticas que envolvam o componente de saúde, recursos financeiros para promoção da saúde, capacidade profissional; 2) as *iniciativas para criação de ambientes saudáveis*, com regulamentação, medidas fiscais, campanhas, rotulagem, restrição para *marketing* infantil, medidas estruturais; e 3) as *intervenções na comunidade*, com ações intersetoriais, multicomponentes, envolvimento com a realidade local, participação dos diversos equipamentos – de saúde, escolas.

Em 2014, países da América Latina, incluindo o Brasil, assinaram um Plano de Ação para a Prevenção da Obesidade em Crianças e Adolescentes[8], com duração de cinco anos. Dentre outras medidas, o plano requer a implementação de políticas fiscais, como impostos sobre as bebidas açucaradas e os produtos com alto valor energético e pobres em nutrientes, a regulamentação da comercialização e rotulagem de alimentos, a melhora da alimentação escolar e dos ambientes de atividade física e a promoção da amamentação e da alimentação saudável.

---

6 <http://www.wcrf.org/int/policy/nourishing-framework>.

7 World Health Organization. (2016). Report of the commission on ending childhood obesity. World Health Organization. <https://www.who.int/publications/i/item/9789241510066>.
World Health Organization. (2012). Population-based approaches to childhood obesity prevention. World Health Organization. <https://apps.who.int/iris/handle/10665/80149>.
World Health Organization. (2018). Taking action on childhood obesity. World Health Organization. <https://apps.who.int/iris/handle/10665/274792>.

8 <https://iris.paho.org/bitstream/handle/10665.2/4627/CE154-16-p.pdf?sequence=3&isAllowed=y>.

Programas e ações de prevenção, controle e atenção à obesidade no Brasil

A questão da obesidade se tornou uma preocupação nas políticas brasileiras com a publicação da Política Nacional de Alimentação e Nutrição (PNAN), pelo Ministério da Saúde, em 1999. Essa política reconheceu a natureza complexa da obesidade e de outras DCNT relacionadas à alimentação e nutrição e reforçou a abordagem das múltiplas formas de má nutrição, a abordagem multidisciplinar e intersetorial antecipando a discussão sobre temas e recomendações que, só em 2004, foram formalmente apresentados pela OMS na Estratégia Global para a Alimentação Saudável e Atividade Física (OMS, 2004). Atualizada em 2011, a PNAN apresenta um conceito ampliado de alimentação saudável e cuidado integral às doenças relacionadas à alimentação e nutrição e define um conjunto de ações no âmbito do setor da saúde e em outros setores para assegurar ambientes que favoreçam uma alimentação saudável e estilos de vida ativos para todos.

Ainda em 2011, o Governo Federal lançou o Plano de Ação Estratégica para Enfrentamento das DCNT (2012-2022), reconhecendo a obesidade como uma doença e como um fator de risco para DCNT, com causas e determinantes próprios, e, assim, criando uma resposta intersetorial para enfrentá-la. O objetivo do plano é promover o desenvolvimento e a implementação de políticas públicas efetivas, integradas, sustentáveis e com base em evidências para a prevenção e controle das DCNT e seus fatores de risco e fortalecer os serviços de saúde voltados para cuidados crônicos. Para isso, o plano fundamenta-se no delineamento de diretrizes e ações intersetoriais em: a) vigilância, informação, avaliação e monitoramento; b) promoção da saúde; c) cuidado integral (Quadro 13.1).

Quadro 13.1
Eixos e principais ações intersetoriais propostas no Plano de Ação Estratégica para Enfrentamento das DCNT (2012-2022)

Eixos	Principais ações
Vigilância, informação, avaliação e monitoramento	• Realizar a Pesquisa Nacional de Saúde (2013) para monitoramento dos fatores de risco. • Realizar estudos sobre DCNT, incluindo populações vulneráveis, para monitoramento da morbidade e mortalidade específicas das doenças
Promoção da saúde	• Atividade física: construção de espaços que ofereçam ações de promoção da saúde. Exemplos: Programa Academia da Saúde, Programa Saúde na Escola (PSE), Praças do Programa de Aceleração do Crescimento (PAC), Reformulação de espaços urbanos saudáveis, Campanhas de comunicação • Alimentação saudável: promoção de ações de alimentação saudável, com ações nas escolas, aumento da oferta de alimentos saudáveis, regulação da composição nutricional de alimentos ultraprocessados, redução dos preços dos alimentos saudáveis, regulamentação da publicidade de alimentos, principalmente para crianças • Tabagismo e álcool: ampliação das ações de prevenção e de cessação do tabagismo • Envelhecimento ativo: modelo de atenção integral ao envelhecimento ativo, incentivo à ampliação da autonomia e independência para o autocuidado, capacitação de equipes da atenção básica
Cuidado integral	• Linha de cuidado de DCNT: definir e implementar protocolos e diretrizes clínicas das DCNT • Capacitação e telemedicina: capacitação das equipes da Atenção Básica em Saúde • Medicamentos gratuitos • Câncer do colo do útero e de mama: fortalecer as ações de prevenção e qualificação do diagnóstico precoce e tratamento • Rede de Atenção às Urgências

Fonte: Brasil. Ministério da Saúde. *Plano de ação estratégica para enfrentamento das DCNT (2012-2022)*. Ministério da Saúde, 2011.

Para discutir ações de prevenção e controle da obesidade, em 2011, foi instituído um comitê intersetorial, no âmbito da Câmara Interministerial de Segurança Alimentar e Nutricional (Caisan). Além dos ministérios da Câmara, fizeram parte do Comitê o Conselho Nacional de Segurança Alimentar e Nutricional (CONSEA) e a Organização Pan-Americana da Saúde (OPAS/OMS). Um dos produtos desse comitê foi a publicação da Estratégia Intersetorial de Prevenção e Controle da Obesidade (2014), que busca organizar as orientações de forma articulada, conjunta e intersetorial para o enfrentamento do sobrepeso e obesidade e seus determinantes no país, norteando as ações do governo brasileiro. Essa estratégia faz parte do cumprimento de uma das metas prioritárias da diretriz 5 do primeiro Plano Nacional de Segurança Alimentar e Nutricional (Plansan 2012-2015)[9]:

> Diretriz 5: "fortalecimento das ações de alimentação e nutrição em todos os níveis de atenção à saúde, de modo articulado às demais ações de segurança alimentar e nutricional".
>
> Meta: "Elaborar um plano nacional intersetorial de controle e prevenção da obesidade".

A Estratégia foi pautada em seis grandes eixos de ação:

I. Disponibilidade e acesso a alimentos adequados e saudáveis

Apoiar e favorecer para que a população possa escolher e ter acesso a alimentos adequados e saudáveis, estimular a autonomia do sujeito para a decisão sobre o consumo, favorecendo a oferta de alimentos, respeitando as identidades culturais específicas de cada povo, inclusive povos e comunidades tradicionais.

- *Exemplos de ações:* incentivo à organização de feiras de alimentos produzidos localmente, facilitando o acesso a alimentos adequados e saudáveis da população em geral; realização de compras institucionais de alimentos adequados e saudáveis produzidos pela agricultura familiar por meio de chamada pública em instituições filantrópicas e equipamentos públicos (por exemplo, Programa de Aquisição de Alimentos – PAA).

II. Ações de educação, comunicação e informação

Compartilhar conhecimentos e práticas que possam contribuir para a conquista de melhores condições de vida, saúde e segurança alimentar e nutricional da população. Inclui a provisão de informações, estímulo ao autocuidado, além de estratégias articuladas e contínuas de educação, mobilização da opinião pública, que necessariamente devem estar atreladas a medidas mais estruturantes que oportunizem as escolhas de alimentos saudáveis pela população.

- *Exemplos de ações:* implementação de ações de educação alimentar e nutricional, usando o Marco de Educação Alimentar e Nutricional para as Políticas Públicas; divulgação dos princípios e recomendações do Guia Alimentar para a População Brasileira,

[9] Câmara Interministerial de Segurança Alimentar e Nutricional. *Plano nacional de segurança alimentar e nutricional*: 2012/2015. Brasília, DF: Caisan, 2011.

do Guia alimentar para crianças menores de dois anos e do Guia de Atividade Física para a População Brasileira para informar, comunicar e orientar a população quanto a escolhas alimentares saudáveis e à prática de atividade física, com a previsão de estratégias de formação dos profissionais que deverão utilizar os guias.

III. Promoção de modos de vida saudáveis em ambientes específicos

Trata das mudanças estruturais, essencialmente nos espaços institucionais e urbanos, voltadas à promoção da alimentação adequada e saudável, atividade física e acesso a espaços públicos de lazer, incluindo ambiente de trabalho, ambiente escolar, nas redes de atenção à saúde e socioassistenciais.

- *Exemplos de ações*: incentivo a salas de apoio à amamentação no ambiente de trabalho; promover a alimentação saudável no ambiente escolar, por exemplo, por meio do Programa Saúde na Escola (PSE), Programa Nacional de Alimentação Escolar (PNAE) e regulamentação dos alimentos comercializados nas cantinas; promoção da amamentação e alimentação complementar saudável nas Redes de Atenção à Saúde (RAS), por meio da implementação da Estratégia Amamenta e Alimenta Brasil.

IV. Vigilância Alimentar e Nutricional (VAN)

Monitoramento das condições de alimentação e nutrição de determinado indivíduo ou população. Deve ser entendida como um conjunto de orientações e interpretações que viabilize desde a identificação de casos de indivíduos com obesidade e sobrepeso nos serviços de saúde até a realização de inquéritos populacionais periódicos, com vistas a conhecer o perfil de nutrição e saúde de toda a população. Também visa apoiar gestores e profissionais de saúde no processo de organização e avaliação da atenção nutricional e subsidiar o planejamento de ações relacionadas à promoção da saúde e da alimentação adequada e saudável.

- *Exemplos de ações:* fortalecimento e garantia da VAN nas RAS para todas as fases do curso da vida; realização do diagnóstico nutricional e alimentar nos pontos de atenção à saúde e monitoramento da prevalência de sobrepeso e obesidade da população, a fim de apoiar a qualificação do cuidado nutricional e ações de promoção da saúde; fortalecimento das ações de pré-natal, promovendo o ganho de peso adequado das mulheres durante a gestação.

V. Atenção integral à saúde do indivíduo com sobrepeso/obesidade na rede de saúde

Prover um conjunto de cuidados que contemple ações de promoção e proteção da saúde, assim como a prevenção, o diagnóstico e o tratamento da obesidade e outros agravos à saúde associados a ela, organizados e oferecidos de forma conjunta pelas três esferas de gestão. Como produto deste eixo, fez-se necessária a construção de uma linha de cuidado para os usuários dos serviços com sobrepeso/obesidade.

- *Exemplos de ações:* garantia do cuidado integral ao indivíduo com excesso de peso e obesidade na RAS, desde os serviços de atenção básica até os pontos de atenção de média e alta complexidade; definição de diretrizes clínicas e organização de fluxos de orientação e atendimento para o tratamento da obesidade na RAS do SUS.

VI. Regulação e controle da qualidade e inocuidade de alimentos

Garantir acesso a alimentos básicos e minimamente processados, em condições ideais de consumo e melhorar a qualidade nutricional de alimentos ultraprocessados (teores excessivos de sódio, gorduras e açúcar).

- *Exemplos de ações:* aprimoramento das normas de rotulagem de alimentos embalados para melhorar a visibilidade e a legibilidade e adoção da rotulagem nutricional frontal com alerta destacando a presença excessiva de nutrientes críticos à saúde; agenda para redução das quantidades de açúcar, gorduras e sódio em alimentos ultraprocessados; regulamentação da publicidade infantil, no âmbito legislativo.

A regulamentação da publicidade de alimentos no Brasil
Resolução do Conanda n. 163/2014, que dispõe sobre a abusividade do direcionamento de publicidade e de comunicação mercadológica à criança e ao adolescente
Regulamentação da Lei n. 11.265/2006, publicada em 2015. A Norma Brasileira de Comercialização de Alimentos para Lactentes e Crianças de Primeira Infância, Bicos, Chupetas e Mamadeiras (NBCAL) é um conjunto de normas que regula a promoção comercial e a rotulagem de alimentos e produtos destinados a recém-nascidos e crianças de até três anos de idade, como leites, papinhas, chupetas e mamadeiras

Importante registrar que apesar de seu caráter inovador, a *Estratégia Intersetorial de Prevenção e Controle da Obesidade*, lançada em 2014, não chegou a ser efetivamente implementada. A crise política que o país enfrentou a partir daquele ano resultou no enfraquecimento da agenda de segurança alimentar e nutricional no âmbito do Governo Federal, impactando a abordagem intersetorial da obesidade.

Organização do cuidado em obesidade no SUS

Para reforçar os compromissos assumidos junto ao Plansan, ao Plano de Ação Estratégica para Enfrentamento das DCNT e a Estratégia Intersetorial de Prevenção e Controle da Obesidade, o Ministério da Saúde lançou a Portaria n. 424, de 19 de março de 2013, que redefine as diretrizes para a organização da prevenção e do tratamento do sobrepeso e da obesidade como linha de cuidado prioritária das RAS das pessoas com doenças crônicas no âmbito do SUS. Simultaneamente, no âmbito hospitalar, foi publicada a Portaria n. 425 GM/MS, de 19 de março de 2013 (revogada pela Portaria de Consolidação n. 3/GM/MS, de 28 de setembro de 2017), que estabelece o regulamento técnico, normas e critérios para a assistência de alta complexidade ao indivíduo com obesidade, sendo a cirurgia bariátrica custeada pelo Ministério da Saúde.

A linha de cuidado estabelece um conjunto de ações envolvendo diversos atores dos pontos de atenção da RAS por meio da organização dos serviços e ações que devem ser desenvolvidos nos diferentes pontos de atenção de uma rede (atenção básica, ambulatorial e hospitalar) e nos sistemas de apoio, e podem utilizar vários tipos de estratificação (clínica, de risco) para definir estas ações (ver capítulo 6 – Política Nacional de Alimentação e Nutrição (PNAN)). A linha de cuidado estabelece fluxos que buscam reorganizar o processo de trabalho, a fim de garantir a assistência integral ao usuário com excesso de peso e obesidade no SUS.

Cada componente (atenção básica, atenção especializada ambulatorial e hospitalar) e sistemas de apoio, logísticos e de governança possuem atribuições que irão contribuir para a prevenção do agravo e o tratamento dos indivíduos com excesso de peso. As *ações na atenção básica* incluem a vigilância alimentar e nutricional, com vistas à estratificação de risco; promoção da saúde e prevenção do sobrepeso e da obesidade; assistência terapêutica multiprofissional aos indivíduos adultos com sobrepeso e obesidade, de acordo com as estratificações de risco; coordenação do cuidado dos indivíduos adultos que, esgotadas as possibilidades terapêuticas na atenção básica, necessitarem de outros pontos de atenção; assistência terapêutica multiprofissional aos usuários que realizaram procedimento cirúrgico para tratamento da obesidade após o período de acompanhamento pós-operatório realizado na atenção especializada (ambulatorial e hospitalar); acolhimento adequado das pessoas com sobrepeso e obesidade em todos os equipamentos da atenção básica.

As *ações na atenção especializada* incluem *ações em ambulatórios* de especialidades, com atendimento especializado ofertado por equipe multiprofissional para tratamento clínico da obesidade; apoio e diagnóstico para indicação de procedimento cirúrgico, com exames de imagem e laboratorial; e *ações em hospitais*, com realização de tratamento cirúrgico da obesidade e cirurgia plástica reparadora, acompanhamento antes e após a realização de tratamento cirúrgico.

Visando apoiar a implementação da linha de cuidado de prevenção e o tratamento do sobrepeso e da obesidade, diversas publicações do Ministério da Saúde foram elaboradas para nortear a organização do cuidado na RAS. Essas evidências e informações são ferramentas que objetivam instrumentalizar os profissionais de saúde no processo de produção do cuidado e tem como eixo orientador a PNAN e as recomendações dos Guias Alimentares. O *Caderno de Atenção Básica, n. 38: Estratégias para o cuidado da pessoa com doença crônica: obesidade* destaca a abordagem integral e humanizada ao indivíduo com excesso de peso, com enfoque na promoção da saúde e prevenção de outras DCNT. A abordagem alimentar e nutricional é colocada como uma prática efetiva e cotidiana que deve ser incluída nas rotinas dos serviços de atenção básica.

O *Manual de atenção às pessoas com sobrepeso e obesidade no âmbito da APS do SUS* traz um conjunto de recomendações para qualificar a atuação dos gestores, das equipes e profissionais de saúde que atuam na APS para atenção aos casos de sobrepeso e obesidade. As recomendações para o planejamento e organização do processo de trabalho consideram as causas multifatoriais da doença e estão organizadas em seis eixos estratégicos, a saber: organização das ações e serviços da RAS, vigilância alimentar e nutricional, formação e educação permanente, promoção da saúde e prevenção do sobrepeso e obesidade a partir da APS, cuidado às pessoas com sobrepeso e obesidade e monitoramento e avaliação. No âmbito do processo de cuidado, o processo é dividido em cinco componentes: identificação do usuário, abordagem inicial e acolhimento, abordagem individual, abordagem transversal e abordagem coletiva.

A identificação do usuário pode ser feita durante qualquer contato do usuário com a equipe de saúde por meio de avaliação antropométrica (demanda espontânea, consultas programadas, busca no Sistema de Vigilância Alimentar e Nutricional – SISVAN ou atividades coletivas). A abordagem inicial e o acolhimento devem evitar a culpabilização do indivíduo e considerar a importância do cuidado centrado na pessoa. A abordagem individual é aquela realizada em consultas com equipe multiprofissional de acordo com as demandas e necessidades específicas de cada indivíduo, de maneira sistemática. A abordagem transversal se configura como um conjunto de ações de promoção da saúde e assistência multiprofissional e intersetorial, que podem envolver a oferta de prática de atividade física, práticas integrativas e complementares e apoio psicológico e abordagem familiar. É um acompanhamento complementar conforme necessidade do usuário. Por fim, a abordagem coletiva envolve atividades em grupo especificamente direcionadas para o cuidado de pessoas com obesidade, visando melhorar a qualidade de vida por meio da mudança de comportamento, adoção de alimentação adequada e saudável, prática de atividade física, redução ou manutenção do peso corporal.

O manual destaca que estratégias que envolvam a abordagem coletiva intercalada com a abordagem individual podem ser mais efetivas. Nesse sentido, o *Instrutivo de Abordagem Coletiva para Manejo da Obesidade no SUS* é uma ferramenta de apoio para os profissionais de saúde na abordagem coletiva no tratamento da obesidade e conta com um *Caderno de Atividades Educativas* que orienta, de forma didática, como realizar oficinas voltadas para o tratamento, perda e manutenção do peso.

O *Protocolo Clínico e Diretrizes Terapêuticas (PCDT) para Sobrepeso e Obesidade em Adultos* apresenta diretrizes gerais para a prevenção e promoção à saúde por meio de informações sobre prevenção, diagnóstico e tratamento de pessoas adultas com excesso de peso atendidas na atenção básica e especializada do SUS. O protocolo inclui, ainda, orientações relacionadas ao monitoramento e recomendações para gestores. Coloca que o tratamento envolve equipe multidisciplinar para implementação da prática de exercícios físicos, alimentação adequada e acompanhamento psicológico.

A proposição de uma linha de cuidado voltada ao sobrepeso e obesidade induziu processos de comunicação e aproximação dos diferentes pontos de atenção da rede de saúde nos Estados e Municípios. Contudo, a publicação da Portaria n. 62, de 6 de janeiro de 2017, que altera as Portarias n. 424/2013 e n. 425/2013, desvinculou a habilitação hospitalar para assistência de alta complexidade ao indivíduo com obesidade a obrigatoriedade de aprovação da linha de cuidado como um todo. Dessa forma, a indução da organização do cuidado integral ficou frágil, em especial na oferta de ações e serviços em outros pontos da RAS, para além da atenção cirúrgica hospitalar.

Ações para prevenção e atenção à obesidade infantil no Brasil

Para a prevenção e o cuidado da obesidade, além do apoio aos indivíduos por meio de abordagens educativas/comportamentais, é fundamental a adoção de políticas intersetoriais e medidas para reverter a natureza obesogênica dos locais onde as crianças, os adolescentes e suas famílias vivem. Por isso, são necessárias ações governamentais e políticas públicas que visem à promoção da saúde, à implementação de medidas de prevenção do ganho de peso excessivo, ao diagnóstico precoce e ao cuidado adequado à criança e ao adolescente, bem como, ao estabelecimento de políticas que promovam ambientes saudáveis.

Nesse sentido, além do Programa Nacional de Alimentação Escolar/PNAE (ver capítulo 18 – Programa Nacional de Alimentação Escolar (PNAE)) e do Programa Saúde na Escola/PSE[10] que promovem a alimentação saudável no ambiente escolar, destaca-se o Programa Crescer Saudável, criado em 2017. Esse programa compõe a agenda de prevenção e atenção à obesidade infantil, induzida pelo Ministério da Saúde e consiste em um conjunto de ações a serem realizadas no âmbito do PSE com o objetivo de contribuir para a promoção da saúde, prevenção e cuidado das crianças com obesidade matriculadas na Educação Infantil (creches e pré-escolas)

[10] O Programa Saúde na Escola (PSE), política intersetorial da Saúde e da Educação, foi instituído pelo Decreto Presidencial n. 6.286, de 5 de dezembro de 2007. As políticas de saúde e educação voltadas às crianças, adolescentes, jovens e adultos da educação pública brasileira se unem para promover saúde e educação integral.

e Ensino Fundamental I. A iniciativa tem como eixos prioritários de ação: a vigilância alimentar e nutricional, a promoção da alimentação adequada e saudável, o incentivo às práticas de atividade física e as ações voltadas para a oferta de cuidados para as crianças que apresentam obesidade, incluindo a realização de atendimento individual. O programa prevê incentivo financeiro adicional ao custeio pago ao PSE para implementação das ações de prevenção e atenção à obesidade infantil em escolares.

Desde o início dos anos 2010, o Ministério da Saúde incorporou o tema da obesidade infantil como agenda prioritária e vem lançando campanhas e divulgando materiais com o objetivo de prevenir e controlar o problema no país. A obesidade infantil foi tema central de duas edições anuais da Semana Saúde na Escola do PSE, nos anos 2012 e 2018.

Em 2021, foi lançada a campanha "Vamos prevenir a obesidade infantil: 1, 2, 3 e já!" e publicadas duas portarias. A primeira portaria (Portaria GM/MS n. 1.862, de 10 de agosto de 2021) institui a *Estratégia Nacional de Prevenção e Atenção à Obesidade Infantil* (Proteja), que busca articular iniciativas nos estados, no Distrito Federal e nos municípios. O Proteja contempla um conjunto de ações essenciais e complementares voltadas para a prevenção e atenção à obesidade infantil e suas consequências a serem implementadas em nível local pelos gestores municipais. A primeira etapa do Proteja consiste no estabelecimento do compromisso entre os municípios, estados e o Governo Federal com a prevenção e atenção à obesidade infantil. Após, os estados devem apoiar os municípios na implementação das ações essenciais e complementares, propostas pelo Proteja. As ações essenciais são aquelas que efetivamente contribuem com a reversão do cenário de obesidade infantil, sendo que algumas já fazem parte do planejamento e rotina de trabalho das equipes da APS e das ações e programas de outros setores parceiros da agenda de alimentação, nutrição e atividade física. As ações complementares são descritas em uma lista pré-estabelecida de ações importantes que os municípios devem escolher pelo menos cinco para serem desenvolvidas.

A segunda portaria (Portaria GM/MS n. 1.863, de 10 de agosto de 2021) destina três parcelas de R$ 31,9 milhões por ano, durante três anos, para cidades de até 30 mil habitantes e que apresentaram prevalência de obesidade entre crianças menores de 10 anos superior a 15% em 2019. Esse incentivo tem como objetivo estimular o desenvolvimento de ações que contribuam para que as cidades promovam ambientes mais saudáveis para as crianças e suas famílias.

Mais recentemente, foi publicado o *Instrutivo para o cuidado da criança e do adolescente com sobrepeso e obesidade no âmbito da Atenção Primária à Saúde*, com objetivo de apoiar e qualificar o trabalho desenvolvido pelas equipes da APS na oferta do cuidado para crianças e adolescentes que foram diagnosticados com sobrepeso e obesidade. Apresenta recomendações de cuidado para crianças e adolescentes baseadas em cinco grandes estratégias focadas na alimentação saudável, aliada a uma vida mais ativa, à redução do tempo em atividades sedentárias, aos cuidados com o sono e à saúde mental.

São reconhecidos os esforços em políticas públicas voltadas à prevenção e controle da obesidade infantil no Brasil. No entanto, existem críticas à focalização recente do problema em um ciclo da vida, a infância. A obesidade é um fenômeno tão complexo e abrangente que inviabiliza abordagens focalizadas, seja por fase do curso da vida ou por território. Como mencionado anteriormente, em 2019, 21,8% dos homens adultos e 29,5% mulheres adultas apresentaram obesidade. Além das ações de promoção da saúde e prevenção do agravo, pela alta e crescente prevalência de obesidade no país, há urgência por iniciativas de organização do cuidado para as pessoas com corpos gordos que desejam reduzir o peso e controlar doenças associadas. A interrompida iniciativa de implantação da linha de cuidado para prevenção e do tratamento do sobrepeso e da obesidade, no âmbito da RAS das pessoas com doenças crônicas, buscava esse sentido de integralidade do cuidado para todas as pessoas e como política de saúde no SUS. É bem verdade que a obesidade como problema de saúde pública não se resolve no setor saúde. É preciso o enfrentamento do problema sanitário de forma intersetorial, considerando seus determinantes sociais e comerciais. O que não tira do SUS o compromisso de cuidar das pessoas com obesidade que buscam o serviço de saúde.

Desafio e perspectivas no Brasil

Observa-se que a organização de ações integradas e interdisciplinares se justifica como prática efetiva na prevenção e controle da obesidade, diante da compreensão de que modificações nos hábitos de vida não devem advir de um processo de normatização e muito menos de culpabilização do indivíduo ou da família. As mudanças não se restringem apenas ao consumo de alimentos e à atividade física, mas devem considerar todos os significados ligados ao comer, ao corpo e ao viver.

O Brasil reconhece a natureza complexa da obesidade e de outras DCNT relacionadas à alimentação há duas décadas. Foram feitos alguns avanços para organizar a atenção em saúde e assegurar ambientes que favoreçam padrões alimentares saudáveis e estilos de vida ativos. Contudo, o aumento rápido e continuado da obesidade sinaliza que as respostas propostas não têm sido suficientes e efetivas. As ações mais eficazes em saúde pública, geralmente, são aquelas direcionadas a toda a população, o que envolve medidas regulatórias.

Dessa forma, o papel do governo no que se refere à restrição de ações inapropriadas da indústria é fundamental, assim como na promoção de um sistema alimentar que propicie e estimule escolhas saudáveis. Para isso, o país ainda precisa avançar em ações que incluem: regulamentação da publicidade de alimentos não saudáveis; medidas fiscais para tornar os alimentos saudáveis mais acessíveis e taxação de alimentos ricos em açúcar, como bebidas açucaradas; e regulamentação da oferta de alimentos não saudáveis no ambiente escolar. O sucesso do controle da obesidade como um problema de saúde pública dependerá de um modelo de governança que favoreça a ação conjunta e integrada de diferentes setores e a participação ativa da sociedade civil com o objetivo de consolidar as ações, os espaços e as leis que protegem a saúde e promovem modos de vida saudáveis.

Referências

BRASIL. Câmara Interministerial de Segurança Alimentar e Nutricional. *Estratégia intersetorial de prevenção e controle da obesidade*: recomendações para estados e municípios. Brasília, DF: Caisan, 2014.

BRASIL. Instituto Brasileiro de Geografia e Estatística (IBGE). *Pesquisa de Orçamentos Familiares 2008-2009*. Antropometria e estado nutricional de crianças, adolescentes e adultos no Brasil. Rio de Janeiro, RJ: IBGE, 2010.

BRASIL. Instituto Brasileiro de Geografia e Estatística. *Pesquisa nacional de saúde 2019*: atenção primária à saúde e informações antropométricas. Rio de Janeiro: Instituto Brasileiro de Geografia e Estatística, 2020.

BRASIL. Ministério da Saúde. Secretaria de Vigilância em Saúde. Departamento de Análise em Saúde e Vigilância de Doenças Não Transmissíveis. *Vigitel Brasil 2006-2021*: vigilância de fatores de risco e proteção para doenças crônicas por inquérito telefônico; estimativas sobre frequência e distribuição sociodemográfica do estado nutricional e consumo alimentar nas capitais dos 26 estados brasileiros e no Distrito Federal entre 2006 e 2021; estado nutricional e consumo alimentar. Brasília, DF: Ministério da Saúde, 2022.

BRASIL. Ministério da Saúde. *Estratégias para o cuidado da pessoa com doença crônica:* obesidade. Brasília, DF: Ministério da Saúde, 2014a. (Cadernos de Atenção Básica, 38).

BRASIL. Ministério da Saúde. *Perspectivas e desafios no cuidado às pessoas com obesidade no SUS:* resultados do Laboratório de Inovação no manejo da obesidade nas Redes de Atenção a Saúde/Ministério da Saúde; Organização Pan-Americana da Saúde. Brasília, DF: MS, 2014.

BRASIL. Ministério da Saúde. Secretaria de Atenção à Saúde. Departamento de Atenção Básica. *Guia Alimentar para a população brasileira.* 2. ed. Brasília, DF: Ministério da Saúde, 2014.

BRASIL. Ministério da Saúde. Secretaria de Atenção Primária à Saúde. Departamento de Promoção da Saúde. *PROTEJA: Estratégia Nacional para Prevenção e Atenção à Obesidade Infantil:* orientações técnicas [recurso eletrônico]/Ministério da Saúde, Secretaria de Atenção Primária à Saúde, Departamento de Promoção da Saúde. Brasília: Ministério da Saúde, 2022.

BRASIL. Ministério da Saúde. Secretaria de Atenção Primária à Saúde. Departamento de Promoção da Saúde. *Manual de atenção às pessoas com sobrepeso e obesidade no âmbito da Atenção Primária à Saúde (APS) do Sistema Único de Saúde.* Brasília: Ministério da Saúde, 2022.

BRASIL. Ministério da Saúde. Secretaria de Atenção Primária à Saúde. Departamento de Promoção da Saúde. *Instrutivo Programa Crescer Saudável 2021/2022* [recurso eletrônico]/Ministério da Saúde, Secretaria de Atenção Primária à Saúde, Departamento de Promoção da Saúde. Brasília: Ministério da Saúde, 2022.

BRASIL. Ministério da Saúde. Secretaria de Ciência, Tecnologia, Inovação e Insumos Estratégicos em Saúde. Departamento de Gestão e Incorporação de Tecnologias e Inovação em Saúde. *Protocolo clínico e diretrizes terapêuticas do sobrepeso e obesidade em adultos.* Brasília: Ministério da Saúde, 2020.

BRASIL. Ministério da Saúde. *Instrutivo de Abordagem Coletiva para manejo da obesidade no SUS.* Ministério da Saúde, Universidade Federal de Minas Gerais. Brasília: Ministério da Saúde, 2021.

FERRARI, G.; GIANNICHI, B.; RESENDE, B. et al. The economic burden of overweight and obesity in Brazil: perspectives for the Brazilian Unified Health System. *Public Health,* v. 207, p. 82-87, 2022.

INSTITUTE FOR HEALTH METRICS AND EVALUATION. *GBD Compare Data Visualization 2019.* Washington, DC: University of Washington: IHME, 2020.

JAIME, P. C.; SILVA, A. C. F.; GENTIL, P. C. et al. Brazilian obesity prevention and control initiatives. *Obes Rev.,* v. 14, Suppl 2, p. 88-95, 2013.

LEVY, R. B.; ANDRADE, G. C.; CRUZ, G. L. et al. Três décadas da disponibilidade domiciliar de alimentos segundo a NOVA – Brasil, 1987-2018. *Revista de Saúde Pública,* v. 56, p. 75, 2022.

LOUZADA, M. L. D. C.; RICARDO, C. Z.; STEELE, E. M. et al. The share of ultra-processed foods determines the overall nutritional quality of diets in Brazil. *Public Health Nutr.,* v. 20, p. 1-9, 2017.

LOUZADA, M. L.; BARALDI, L. G.; STEELE, E. M. et al. Consumption of ultra-processed foods and obesity in Brazilian adolescents and adults. *Preventive Medicine,* v. 81, p. 9-15, 2015.

LOUZADA, M. L. C.; STEELE, E. M.; REZENDE, L. F. M. et al. Changes in Obesity Prevalence Attributable to Ultra-Processed Food Consumption in Brazil Between 2002 and 2009. *Int J Public Health,* v. 67, p. 1604103, 2022.

NILSON, E. A. F.; ANDRADE, R. C. S.; BRITO, D. A.; OLIVEIRA, M. L. Custos atribuíveis a obesidade, hipertensão e diabetes no Sistema Único de Saúde, Brasil, 2018. *Rev Panam Salud Publica,* v. 44, p. e32, 2020.

ORGANIZAÇÃO MUNDIAL DA SAÚDE. *Noncommunicable Diseases (NCD) Country Profles.* Geneva: OMS, 2018.

UNIVERSIDADE FEDERAL DO RIO DE JANEIRO (UFRJ). *Estado Nutricional Antropométrico da Criança e da Mãe:* Prevalência de indicadores antropométrico de crianças brasileiras menores de 5 anos de idade e suas mães biológicas: ENANI 2019. Documento eletrônico. Rio de Janeiro, RJ: UFRJ, 2022. (96 p.)

14

Políticas Públicas de Alimentação e Nutrição voltadas às carências de micronutrientes

- Lara Lívia Santos da Silva
- Patricia Constante Jaime

Epidemiologia e determinação das carências de micronutrientes

A deficiência de micronutrientes é um dos principais problemas de saúde pública no mundo, que afeta aproximadamente dois bilhões de pessoas. Embora acometa indivíduos de países desenvolvidos, essa deficiência nutricional atinge em maior magnitude indivíduos de países em desenvolvimento. Entre os principais grupos de risco para as carências de micronutrientes, destacam-se os lactentes, pré-escolares, gestantes e nutrizes, pelo aumento da demanda de micronutrientes nessas fases da vida. A vulnerabilidade das crianças é um pouco maior devido à exposição delas a múltiplas doenças que diminuem a ingestão de alimentos e absorção dos micronutrientes e aumentam consideravelmente sua utilização biológica e excreção (Bailey; West; Black, 2015).

Dentre as principais carências de micronutrientes, destacam-se as deficiências de ferro, vitamina A, iodo, folato e zinco. Essas deficiências são causadas por fatores mais proximais, como a baixa ingestão de micronutrientes na dieta e doenças infecciosas, e por fatores mais distais, como condições socioeconômicas e ambientais adversas (Bailey; West; Black, 2015). Dentre os fatores de risco para as deficiências de micronutrientes enumerados pela Organização Mundial da Saúde (OMS), podem ser destacados: dieta monótona, resultando em baixa ingestão e em baixa biodisponibilidade, especialmente de minerais; baixa ingestão de alimentos *in natura* e minimamente processados, com destaque para os alimentos de origem animal; baixa prevalência de aleitamento materno; baixa densidade de micronutrientes na alimentação complementar da criança; estado nutricional geral prejudicado, sobretudo desnutrição energético-proteica; pobreza; baixa escolaridade, entre outros (World Health Organization, 2017; World Health Organization, 2006).

No Brasil, nas últimas décadas, avanços significativos têm sido observados no que tange a redução das deficiências de micronutrientes na população. Este fato é atribuído, em grande parte, aos diversos programas e ações de prevenção, controle e atenção às carências nutricionais adotadas no país desde a década de 1950, e mais especificamente, após a publicação da Política Nacional de Alimentação e Nutrição (PNAN) em 1999. Este novo cenário epidemiológico tem levado a revisão e atualização de várias dessas estratégias, a fim de melhorar ainda mais as condições de alimentação, nutrição e saúde da população brasileira (Brasil, 2022).

Anemia

A anemia é definida por baixos níveis de hemoglobina circulante no sangue e evidencia-se pela redução quantitativa e qualitativa das células vermelhas (eritrócitos ou hemácias), com efeitos sobre a saúde física e mental, afetando a qualidade de vida e a produtividade. Entre as principais consequências da anemia, destacam-se: comprometimento do sistema imune, com aumento da predisposição a infecções; aumento do risco de doenças e mortalidade perinatal para mães e recém-nascidos; aumento da mortalidade materna e infantil; redução da função cognitiva, do crescimento e desenvolvimento neuropsicomotor de crianças, com repercussões em outros ciclos vitais; diminuição da capacidade de aprendizagem em crianças escolares. A anemia na infância também está relacionada com a baixa produtividade em adultos, o que contribui para a transmissão intergeracional da pobreza, com sérias implicações para o desenvolvimento de um país (World Health Organization, 2017).

Em 2011, uma análise da OMS estimou que 800 milhões de crianças e mulheres apresentavam anemia no mundo. As crianças menores de cinco anos eram as mais afetadas, com prevalência de 42,6% (273,2 milhões) (World Health Organization, 2015). No entanto, o grupo populacional com maior número de indivíduos afetados é o de mulheres em idade reprodutiva, ou seja, 613 milhões de mulheres com idade entre 15 e 49 anos no mundo no ano de 2016, o que representa 33% dessa população (FAO; IFAD; Unicef; WFP; WHO, 2017).

No Brasil, a prevalência de anemia em crianças menores de cinco anos teve uma redução considerável, passando de 20,9% em 2006 (Brasil, 2009) para 10,1% em 2019 (Universidade Federal do Rio de Janeiro, 2021). Dados do Estudo Nacional de Alimentação e Nutrição Infantil realizado em 2019 (ENANI-2019) mostram que as maiores prevalências de anemia são observadas em crianças de 6 a 23 meses de idade (19%), da região Norte do país (17%), e entre aquelas com o Indicador Econômico Nacional (IEN) mais baixo (13,1%) (Universidade Federal do Rio de Janeiro, 2021). Entre as gestantes, dados do Consórcio Brasileiro de Nutrição Materno-Infantil que incluem estudos realizados no Brasil no período de 2008 a 2019, estimam uma prevalência de anemia de 17,3% (Brasil, 2022).

A anemia pode ser determinada por diversos fatores, contudo a principal causa é a deficiência de ferro. No mundo, é considerada a carência nutricional de maior magnitude, destacando-se a elevada prevalência em todos os segmentos sociais, acometendo principalmente crianças menores de cinco anos de idade, gestantes e mulheres não gestantes (World Health Organization, 2017).

Classicamente, a deficiência de ferro em crianças é causada por:

- **Determinantes distais:** nível socioeconômico, nível de escolaridade dos pais, condições de saneamento e prevalência de doenças infectoparasitárias.
- **Determinantes intermediários:** condições de saúde e nutrição da mãe, suplementação de ferro durante a gestação.
- **Determinantes proximais:** clampeamento precoce do cordão umbilical, reservas de ferro ao nascer, aleitamento materno, alimentação complementar, quantidade de ferro consumida, biodisponibilidade do ferro ingerido, acesso a alimentos fortificados e suplementação com ferro.

Outras causas da anemia incluem as deficiências de vitamina A, folato e vitamina B_{12}, presença de processos infecciosos, exposição a condições socioeconômicas e ambientais adversas e causas genéticas (World Health Organization, 2017).

As ações de prevenção e controle da anemia devem priorizar intervenções que contribuam para o enfrentamento dos seus principais determinantes. Tendo em vista as necessidades elevadas de ferro durante os primeiros anos de vida e durante a gestação, recomenda-se a adoção de medidas complementares ao estímulo à alimentação saudável, com o intuito de oferecer ferro adicional de forma preventiva. Além disso, o aumento do consumo de outros micronutrientes, como a vitamina A, ácido fólico e vitamina B12, também deve ser estimulado. Dessa forma, a prevenção da anemia tem sido planejada no âmbito das políticas públicas com a priorização da suplementação de ferro medicamentosa em doses profiláticas; com a fortificação da alimentação infantil com micronutrientes; com a fortificação de alimentos; com ações de educação alimentar e nutricional para alimentação adequada e saudável; com o controle de infecções e parasitoses; e com o acesso à água e esgoto sanitariamente adequado.

Deficiência de vitamina A

A deficiência de vitamina A (DVA) é considerada uma das mais importantes deficiências nutricionais dos países em desenvolvimento, sendo a principal causa de cegueira evitável. A OMS reconhece que a DVA afeta, mundialmente, em torno de 19 milhões de mulheres grávidas e 190 milhões de crianças em idade pré-escolar, e a maioria está localizada nas regiões da África e Sudeste Asiático (World Health Organization, 2009).

No Brasil, assim como observado para a anemia, a prevalência de DVA em crianças menores de cinco anos reduziu nos últimos anos. De 2006 a 2019, a prevalência de DVA passou de 17,4% para 6% nessa população (Brasil, 2009; Universidade Federal do Rio de Janeiro, 2021). Dados do ENANI-2019 identificaram maiores prevalências de DVA em crianças menores de cinco anos nas regiões Centro-Oeste (9,5%), Sul (8,9%) e Norte (8,3%) do país, e naquelas do quinto do IEN mais baixo (9%).

O corpo humano não pode fabricar a vitamina A, portanto, toda a vitamina A de que necessitamos deve vir dos alimentos. Essa vitamina está presente tanto em alimentos de origem animal, na sua forma pré-formada, quanto em alimentos de origem vegetal, na forma de pró-vitamina A. O corpo humano pode armazenar vitamina A no fígado, garantindo uma reserva, que será utilizada na medida de sua necessidade. Se essa reserva está reduzida e não ingerimos quantidade de vitamina A suficiente, ocorre a deficiência, podendo se manifestar nas formas subclínica e clínica (xeroftalmia). A DVA subclínica contribui para a ocorrência de agravos à saúde, como diarreia e morbidades respiratórias. A DVA clínica é definida por problemas no sistema visual, tendo como consequência a diminuição da sensibilidade à luz até cegueira parcial ou total (World Health Organization, 2009).

Medidas importantes de prevenção da DVA incluem:

- Promoção do aleitamento materno exclusivo até o 6º mês e complementar até dois anos de idade ou mais com a introdução dos alimentos complementares em tempo oportuno e de qualidade.
- Promoção da alimentação adequada e saudável, assegurando informações para incentivar o consumo de alimentos fontes de vitamina A pela população.

- Suplementação profilática periódica e regular das crianças de 6 a 59 meses de idade, com megadoses de vitamina A, ou doses fisiológicas de suplemento de vitamina A.

Estratégias de prevenção e controle das deficiências de micronutrientes

Internacionalmente, as principais estratégias recomendadas para a prevenção e controle das deficiências de micronutrientes são:

- **Suplementação:** é uma estratégia recomendada para grupos populacionais específicos, quando a deficiência de micronutrientes constitui-se em um problema de saúde pública, e tem como objetivo a prevenção e/ou tratamento dessa condição. A suplementação pode ser diária ou intermitente (exemplo: semanal, semestral ou anual).
- **Fortificação de alimentos:** consiste na adição de vitaminas e minerais aos alimentos durante seu processo industrial, com o objetivo de melhorar seu valor nutricional e prevenir a ocorrência de deficiências nutricionais em populações ou grupos populacionais específicos.
- **Fortificação da alimentação infantil com múltiplos micronutrientes em pó:** trata-se da adição de um composto de vitaminas e minerais na forma de pó aos alimentos semissólidos imediatamente antes do consumo. Tem por objetivo aumentar a ingestão de vitaminas e minerais de crianças de 6 meses a 12 anos.
- **Educação alimentar e nutricional com ênfase na diversificação e modificação alimentar:** essa estratégia se concentra na melhoria do acesso, disponibilidade e utilização de alimentos com alta concentração e biodisponibilidade de micronutrientes.

A escolha de qual(ais) estratégia(s) utilizar deve levar em consideração a causa, severidade e extensão da deficiência de micronutrientes no país (Bailey; West Jr.; Black, 2015).

Programas e ações de prevenção, controle e atenção às deficiências nutricionais por micronutrientes no Brasil: histórico e perspectiva atual

No Brasil, a primeira vez que o tema carência de micronutrientes entrou na agenda política foi em 1953, com a primeira lei que obrigava a iodação do sal para o consumo humano. Após duas décadas, em 1976, este tema voltou a ser abordado no II Programa Nacional de Alimentação e Nutrição (Pronan II), criado pelo Instituto Nacional de Alimentação e Nutrição (Inan), que tinha como objetivo corrigir os principais problemas de alimentação e nutrição no país, e vigeu até o final da década de 1980.

Em 1998, foi instituído o Programa de Combate às Carências Nutricionais (PCCN), que objetivava reduzir e controlar a desnutrição infantil e as carências nutricionais específicas, principalmente a anemia e a hipovitaminose A. Neste Programa, as ações voltadas ao combate dessas deficiências nutricionais eram tímidas e focalizadas na região Nordeste do país. O PCCN vigeu até 2001.

Com intensa mobilização civil e de diversas organizações, instituições, órgãos e instâncias do governo, foi publicada, em 1999, a Política Nacional de Alimentação e Nutrição (PNAN). Essa Política teve por objetivo o combate à dupla carga de doenças, o que incluía as deficiências nutricionais (desnutrição, anemia, hipovitaminose A e deficiência de iodo). Em uma de suas diretrizes, foi reafirmada a necessidade de ações de prevenção e controle dos distúrbios nutricionais e das doenças associadas à alimentação e nutrição. Em 2011, a nova versão da PNAN foi publicada e manteve o destaque ao enfrentamento das carências nutricionais específicas no país.

As estratégias vigentes de prevenção e controle das deficiências de micronutrientes no Brasil são:

- Suplementação profilática de ferro e vitamina A;
- Fortificação da alimentação infantil com micronutrientes em pó;
- Fortificação mandatória de alimentos (farinhas de trigo e milho com ferro e ácido fólico e sal com iodo);
- Educação Alimentar e Nutricional; e
- Organização da atenção aos casos de beribéri na Rede de Atenção à Saúde.

Suplementação profilática de ferro e vitamina A

A suplementação profilática de ferro e vitamina A no Brasil teve início na década de 1980, durante a vigência do Pronan II. Até o ano de 2005, esses suplementos eram distribuídos pontualmente em algumas localidades do Nordeste, Minas Gerais e Goiás, regiões estas consideradas com as maiores prevalências de deficiência de ferro e vitamina A no país. Em 2005, foram instituídos os Programas Nacionais de Suplementação de Ferro e Vitamina A, o que resultou na ampliação da cobertura do fornecimento e distribuição dos suplementos de ferro e vitamina A. Em 2022 esses programas foram revisados, a fim de se adequar ao novo perfil epidemiológico da anemia e DVA no país.

Programa Nacional de Suplementação de Ferro

O Programa Nacional de Suplementação de Ferro (PNSF), instituído pela Portaria n. 730, de 13 de maio de 2005, consiste na suplementação profilática de ferro às crianças e mulheres no pós-parto e/ou pós-aborto e de ferro e ácido fólico às gestantes, com o objetivo de combater e prevenir a anemia por deficiência de ferro (Brasil, 2013).

Quando foi criado, em 2005, o público-alvo do Programa eram crianças de 6 a 18 meses, gestantes a partir da 20ª semana de gestação e mulheres até o 3º mês pós-parto e/ou pós-aborto. A compra dos suplementos era realizada de forma centralizada, ou seja, a aquisição era realizada pela esfera federal e depois distribuída aos municípios, e o produto utilizado para o público infantil, xarope de sulfato ferroso, deveria ser oferecido às crianças semanalmente.

Em 2013, esse Programa foi revisado. A primeira modificação foi que o modelo de compra do sulfato ferroso pelo poder público, antes realizada de forma centralizada pelo Ministério da Saúde, passou a ser de responsabilidade dos Municípios e do Distrito Federal e, onde couber, dos Estados, e o público-alvo do Programa foi ampliado, abrangendo todas as crianças de 6 a 24 meses e gestantes ao iniciarem o pré-natal, independentemente da idade gestacional, além das puérperas. A conduta e periodicidade da administração da suplementação do sulfato ferroso também foram alteradas, passando a ser em esquema diário para as crianças, de acordo com as recomendações oficiais da OMS, da Sociedade Brasileira de Pediatria e da Federação Brasileira das Associações de Ginecologia e Obstetrícia (Brasil, 2013).

Em 2022, o PNSF passou por uma nova revisão, sendo o esquema de suplementação do sulfato ferroso em crianças alterado. Ao invés de receber o suplemento diariamente até completar 24 meses de idade, a oferta diária do sulfato ferroso passou a ser oferecida em dois ciclos de 3 meses, com uma pausa de igual período entre os ciclos. Preferencialmente, os ciclos devem ser realizados aos 6 e 12 meses da criança, estando em sincronia com o calendário de consultas de puericultura (Brasil, 2022).

Os suplementos de ferro e ácido fólico devem ser disponibilizados gratuitamente nas farmácias das Unidades Básicas de Saúde em todos os municípios brasileiros. As condutas do PNSF estão apresentadas no Quadro 14.1.

Quadro 14.1
Condutas do Programa Nacional de Suplementação de Ferro

Público	Conduta	Periodicidade
Crianças de 6 a 24 meses	10 a 12,5 mg de ferro elementar	2 ciclos intermitentes de suplementação no período: 3 meses de suplementação diária seguidos de 3 meses de intervalo e reinício de novo ciclo
Gestantes	40 mg de ferro elementar	Diariamente após a confirmação da gravidez até o final da gestação
	0,4 mg de ácido fólico	Diariamente pelo menos 30 dias antes da data que se planeja engravidar até a 12ª semana de gestação
Mulheres no pós-parto e/ou pós-aborto	40 mg de ferro elementar	Diariamente até o terceiro mês pós-parto e/ou pós-aborto

Fonte: Caderno dos Programas Nacionais de Suplementação de Micronutrientes (Brasil, 2022).

- ***Programa Nacional de Suplementação de Vitamina A***

O Programa Nacional de Suplementação de Vitamina A (PNSVA), por sua vez, foi instituído pela Portaria n. 729, de 13 de maio de 2005, e tem por objetivo reduzir e controlar a deficiência nutricional de vitamina A mediante a suplementação de megadoses de vitamina A em crianças de 6 a 59 meses. A suplementação consiste na administração de uma dose única de 100.000 UI de vitamina A para crianças de 6 a 11 meses, e o dobro da dose, em esquema semestral, para crianças de 12 a 59 meses. A distribuição dos suplementos de vitamina A acontece normalmente na rotina dos serviços de saúde, podendo ser por demanda espontânea ou programada, visita domiciliar e busca ativa (Brasil, 2022).

Assim como com o PNSF, o PNSVA passou por um processo de atualização em 2013. Inicialmente, esse Programa contemplava todas as crianças pertencentes à Região Nordeste e aos municípios do Vale do Jequitinhonha e Mucuri, em Minas Gerais. Em 2010, este Programa foi ampliado para os municípios que compõem a Amazônia Legal e alguns Distritos Sanitários

Especiais Indígenas (DSEI) e, em 2012, para todos os municípios da Região Norte, municípios integrantes do Plano Brasil Sem Miséria das Regiões Centro-Oeste, Sul e Sudeste do País e todos os DSEI.

Além disso, assim que foi criado, esse Programa também realizava a suplementação de megadoses de vitamina A de puérperas no pós-parto imediato, antes da alta hospitalar, em municípios pertencentes às Regiões Norte, Nordeste e estados do Mato Grosso e de Minas Gerais. Porém, tendo em vista recomendação da OMS que afirma não existir fortes evidências para indicar a administração de suplementos de vitamina A para puérperas como medida de saúde pública para prevenção da morbimortalidade materna e infantil, essa estratégia foi interrompida em junho de 2016, permanecendo apenas a suplementação de crianças de 6 a 59 meses.

Em 2022, o público prioritário a ser atendido pelo PNSVA passou por uma nova modificação, com o objetivo de se adequar ao novo perfil epidemiológico da DVA no país. A partir desse ano, houve uma redução da faixa etária para suplementação nas regiões Sul e Sudeste do país, incluindo apenas as crianças de 6 a 24 meses de idade. Nas demais regiões, assim como para as crianças assistidas pelo Subsistema de Atenção à Saúde Indígena (SasiSUS), manteve-se a suplementação na faixa etária de 6 a 59 meses de idade (Brasil, 2022).

Fortificação da alimentação infantil com micronutrientes em pó

A fortificação da alimentação infantil com múltiplos micronutrientes em pó (MNP), também conhecida como *point-of-use fortification*, é uma estratégia recentemente recomendada pela OMS para melhorar o estado nutricional de ferro e prevenir a anemia em crianças de 6 meses a 12 anos. Essa estratégia consiste na adição direta de uma mistura de vitaminas e minerais na forma de pó aos alimentos semissólidos imediatamente antes do consumo (World Health Organization, 2016).

Essa estratégia apresenta inúmeras vantagens: proporciona à criança uma completa dose de micronutrientes, produz menos efeitos colaterais do que suplementos oferecidos entre as refeições, é leve, simples de estocar e transportar, fácil de usar, relativamente barato e é improvável que cause intoxicação. Além disso, pelo fato de o ferro ser encapsulado em camada lipídica, previne a interação desse micronutriente com os alimentos, evitando possíveis mudanças na cor, no cheiro e no gosto dos alimentos, melhorando, assim, a aceitabilidade e adesão dos indivíduos.

Com vistas à incorporação dessa estratégia no Brasil, gestores do Ministério da Saúde e consultores nacionais conduziram, em 2012-2013, um estudo multicêntrico em quatro cidades brasileiras para avaliar a efetividade dessa intervenção em crianças de 6 a 8 meses de idade usuárias da Atenção Básica à Saúde. Resultados deste estudo mostram que as prevalências de anemia, DVA e deficiência de ferro foram 38%, 55% e 20% menores, respectivamente, nas crianças que receberam a fortificação com MNP em comparação àquelas que não a receberam. Com base nos resultados desse estudo e nas evidências internacionais disponíveis, o Ministério da Saúde lançou, em 2014, a Estratégia de fortificação da alimentação infantil com micronutrientes em pó – NutriSUS (Brasil, 2015).

O NutriSUS é mais uma ação para reforçar o conjunto de ações já existentes destinadas à prevenção e controle da anemia e das deficiências de micronutrientes na infância. Tem por objetivo a potencialização do pleno desenvolvimento infantil, a redução da prevalência da anemia nutricional, a melhoria da ingestão de micronutrientes pelas crianças e, consequentemente, a redução da deficiência de micronutrientes.

Implementado de forma gradativa no país, o público-alvo do NutriSUS contemplava, inicialmente, crianças de 6 a 48 meses de idade de creches e pré-escolas participantes do Programa Saúde na Escola. Atualmente, o público prioritário atendido por esta estratégia são crianças de 6 a 24 meses de idade acompanhadas na atenção primária à saúde e beneficiária de programas de transferência de renda, assim como as crianças indígenas de 6 a 59 meses assistidas pelo SasiSUS.

A dispensação dos sachês com 15 micronutrientes em pó para as crianças contempladas nesta estratégia é realizada semestralmente pelas equipes de saúde da atenção primária à saúde. As famílias recebem 60 sachês do suplemento e devem ofertar para as crianças diariamente em uma das refeições. É previsto um período de 2 a 3 meses de suplementação, com um intervalo mínimo na administração de 3 a 4 meses. Recomenda-se que a distribuição dos sachês do NutriSUS siga o calendário de consultas de puericultura, ou seja, aos 6, 12 e 18 meses da criança (Brasil, 2022).

É importante destacar que a criança que recebe a suplementação pelo NutriSUS não deve receber outro suplemento de ferro, como o sulfato ferroso, e não necessita receber a megadose de vitamina A.

Fortificação mandatória de alimentos

Juntamente com os programas de suplementação de micronutrientes, o Brasil, seguindo recomendações internacionais, adotou a fortificação de alimentos como uma das estratégias complementares para prevenir as carências de micronutrientes. Atualmente, o país conta com duas estratégias de fortificação de alimentos: fortificação do sal com iodo e a fortificação das farinhas de trigo e milho com ferro e ácido fólico.

- *Fortificação do sal com iodo*

A primeira iniciativa de prevenção e combate à deficiência de micronutrientes no Brasil foi a fortificação do sal com iodo, também conhecida como iodação do sal. Essa necessidade surgiu após a identificação de casos de bócio em algumas regiões do país, doença essa causada por um baixo consumo de iodo pela alimentação.

Para combater os casos de bócio, o Governo criou, em 1953, a Lei n. 1.944, de 14 de agosto do mesmo ano, que obrigava as indústrias salineiras a adicionar iodo no sal para o consumo humano nos locais com elevada prevalência de bócio endêmico. Em 1956, foi promulgado o Decreto n. 39.814, que delimita essas áreas de bócio endêmico, determinava a abrangência da iodação para as regiões endêmicas do bócio e outras localidades onde fossem assinalados novos casos da doença, e tornava o Ministério da Saúde responsável pela importação do iodo. Nesta época, a prevalência de bócio endêmico entre os escolares brasileiros era de 20,7%.

Em 1974, a Lei n. 6.150, de 3 de dezembro do mesmo ano, tornou obrigatória a iodação de todo o sal para consumo humano produzido no país na proporção de 10 mg de iodo por kg de sal. Além disso, as indústrias passariam a ser responsáveis pela aquisição direta do iodo. Nesse período, a prevalência de bócio endêmico no país já havia reduzido para 14,7%.

Em 1983, durante a vigência do Pronan II, foi criado, pelo Ministério da Saúde e pelo Inan, o Programa de Combate ao Bócio Endêmico (PCBE). Durante este período, o Ministério da Saúde decidiu arcar com as despesas da compra e distribuição do iodo, uma vez que as indústrias não estavam realizando a iodação do sal. Em 1994, o PCBE foi reformulado, com o objetivo de ampliar sua área de atuação, resultando na criação do Programa Nacional de Controle dos Distúrbios por Deficiência de Iodo (PNCDDI). Juntamente com a criação desse Programa, foi estabelecida uma nova faixa de iodação do sal: 40 a 60 mg de iodo por kg de sal.

Em 1994-1995, resultados de um inquérito nacional sobre a prevalência de bócio endêmico realizado com escolares concluíram que 76% dos municípios investigados não apresentavam bócio endêmico, porém baixos valores de excreção de iodo foram observados em escolares de alguns estados brasileiros.

Em 1999, por meio da Portaria n. 218, a faixa de iodação do sal foi ampliada para 40 a 100 mg de iodo por kg de sal. Além disso, nesse mesmo ano, foi retirada a obrigatoriedade do governo de fornecer o iodato de potássio, sendo a responsabilidade pela compra passada às indústrias salineiras. Esta nova faixa de iodação do sal levou a uma redução acentuada na prevalência de bócio endêmico no país (1,4%), porém começou-se a identificar uma ingestão excessiva de iodo pela população. Por causa desses achados, a faixa de iodação foi novamente revisada e reduzida para 20 a 60 mg de iodo por kg de sal, conforme determinado pela RDC n. 130, de 26 de maio de 2003.

Com o objetivo de fortalecer e aperfeiçoar as ações de monitoramento e controle dos Distúrbios por Deficiência de Iodo no país, foi criado pelo Ministério da Saúde, em 2005, o Programa Nacional de Prevenção e Controle dos Distúrbios por Deficiência de Iodo – Pró-Iodo (Brasil, 2008). Esse Programa, vigente até o momento, conta com as seguintes linhas de ação:

> I – monitoramento do teor de iodo do sal para consumo humano;
>
> II – monitoramento do impacto da iodação do sal na saúde da população;
>
> III – atualização dos parâmetros legais dos teores de iodo do sal destinado ao consumo humano; e
>
> IV – implementação contínua de estratégias de informação, educação, comunicação e mobilização social.

Uma das ações desse Programa, recomendada pela Comissão Interinstitucional para a Prevenção e o Controle dos Distúrbios por Deficiência de Iodo, foi a revisão, mais uma vez, da faixa de iodação do sal. Esta adequação foi realizada após a identificação de elevada ingestão de sal pela população brasileira, sendo mais que o dobro do recomendado pela OMS, e tendo também como base os resultados preliminares da Pesquisa Nacional para Avaliação do Impacto da Iodação do Sal (PNAISAL). Essa Pesquisa, realizada em 2008-2009 e 2013-2014, apontou que 9,7%, 20,4%, 25,2% e 44,6% dos escolares apresentavam déficit, quantidade adequada, mais que adequada e excessiva concentração de iodo na urina, respectivamente. Considerando esses achados, a faixa de iodação do sal, estabelecida pela RDC n. 23, de 24 de abril de 2013, e vigente até o momento, é de 15 a 45 mg de iodo por kg de sal.

- ***Fortificação das farinhas de trigo e milho com ferro e ácido fólico***

Em maio de 1999, com o intuito de unir forças para a redução da elevada prevalência da anemia por deficiência de ferro no país, o Governo brasileiro estabeleceu o "Compromisso social para a redução da anemia ferropriva no Brasil". Esse compromisso tinha por objetivo a redução da anemia ferropriva em pré-escolares e escolares brasileiros em um terço até o ano de 2003. Para o cumprimento dessa meta, uma das ações recomendadas foi o enriquecimento facultativo das farinhas de trigo e milho com ferro pela indústria.

Em 2001, a Agência Nacional de Vigilância Sanitária (Anvisa), com o objetivo de normatizar essa fortificação, abriu uma consulta pública com a proposta da fortificação obrigatória de todas as farinhas de trigo e milho comercializadas no país com 4,2 mg de ferro por 100 gramas de farinha. Durante a consulta pública, houve a sugestão de incluir o ácido fólico na fortificação, na quantidade de 150 µg por 100 gramas de farinha, com o objetivo de reduzir a prevalência dos defeitos do tubo neural no Brasil. A proposta foi aceita e, por meio da RDC n. 344, de 13 de dezembro de 2002, o governo brasileiro determinou a fortificação obrigatória de todas as farinhas de trigo e milho comercializadas no Brasil com, no mínimo, 4,2 mg de ferro e 150 µg de ácido fólico por 100 g de farinha. A nova legislação tornou-se obrigatória no país em junho de 2004.

Com a atualização da PNAN em 2011 e a elaboração do Plano Nacional de Segurança Alimentar e Nutricional (Plansan) 2012-15, a Coordenação Geral de Alimentação e Nutrição do Ministério da Saúde solicitou à Anvisa, em 2012, a revisão da Resolução RDC n. 344/2002 para que atendesse às orientações sobre a fortificação de alimentos presentes no documento *Guidelines on Food Fortification with micronutrients* da OMS, publicado em 2006 (World Health Organization, 2006).

Realizada a revisão e após consulta pública conduzida em 2016, foi publicada a nova RDC, que dispõe sobre o enriquecimento obrigatório das farinhas de trigo e milho com ferro e ácido fólico no Brasil, a RDC n. 150, de 13 de abril de 2017. Nessa nova resolução, considerando os critérios previstos no documento da OMS, foi estabelecida uma faixa de fortificação de ferro e ácido fólico de 4 a 9 mg de ferro e 140 a 220 µg de ácido fólico por 100 g de farinha, ao invés de apenas um valor mínimo, com o objetivo de garantir tanto a eficácia da fortificação quanto sua segurança. A lista de compostos de ferro permitidos para a fortificação também foi alterada com base na biodisponibilidade do ferro, segurança e viabilidade tecnológica. São permitidos agora apenas o sulfato ferroso e fumarato ferroso e suas formas encapsuladas. A nova resolução também alterou as informações que deverão estar obrigatoriamente presentes no rótulo das farinhas fortificadas, sendo obrigatória a inclusão da informação que esclareça ao consumidor o objetivo da fortificação e a faixa de enriquecimento.

É importante ressaltar que essa medida exclui da obrigatoriedade do enriquecimento as farinhas de milho fabricadas pelos agricultores familiares, empreendedores familiares rurais, empreendimentos econômicos solidários e microempreendedores individuais, pela estrutura física e operacional não apropriada para este tipo de procedimento. Além disso, também foram excluídas da fortificação as farinhas de biju, farinha de milho flocada ou flocos de milho pré-cozidos, farinha de trigo integral, farinha de trigo durum, por questões tecnológicas, e as farinhas de trigo e milho contidas em produtos alimentícios importados.

Educação alimentar e nutricional

A Educação Alimentar e Nutricional (EAN) interliga todas as ações de prevenção e controle das deficiências de micronutrientes no Brasil, tendo como principal objetivo a promoção da alimentação adequada e saudável (PAAS), que, segundo a PNAN, é compreendida como "um conjunto de estratégias que proporcionem aos indivíduos e coletividades a realização de práticas alimentares apropriadas aos seus aspectos biológicos e socioculturais, bem como ao uso sustentável do meio ambiente".

Os principais instrumentos para a realização das ações de PAAS no Brasil são: o Guia Alimentar para a População Brasileira e o Guia Alimentar para Crianças Brasileiras Menores de 2 Anos. O Guia Alimentar para a População Brasileira foi publicado pela primeira vez em 2006 e, diante da recomendação da OMS de atualizar periodicamente as recomendações sobre a alimentação adequada e saudável, esse guia passou por um processo de atualização, sendo sua nova edição publicada em 2014. Já o Guia Alimentar para as Crianças Brasileiras Menores de 2 Anos foi publicado pela primeira vez em 2002, revisado em 2010, sendo sua edição mais atual publicada em 2019. É importante ressaltar que esse guia para crianças está alinhado ao Guia Alimentar para a População Brasileira, e traz diversas recomendações e informações com o objetivo de promover saúde, crescimento e desenvolvimento das crianças para que elas alcancem todo o seu potencial.

Especificamente para as crianças pequenas, o Brasil conta também com a Estratégia Amamenta e Alimenta Brasil, que é uma ação de apoio à PAAS. Essa estratégia tem como objetivo a qualificação do processo de trabalho dos profissionais da atenção básica para o fortalecimento das ações de promoção do aleitamento materno e da alimentação complementar para crianças menores de dois anos, ações essas essenciais para a prevenção das deficiências de micronutrientes na infância. Os profissionais da atenção primária possuem papel primordial nas ações de prevenção e controle das deficiências de micronutrientes, pois devem estar diretamente envolvidos na educação alimentar e nutricional, na orientação quanto ao consumo dos alimentos fortificados, e na distribuição e orientação para o uso de suplementos pelo público-alvo dos programas.

Organização da atenção aos casos de beribéri na Rede de Atenção à Saúde

O beribéri é uma doença causada pela deficiência de vitamina B_1 (tiamina) no organismo. Essa doença está normalmente associada a grupos populacionais que se alimentam basicamente de mandioca ou farinha de mandioca, farinha de trigo e arroz polido ou moído, e que apresentam consumo excessivo de álcool.

No Brasil, a organização da atenção aos casos de beribéri se fez necessária após a identificação de casos dessa doença nos estados do Maranhão, Tocantins e Roraima a partir de 2006. Essa doença, que há mais de oitenta anos não tinha surtos registrados no país, é relevante por atingir, na maioria dos casos, adultos jovens do sexo masculino e por poder causar adoecimento e morte em um curto período de tempo.

Para ajudar a combater e prevenir o beribéri no país foi elaborado pelo Ministério da Saúde, em 2012, o Guia de Consulta para Vigilância Epidemiológica, Assistência e Atenção Nutricional dos casos de Beribéri. Esse Guia tem como objetivo orientar os profissionais da saúde acerca das medidas de detecção, prevenção e controle dessa doença em tempo hábil e oportuno (Brasil, 2012b).

A seguir, tem-se a linha do tempo dos programas e ações de prevenção, controle e atenção às deficiências nutricionais por micronutrientes no Brasil (Figura 14.1).

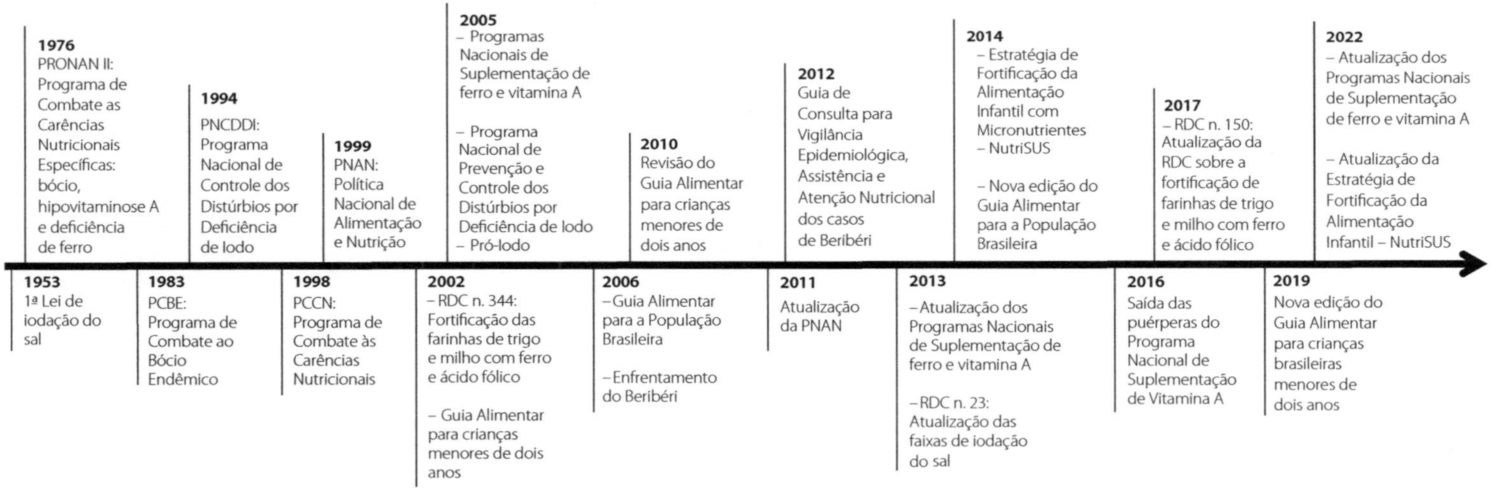

Figura 14.1 – *Linha do tempo dos programas e ações de prevenção, controle e atenção às deficiências nutricionais por micronutrientes no Brasil.*

Fonte: Elaborada pelas autoras.

Desafios e perspectivas

As ações de prevenção e controle das carências nutricionais específicas no Brasil têm avançado muito nas últimas décadas. Uma recente conquista foi a realização, em 2019, do Estudo Nacional de Alimentação e Nutrição Infantil (ENANI-2019), inquérito domiciliar com representatividade nacional, que possibilitou o diagnóstico e monitoramento das carências nutricionais na infância. Esse estudo permitiu a avaliação e reformulação das estratégias já implantadas, e certamente subsidiará novas políticas públicas de alimentação e nutrição infantil que resultarão na redução desta condição no Brasil.

Apesar dos avanços observados, deve-se continuar investindo na conscientização dos profissionais da atenção primária para a resolução das carências nutricionais, voltada para a potencialização das ações de prevenção e controle das deficiências nutricionais por meio da distribuição dos suplementos, da fortificação da alimentação infantil com micronutrientes na Atenção Primária à Saúde, e também na realização de ações de EAN, com foco na promoção de uma alimentação adequada e saudável e no consumo de alimentos fortificados, estratégias essas voltadas à prevenção desses distúrbios nutricionais e promoção da saúde.

Atualmente, um dos alvos das organizações internacionais voltadas à prevenção e controle da deficiência de micronutrientes é a integração dos programas voltados à prevenção e controle dessas deficiências nutricionais. A cada dia surgem novas evidências de que as deficiências de micronutrientes, na maioria das vezes, não ocorrem isoladamente no indivíduo, e sim concomitantemente, apresentando ou não associação umas com as outras. Por este motivo, a busca por estratégias cada vez mais abrangentes, integradas e sustentáveis e que objetivam um estado nutricional adequado de todos os micronutrientes é igualmente desejada.

Referências

BAILEY, R. L.; WEST, J. R.; K. P.; BLACK, R. E. The epidemiology of global micronutrient deficiencies. *Ann Nutr Metab*. v. 66, Suppl 2, p. 22-33, 2015.

BRASIL. Ministério da Saúde. *Caderno dos Programas Nacionais de Suplementação de Micronutrientes*. Brasília (DF): Ministério da Saúde, 2022.

BRASIL. Ministério da Saúde. Centro Brasileiro de Análise e Planejamento. *Pesquisa Nacional de Demografia e Saúde da Criança e da Mulher – PNDS 2006*: dimensões do processo reprodutivo e da saúde da criança. Brasília (DF): Ministério da Saúde, 2009.

BRASIL. Ministério da Saúde. *Programa nacional de suplementação de ferro:* manual de condutas gerais. Brasília (DF): Ministério da Saúde, 2013.

BRASIL. Ministério da Saúde. Secretaria de Atenção à Saúde. Secretaria Especial de Saúde indígena. Secretaria de Vigilância em Saúde. *Guia de consulta para vigilância epidemiológica, assistência e atenção nutricional dos casos de Beribéri*. Brasília (DF): Ministério da Saúde, 2012b.

BRASIL. Ministério da Saúde. *Manual técnico e operacional do Pró-Iodo*: Programa Nacional para a Prevenção e Controle dos Distúrbios por Deficiência de Iodo. Brasília (DF): Ministério da Saúde, 2008.

BRASIL. Ministério da Saúde. *NutriSUS – Estratégia de fortificação da alimentação infantil com micronutrientes (vitaminas e minerais) em pó*: manual operacional. Brasília (DF): Ministério da Saúde, 2015.

BRASIL. Ministério do Desenvolvimento Social e Combate à Fome. *Marco de referência de educação alimentar e nutricional para as políticas públicas*. Brasília (DF): MDS; Secretaria Nacional de Segurança Alimentar e Nutricional, 2012a.

FOOD AND AGRICULTURE ORGANIZATION OF THE UNITED NATIONS (FAO); INTERNATIONAL FUND FOR AGRICULTURAL DEVELOPMENT (IFAD); UNICEF; WORLD FOOD PROGRAMME (WFP); WORLD HEALTH ORGANIZATION (WHO). *The State of Food Security and Nutrition in the World 2017:* Building resilience for peace and food security. Rome: Food and Agriculture Organization of the United Nations, 2017.

UNIVERSIDADE FEDERAL DO RIO DE JANEIRO. *Biomarcadores do estado de micronutrientes:* prevalências de deficiências e curvas de distribuição de micronutrientes em crianças brasileiras menores de 5 anos. Rio de Janeiro (RJ): Universidade Federal do Rio de Janeiro, 2021.

WORLD HEALTH ORGANIZATION. Food and Agricultural Organization of the United Nations. *Guidelines on food fortification with micronutrients.* Geneva: World Health Organization, Food and Agricultural Organization of the United Nations, 2006.

WORLD HEALTH ORGANIZATION. *Global prevalence of vitamin A deficiency in populations at risk 1995-2005.* Geneva: World Health Organization, 2009.

WORLD HEALTH ORGANIZATION. *Nutritional anaemias:* tools for effective prevention and control. Geneva: World Health Organization, 2017.

WORLD HEALTH ORGANIZATION. *The global prevalence of anaemia in 2011.* Geneva: World Health Organization, 2015.

WORLD HEALTH ORGANIZATION. *WHO guideline:* use of multiple micronutrient powders for point-of-use fortification of foods consumed by infants and young children aged 6-23 months and children aged 2-12 years. Geneva: World Health Organization, 2016.

15

Políticas Públicas de Alimentação e Nutrição voltadas às necessidades alimentares especiais

- Kamila Tiemann Gabe
- Patricia Constante Jaime
- Kimielle Cristina Silva

Representando um conjunto de condições que inclui, entre outras, as alergias e intolerâncias alimentares, os erros inatos do metabolismo e alterações na capacidade de digestão/absorção de alimentos no trato gastrointestinal, as Necessidades Alimentares Especiais (NAE) podem ser definidas como:

> Necessidades alimentares, sejam restritivas ou suplementares, de indivíduos portadores de alteração metabólica ou fisiológica que cause mudanças, temporárias ou permanentes, relacionadas à utilização biológica de nutrientes ou a via de consumo alimentar (enteral ou parenteral) (Brasil, 2014, p. 74).

A prática alimentar adequada e saudável, no caso de pessoas que possuem alguma NAE, depende do atendimento às respectivas especificidades biológicas, além do respeito às dimensões socioculturais e ambientais relacionadas à alimentação. O Direito Humano à Alimentação Adequada (DHAA), previsto na Constituição Federal brasileira desde 2010, atribui ao Estado o dever de garantir uma alimentação adequada e saudável a todas as pessoas, considerando as necessidades de cada indivíduo ou grupo, que, em algumas ocasiões, podem requerer ações diferenciadas. Nesse sentido, prover o DHAA de pessoas que tenham alguma NAE envolve, por exemplo, a regulação da rotulagem de alimentos industrializados, para garantir a informação sobre a presença de componentes específicos; a garantia do acesso a alimentos para fins especiais para aqueles que necessitam; o respeito à cultura alimentar e aos modos de vida e de saberes, individual e familiar; além do cuidado integral em saúde.

À luz da reivindicação do DHAA, o envolvimento da sociedade civil, seja na forma de associações formais ou redes sociais de apoio entre indivíduos e familiares, tem sido de grande importância para ampliar a visibilidade das NAE nas agendas públicas da saúde e da segurança alimentar e nutricional (SAN). Dentre as principais demandas trazidas por estas organizações, estão a rotulagem e a criação de protocolos e diretrizes terapêuticas no âmbito do Sistema Único de Saúde (SUS) voltados para essas necessidades.

Como reflexo desse processo, as ações relacionadas às NAE têm sido pautadas na agenda da SAN, que é estruturada de forma intersetorial e por meio de mecanismos de ampla participação social. Os Planos Nacionais de Segurança Alimentar e Nutricional (Plansan) dos períodos de 2012-2015 e 2015-2019 estabeleceram metas correspondentes a essas demandas. O Plansan I trazia inicialmente como meta o desenvolvimento de ações focalizadas no âmbito da informação, sobretudo na rotulagem de alimentos. Uma nova meta relacionada ao desenvolvimento de instrumentos técnicos e normativos para organizar a atenção nutricional às necessidades alimentares especiais na Rede de Atenção à Saúde (RAS), em especial no âmbito da Atenção Domiciliar, foi incorporada no mesmo plano após sua revisão pela Câmara Interministerial de Segurança Alimentar e Nutricional/Caisan (ver capítulo 5 – Política Nacional de Segurança Alimentar e Nutricional (PNSAN)).

Em 2014, essa meta foi reiterada no Plansan II, no qual se assumiu novamente o compromisso com ações direcionadas à organização do cuidado na RAS (em consonância com o preconizado pela PNAN, em relação à atenção nutricional), como a elaboração de marcos normativos e materiais técnicos. Com a mudança de cenário político brasileiro, sobretudo a partir de 2016, não foi elaborado um novo Plansan após o fim da vigência do segundo. Apesar disso, alguns avanços relativos às NAEs foram observados no período.

Segundo a PNAN, a atenção nutricional no SUS deve dar respostas às demandas e necessidades de saúde do território, considerando frequência e relevância e observando critérios de risco e vulnerabilidade. Ao contrário de outras demandas reconhecidas como prioritárias para a atenção nutricional, como obesidade e doenças crônicas não transmissíveis, as NAE não foram priorizadas em função de estudos epidemiológicos, mas, sim, de reivindicações de grupos organizados atuantes em espaços de participação social, como as Conferências de Saúde e de Segurança Alimentar e Nutricional, a Comissão Intersetorial de Alimentação e Nutrição (Cian) do Conselho Nacional de Saúde (CNS) e o Conselho Nacional de Segurança Alimentar e Nutricional (CONSEA). Embora se apresentem em menor frequência, seu cuidado requer o uso de tecnologias de maior densidade em suporte nutricional, como insumos, equipamentos e equipe especializada e, muitas vezes, a oferta de alimentação diferenciada.

A PNAN reconhece o caráter prioritário das NAE, mas se verifica a escassez de normas e materiais técnicos do Ministério da Saúde para organização dos serviços, assim como de financiamento específico, deixando a responsabilidade para os estados e municípios. Tal fato pode ser considerado um problema, visto que cerca de 70% dos municípios brasileiros apresentam uma média de 20 mil habitantes e dependem, na sua maioria, de recursos federais.

Considerando isso, quando falamos em atenção nutricional voltada às NAE no campo das políticas públicas, um princípio importante a ser considerado é o da equidade. No contexto brasileiro, a equidade é um dos sete princípios do Sistema Único de Saúde (SUS) e, consequentemente, também um dos princípios da PNAN. Na saúde, seu conceito está diretamente relacionado à ideia de justiça na oferta de tratamentos diferenciados àqueles que necessitam, ou seja, ao reconhecimento de que indivíduos possuem necessidades de saúde diferentes e demandam atenção de formas diferentes.

Por abranger um amplo conjunto de situações ou agravos, a operacionalização do cuidado nutricional com vistas ao atendimento das especificidades de cada indivíduo representa um desafio para a gestão pública. Neste capítulo, serão discutidas mais detalhadamente as demandas relacionadas às NAE mais frequentes no SUS, bem como os desafios enfrentados para a operacionalização do cuidado nas RAS.

O cuidado às Necessidades Alimentares Especiais no Programa Nacional de Alimentação Escolar

Para a garantia do DHAA nas NAE, é importante pensar no respeito a essas condições específicas também em outras ações e programas governamentais de alimentação e nutrição e promoção da saúde, para além do cuidado no setor da saúde. O Programa Nacional de Alimentação Escolar (PNAE), por exemplo, prevê em sua base normativa que "Os cardápios deverão atender aos alunos com necessidades nutricionais específicas, tais como doença celíaca, diabetes, hipertensão, anemias, alergias e intolerâncias alimentares, dentre outras" (Resolução n. 26, 2013). Levando em conta que o programa envolve uma logística complexa desde a definição de cardápios até a distribuição das refeições, o Ministério da Educação (MEC), por meio do Fundo Nacional de Desenvolvimento da Educação (FNDE), disponibiliza materiais voltados a auxiliar nutricionistas e outros profissionais da educação contendo orientações sobre como garantir o DHAA de crianças com necessidades alimentares especiais. Para além do acolhimento e da adaptação do cardápio, o manual aponta a importância da inclusão e do desenvolvimento de ações de educação alimentar e nutricional para as crianças com alguma NAE e para suas famílias

Terapia nutricional por vias de alimentação alternativa – nutrição enteral e parenteral

Alterações fisiológicas ou mecânicas no trato gastrointestinal podem levar à necessidade de oferta de alimentação por vias alternativas, enteral ou parenteral. A via enteral refere-se à oferta de formulações nutricionais (industrializadas ou não) por meio de sondas ou ostomias, podendo ser utilizada como via exclusiva de alimentação ou associada à ingestão alimentar por via oral. Já a via parenteral diz respeito à administração intravenosa de soluções compostas por macro e micronutrientes. De modo geral, o uso de formulações via enteral ou parenteral tem como objetivo a manutenção ou melhora do estado nutricional de indivíduos em condição (ou risco) de desnutrição ou outro agravo nutricional por motivo de incapacidade ou insuficiência de alimentação ou aproveitamento de nutrientes por via oral.

Embora comumente associada a uma prática restrita ao ambiente hospitalar, alguns fatores têm contribuído para que o cuidado em Terapia Nutricional (TN) se expanda também para outros ambientes de cuidado, como a Atenção Básica (AB) e o domicílio. Um exemplo disso é o fortalecimento de programas de Atenção Domiciliar (AD) com o estímulo à valorização da moradia enquanto um ponto integrante da RAS e a consolidação da atenção nutricional no domicílio. Paralelamente, a expansão da AB com a criação dos Núcleos de Apoio à Saúde da Família (NASF), com inserção de outros profissionais, como nutricionistas, fisioterapeutas, fonoaudiólogos, entre outros, também possibilitou a ampliação da oferta de cuidados às pessoas restritas à moradia. Esses fatores têm se dado principalmente em função do crescimento do número de evidências quanto aos benefícios da redução do tempo de internação hospitalar, tanto para os pacientes quanto para a gestão de recursos em sistemas de saúde.

As modificações no cenário epidemiológico e de morbidades também têm estimulado a reorganização dos serviços de saúde, no sentido de proporcionar atendimento a situações de maior complexidade em espaços externos aos hospitais. Como integrantes deste cenário, podemos citar o crescimento da população de idosos (público mais propenso a necessitar de maiores cuidados), o aumento dos índices de alguns agravos, tais como cânceres, sobretudo os de trato gastrointestinal (TGI), e aumento do número de acidentes e situações de violência que, por vezes, geram alguma alteração na capacidade alimentar/nutricional de indivíduos.

Em muitas situações, o início da TN se dá durante a internação hospitalar. Nesses casos, é de responsabilidade da equipe multiprofissional do serviço definir as diretrizes na TN domiciliar, orientar os pacientes e familiares no momento da alta hospitalar e encaminhar a guia de contrarreferência para a equipe multiprofissional do território. Essas questões são cruciais para garantir a adequada continuidade e sucesso da terapia. Para saber mais sobre TN na Atenção Especializada, consulte o *Manual de terapia nutricional na atenção especializada hospitalar no âmbito do SUS*, publicado pelo MS em 2016

Em âmbito federal, no SUS, a prática de AD foi normatizada pela primeira vez em 2006, por meio de uma Portaria n. 2.529, de 19 de outubro de 2006, que institui a "internação domiciliar". Essa Portaria foi revogada em 2011, com a implementação do Programa Melhor em Casa, o qual integrou este tipo de atenção à lógica da RAS. Esse programa inclui a atenção nutricional, permanente ou transitória, como um dos cuidados atribuídos à equipe multiprofissional, que é organizada em duas categorias: a equipe multiprofissional de atenção domiciliar (Emad), composta por uma equipe básica; e a equipe multidisciplinar de apoio (Emap), integrada por, no mínimo, três profissionais da saúde de ensino superior de diferentes formações, podendo ou não contar com nutricionista. Nos casos em que a Emad não conta com apoio de nutricionista da Emap, a equipe pode articular o cuidado em parceria com a nutricionista do NASF ou com outros pontos da RAS, cumprindo, inclusive, um dos princípios da estruturação da AD: a integração do cuidado em rede.

Protocolos Clínicos e Diretrizes Terapêuticas (PCDTs) são documentos criados pelo MS e aprovados pela Comissão Nacional de Incorporação de Tecnologias no SUS (Conitec) que, com base em pesquisas científicas sobre determinada doença, estabelecem critérios para diagnóstico e para oferta de tratamento, bem como diretrizes para o acompanhamento dos casos. O processo de elaboração está relacionado à necessidade de organização do cuidado de alguma doença; já sua implementação depende da análise feita pela Conitec de critérios como eficácia, acurácia, efetividade, segurança e viabilidade econômica para o SUS. A dispensação de medicamentos e fórmulas nutricionais especiais para o tratamento de doenças que contam com PCDT é feita via critérios estabelecidos no documento

A operacionalização do cuidado em saúde na AD é orientada por cadernos técnicos elaborados especificamente para este programa. Um desses cadernos orienta exclusivamente os cuidados em TN, seja ela realizada pela equipe da AD ou pelas equipes de Atenção Básica (AB) articulada com os demais pontos da RAS. Nele é estimulada a construção de um Projeto Terapêutico Singular (PTS)[1] que contemple a avaliação da condição geral atual do indivíduo, sua doença de base, estado nutricional e a prescrição dietoterápica, sendo imprescindível o monitoramento clínico e nutricional periódico realizado pelas equipes.

Com relação à prescrição dietoterápica na TN enteral, devem ser consideradas as características dos diferentes tipos de fórmulas nutricionais (Quadro 15.1), bem como as condições clínicas do indivíduo. O primeiro aspecto envolve as propriedades nutricionais e físico-quí-

---

1 Alinhado à Política Nacional de Humanização (2004), consiste em conjunto de propostas de condutas terapêuticas articuladas, para um sujeito individual ou coletivo, resultado da discussão coletiva de uma equipe interdisciplinar. Fonte: BRASIL. Ministério da Saúde. Secretaria de Atenção à Saúde. Núcleo Técnico da Política Nacional de Humanização. *Clínica ampliada, equipe de referência e projeto terapêutico singular.* 2. ed., Série B – Textos Básicos de Saúde. Brasília: Ministério da Saúde, 2007.

micas dessas fórmulas, como a composição de macro e micronutrientes e a osmolalidade. Já o segundo inclui fatores como a estabilidade hemodinâmica, a presença de comorbidades, a necessidade de restrição a algum alimento ou nutriente e a capacidade digestiva/absortiva. Essa escolha representa um ponto muito importante do PTS não apenas em relação à garantia da recuperação/manutenção do estado nutricional e da saúde e bem-estar do indivíduo, mas também em relação à gestão dos recursos públicos. Essa etapa do planejamento terapêutico tem impulsionado o debate sobre a importância da organização da atenção em TN por meio da definição de Protocolos Clínicos e Diretrizes Terapêuticas e linhas de cuidado.

Quadro 15.1
Tipos de fórmula nutricional para administração via enteral

Tipos de fórmulas	Definição
Fórmulas nutricionais com alimentos *in natura* e minimamente processados (artesanais)	São preparadas a partir de uma combinação adequada de alimentos *in natura* e minimamente processados que proporcione equilíbrio nutricional de acordo com a finalidade. A forma como os alimentos são empregados e processados pode interferir na qualidade nutricional da fórmula
Fórmulas nutricionais industrializadas	São produtos formulados industrialmente a partir de uma combinação de macro e micronutrientes isolados, cuja composição pode variar de acordo com a finalidade para a qual foram desenvolvidos
Fórmulas nutricionais mistas	São compostas por fórmulas nutricionais com alimentos, adicionadas de módulos nutricionais ou de fórmulas industrializadas. Também pode ser considerada fórmula mista, a alternância entre a oferta de fórmula artesanal e industrializada no plano dietoterápico
Módulos nutricionais	São compostos por um dos grupos de nutrientes (carboidratos, proteínas, lipídios, fibras alimentares, vitaminas ou minerais), utilizados para suplementação oral ou para a elaboração de fórmulas nutricionais. Nesse grupo também se enquadram os espessantes e flavorizantes

Fonte: Ministério da Saúde (2015).

No ambiente hospitalar, as fórmulas nutricionais industrializadas são empregadas com maior frequência. Isso pode ser explicado, sobretudo, por aspectos sanitários e logísticos, já que o preparo de fórmulas neste ambiente demanda estrutura exclusiva para tal, como sala de limpeza e sanitização de insumos; vestiário; sala de preparo de alimentos *in natura*; e sala de manipulação e envase de nutrição enteral (Anvisa, RDC n. 63, de junho de 2000). Por outro lado, no domicílio, o MS recomenda que a possibilidade de prescrição de fórmula nutricional com alimentos seja sempre avaliada e considerada, visto que não há evidências científicas que mostrem prejuízo na absorção de nutrientes provenientes desse tipo de fórmula (salvo em algumas situações específicas mencionadas adiante). Infelizmente, quando há a prescrição de fórmulas enterais artesanais e mistas, o problema se encontra na falta de padronização da qualidade dessas formulações, com estudos demonstrando que muitas delas apresentam baixa qualidade nutricional. Para isso, a orientação aos cuidadores por parte dos profissionais responsáveis quanto às boas práticas de manipulação, tanto no preparo quanto na administração, é fundamental para o bom andamento da terapia.

Algumas experiências (como as descritas no Quadro 15.2) têm buscado apresentar soluções para aspectos frequentemente apontados como barreiras para o uso de fórmulas artesanais, entre os quais se incluem: o maior risco de contaminação microbiológica por conta do maior grau de manipulação, a escassez de receitas padronizadas e o desconhecimento da real composição das fórmulas após o preparo. De maneira exitosa, estas experiências têm demonstrado boa aceitação por parte das famílias e resultados positivos quanto ao estado nutricional, comprovando a viabilidade do uso dessas fórmulas na AD, desde que calcado em um planejamento adequado.

Apesar da possibilidade de inserção das fórmulas artesanais na AD, há situações específicas nas quais a prescrição de fórmulas industrializadas pode fazer-se necessária, por exemplo, o requerimento específico de algum nutriente ou a presença de disfunções digestivas e absortivas que impeçam o processamento de alimentos utilizados nas formulações artesanais. A prescrição de fórmulas nutricionais industrializadas é uma prática naturalizada no âmbito hospitalar, mas a ausência de critérios para o seu fornecimento e de organização da atenção em TN por meio de PCDTs e de linhas de cuidado representa um desafio para a prescrição e continuidade do uso dessas fórmulas em outros ambientes. Levando em conta seu alto custo, bem como o forte *lobby* das indústrias de alimentos junto aos profissionais de saúde, a via judicial tem sido a via preferencial e mais rápida para obtenção desses insumos.

Quadro 15.2
Experiências exitosas de organização da TN no SUS, divulgadas por meio de publicações científicas

Belo Horizonte – MG (2014)	Piraquara – PR (2017)
Essa experiência é fruto de uma parceria firmada entre o MS, a Secretaria Municipal de Saúde de Belo Horizonte e a Universidade Federal de Minas Gerais (UFMG) Objetivo: • Organizar e qualificar a atenção nutricional ofertada do âmbito da atenção domiciliar **Ações desenvolvidas:** • Organização do fluxo de encaminhamento entre os pontos da RAS da alta hospitalar para as equipes de AB; • Treinamento de nutricionistas da rede municipal de Atenção Básica; • Elaboração de uma cartilha para os cuidadores no domicílio; e • Análise bromatológica e de osmolalidade de fórmulas nutricionais com alimentos padronizada **Principais resultados:** • Foi criado um protocolo municipal de TN para Belo Horizonte • A partir do material educativo elaborado, foi criado um curso de Educação a Distância (EAD) via Telessaúde (UFMG), voltado para nutricionistas da AB e AD do SUS (de todo o território nacional) • Os resultados referentes à análise das propriedades físico-químicas e nutricionais das fórmulas foram divulgados pelo MS por meio de um Informe Técnico em 2016	Trata-se de uma experiência que surge a partir da identificação da necessidade de melhor gestão da TN no município. Nesta, as receitas padronizadas desenvolvidas pelo estudo da UFMG serviram como base para a elaboração de novas receitas **Objetivo:** • Implantação de um Protocolo Municipal de Dietas Especiais **Ações desenvolvidas:** • Desenvolvimento de dietas enterais mistas a partir de alimentos constituintes da cesta básica e fórmulas nutricionais industrializadas fornecidas pelo município **Principais resultados:** • Além do desenvolvimento e testagem das propriedades das dietas enterais mistas, foram estabelecidas as condições que exigem fornecimento exclusivo de fórmulas industrializadas • A implantação do Protocolo reduziu a despesa do município com a compra de dietas industrializadas, o que possibilitou a realocação de recursos para a contratação de mais nutricionistas

Fonte: Jansen et al. (2014); Ministério da Saúde (2016); Sousa; Will (2017).

Para superar a crescente judicialização e proporcionar maior eficiência na gestão dos recursos públicos, em 2012, foi formado um Grupo de Trabalho (GT) de Terapia Nutricional no SUS, instituído pela Portaria n. 850, de 2012. Uma das atividades desenvolvidas por esse GT foi a revisão da Portaria n. 120, de 2009, que dispõe sobre TN no âmbito hospitalar, com objetivo de expandi-la para a perspectiva da RAS. Como resultado dessa revisão, foi lançada a proposta de uma portaria mais ampliada, pautando a organização da TN na RAS, cuja minuta foi submetida à consulta pública em 2014. Essa proposta visou articular e atribuir responsabilidades de gestão do cuidado e de financiamento entre as três esferas de governo, cabendo ao MS estruturar e pactuar com estados e municípios a organização da TN em linhas de cuidado. No entanto, a sua implementação não foi realizada.

Apesar da não implementação desta base normativa, o MS estimula (como forma de promover a organização do cuidado) que os serviços, dentro de seus âmbitos de atuação, desenvolvam diretrizes e protocolos de cuidados em TN, considerando as respectivas realidades locais. A elaboração desses documentos deve estar pautada na preconização de fórmulas nutricionais artesanais e estabelecer mecanismos de oferta, controle e regulação para dispensação de fórmulas nutricionais industrializadas.

Alergias alimentares

As alergias alimentares são reações adversas imunomediadas, causadas a partir da ingestão de determinado alimento. Mais frequentes em crianças de até dois anos de idade, as alergias alimentares como a Alergia à Proteína do Leite de Vaca (APLV), representam importante demanda em atenção nutricional no SUS. A terapia nutricional dependerá do alimento em questão, em geral envolvendo sua exclusão da dieta. A articulação para o cuidado deverá ser feita na RAS do território de maneira específica para cada caso. Na APLV, a oferta de fórmula nutricional especial pode ser necessária em algumas situações.

Dada a inexistência em âmbito nacional de protocolos que normatizam a dispensação de fórmulas infantis para APLV (fórmulas à base de soja, à base de proteína extensamente hidrolisada com ou sem lactose e à base de aminoácidos), os processos judiciais para o seu requerimento representam boa parcela da judicialização relacionada às NAE no país, embora sejam, muitas vezes, embasadas em diagnósticos inconsistentes e errôneos. O desenvolvimento da APLV está relacionado à combinação entre a imaturidade do TGI e fatores como baixos índices de aleitamento materno, exposição precoce ao leite de vaca e infecções prévias no TGI. Em países desenvolvidos, a suspeita ocorre em até 17% das crianças que apresentem sintomas característicos, mas em apenas 0,3% a 7,5% há confirmação de APLV. O diagnóstico adequado é essencial para evitar exclusões desnecessárias da dieta e para a definição de tratamento correto dos sintomas que a criança estiver apresentando.

Por esse motivo, a organização do cuidado em APLV é essencial para que o poder público promova o DHAA, atendendo adequadamente às necessidades daqueles que sofrem desse agravo. Nesse processo de organização, devem ser preconizadas a criação de critérios para o diagnóstico com base em consensos, a orientação para a prescrição dietética (que pode envolver oferta de fórmulas infantis especiais) e a avaliação da evolução clínica.

Para preencher essa lacuna e atender à intensa demanda da sociedade civil, uma proposta de um PCDT para a APLV foi desenvolvida pelo Ministério da Saúde em 2014. Ainda em 2014, a CONITEC emitiu um relatório recomendando a incorporação das fórmulas infantis especiais indicadas para crianças com até 24 meses de idade que apresentam APLV. Essa recomendação foi incorporada ao SUS quatro anos depois, por meio da Portaria n. 67 de 2018 do Ministério da Saúde. Além disso, em 2021, a CONITEC também deliberou pela incorporação no SUS do Teste de Provocação Oral (TPO) para diagnóstico definitivo da APLV, decisão consolidada pelo Ministério da Saúde em março de 2022 por meio da Portaria n. 32. No entanto, até o momento não foi definida a fonte de recursos para financiamento nem das fórmulas e nem do TPO.

Em 2022, foi lançada para consulta pública a primeira versão consolidada do PCDT, apresentando diretrizes para o correto diagnóstico da APLV e para a dispensação das fórmulas infantis especiais. Segundo o documento, o diagnóstico deve se basear na história clínica, na resposta à exclusão do leite de vaca da alimentação da criança (e da mãe, caso a criança esteja em aleitamento materno), e no TPO. A partir do diagnóstico, são então previstos critérios de elegibilidade e recomendações quanto ao uso das fórmulas. Contudo, embora tenha sido publicado, ainda não foi elaborada uma política de como implementá-lo. Vale ressaltar que para garantia do acesso ao insumo, bem como o manejo terapêutico das crianças com APLV, é imprescindível a elaboração de uma linha de cuidado de forma a garantir o percurso assistencial dessas crianças na Rede de Atenção à Saúde. Na ausência disso, o que ainda prevalece, é que alguns estados e municípios contam com diretrizes próprias em relação à atenção nutricional e a dispensação das fórmulas para APLV.

PARA SABER MAIS:

Alergias alimentares na agenda regulatória

A informação sobre a presença dos principais alergênicos alimentares nas embalagens de alimentos industrializados, seja por adição intencional ou contaminação cruzada, tornou-se obrigatória em 2015 a partir de uma norma (RDC n. 26, de 2015) publicada pela Agência Nacional de Vigilância Sanitária (Anvisa), a qual foi atualizada em 2022 (RDC n. 727, de 2022). A entrada desse tema na agenda regulatória da Anvisa foi impulsionada em grande parte por pressão dos movimentos da sociedade civil. Entre os alimentos ou componentes que devem ser obrigatoriamente informados, incluem-se: cereais que contêm glúten (trigo, aveia, centeio e cevada), oleaginosas, soja e látex natural, de origem vegetal; e peixes, crustáceos, ovos e leites de origem animal. Essa normatização configura-se como medida de extrema importância para a proteção da saúde e garantia do DHAA de pessoas com restrições alimentares

Doenças específicas

Algumas doenças específicas, que têm a atenção nutricional especializada como uma das principais frentes do cuidado, contam com PCDTs implementados. São exemplos dessas doenças:

Doença celíaca

Consiste em uma enteropatia crônica do intestino delgado de caráter autoimune desencadeada por exposição ao glúten (principal fração proteica do trigo, do centeio e da cevada). Considera-se ainda que a aveia, naturalmente isenta de glúten, geralmente sofre contaminação em sua cadeia de produção, por isso também deve ser restrita. Algumas marcas industrializam o cereal com certificação de isenção de glúten. Embora até o presente momento faltem estudos que avaliem a prevalência de doença celíaca na população brasileira, há uma hipótese de que esta possa ser subestimada por questões de falhas no rastreamento e nos processos diagnósticos.

O primeiro PCDT para doença celíaca foi construído e aprovado pelo MS em 2009 (Portaria n. 307/SAS/MS, de 17 de setembro de 2009), sob impulso da mobilização de grupos de portadores, de familiares e demais pessoas envolvidas com a doença, com destaque para a atuação da Associação de Celíacos do Brasil (Acelbra). Apesar de ter mostrado importante avanço, deficiências em relação ao cuidado dos portadores de doença celíaca no SUS ainda persistiam mesmo após a publicação desse documento. Um estudo de autoria de membros da Acelbra (Paula et al., 2014) mapeou fragilidades identificadas por meio de relatos e manifestações de portadores em um grupo social de apoio. Dentre essas fragilidades, destacam-se: a não especificação de locais para diagnóstico, o que contribuiria para a subidentificação; a ausência de apoio pós-diagnóstico; e a não regulamentação quanto ao fornecimento de suplementos de micronutrientes e de pré ou probióticos. Os pesquisadores ainda apontaram importantes lacunas quanto à disseminação de informações a respeito da doença celíaca, inclusive entre profissionais da saúde, razão pela qual o desconhecimento acaba se perpetuando também dentro das instituições de saúde.

A atualização do PCDT da doença celíaca foi realizada em 2015 (Portaria SAS/MS n. 1.149, de 11 de novembro de 2015). O cuidado nutricional previsto no protocolo inclui a avaliação do estado nutricional (antropométrica, clínica e bioquímica), prescrição de dieta isenta de glúten e monitoramento do estado nutricional. A luta pela disseminação e apropriação deste protocolo nos serviços de saúde vem sendo uma das frentes de atuação do controle social.

Na luta pela maior visibilidade da doença celíaca no território nacional, dois Projetos de Lei (n. 6.166 e n. 6.666) foram criados em 2016: o primeiro propõe a criação de uma Política Nacional de Apoio aos Portadores de Doença Celíaca e o segundo a instituição do Dia Nacional da Pessoa com Doença Celíaca, a ser celebrado no dia 20 de maio. Ambos os projetos se encontram em tramitação

Fenilcetonúria

Fenilcetonúria (FNC) faz parte do grupo de doenças denominadas "erros inatos do metabolismo". Seu mecanismo fisiopatológico acarreta na deficiência ou ausência da enzima hepática fenilalanina-hidroxilase (FAH), que metaboliza o aminoácido essencial fenilalanina (FAL). O excesso da fenilalanina na circulação pode acarretar danos neurológicos na fase de desenvolvimento.

A FNC é uma das doenças passíveis de rastreamento no "teste do pezinho", que é feito após 48 horas e até o 5º dia após o nascimento. Quando identificados níveis elevados de FAL, testes diagnósticos são feitos para a confirmação da doença. O diagnóstico precoce é essencial para prevenir a ocorrência de retardo mental em consequência do acúmulo desse aminoácido.

O PCDT da fenilcetonúria, publicado pela primeira vez em 2013 e atualizado em 2019, foi o primeiro protocolo referente a uma NAE a ser publicado. Com relação à TN definida no PCDT, a prescrição de dieta restritiva de FAL é orientada por um guia de quantidade deste aminoácido nos alimentos, que deve ser associada ao uso de fórmula isenta em FAL específica para a idade. Até antes da publicação do PCDT da APLV, este era o único que previa dispensação gratuita de fórmula nutricional industrializada via assistência farmacêutica do SUS por meio de critérios claramente definidos. O fluxo do rastreamento, diagnóstico, definição de tratamento e monitoramento da FNC é um exemplo bem-sucedido de gestão do cuidado nas NAE, por isso a leitura deste PCDT é recomendada.

Com relação a vigilância sanitária, desde 2010, os fabricantes de alimentos são obrigados a medir e informar à ANVISA o teor de fenilalanina de alimentos. Visando aumentar a facilitar o acesso à informação por parte da população, em 2022, foi lançado um portal no site do Ministério da Saúde, por meio do qual consumidores podem consultar o teor de fenilalanina de alimentos comercializados no Brasil. Em linha a esse avanço, a Resolução de Diretoria Colegiada (RDC) n. 19 de 2010 foi substituída pela RDC n. 617 de 2022, passando a exigir dos fabricantes a inclusão da informação sobre o conteúdo de fenilalanina dos alimentos diretamente no portal, além do serviço de atendimento ao consumidor da empresa.

Desafios e perspectivas

Como já discutido, o cuidado em alimentação e nutrição no SUS, independentemente da necessidade dos indivíduos ou coletividades, deve estar alinhado às diretrizes da PNAN. Com relação aos desafios postos quanto à qualificação do cuidado nas NAE, dois merecem destaque.

O primeiro desafio refere-se à efetiva organização da atenção nutricional às NAE na RAS. É urgente a implementação de linhas de cuidado e de PCDTs que estabeleçam critérios claros para diagnóstico, direcionem o planejamento da TN, orientem a prescrição dietética adequada e, quando necessário, organizem o fluxo para dispensação de fórmulas nutricionais específicas. Para que isso aconteça, é necessário que o Ministério da Saúde garanta financiamento específico, visto que atualmente esse ônus recai exclusivamente sobre os municípios.

O segundo desafio diz respeito à qualificação da força de trabalho para atenção às NAE. Há uma lacuna na formação técnica dos profissionais, gerada pela fragmentação das atribuições da "nutrição clínica" e "nutrição social", predominando o entendimento de que o indivíduo com NAE apresenta uma complexidade no cuidado que não pode ser realizada na Atenção Básica e no domicílio. Além disso, verifica-se que as diretrizes e protocolos utilizados na atenção nutricional hospitalar não dialogam com as orientações dos instrumentos e políticas do Ministério da Saúde, como o Guia Alimentar da População Brasileira e a própria PNAN. Tal fato dificulta, por exemplo, a utilização de fórmulas artesanais como uma opção viável e adequada em TNE. Desse modo, a educação permanente de profissionais da saúde sobre o tema também é essencial para melhor articulação do cuidado entre os pontos da RAS.

Por fim, ainda é escassa a produção técnica e a indução político-institucional do Ministério da Saúde para a organização e qualificação da atenção nutricional às NAE nos demais pontos da RAS. Observa-se que, após a atualização da PNAN, houve alguns avanços no sentido de uma melhor organização do cuidado em saúde para indivíduos com NAE. Exemplos são o trabalho desenvolvido pelo GT da Terapia Nutricional no SUS, em 2012, que resultou na elaboração do PCDT para APLV e na proposta de portaria que expande a organização da TN para a perspectiva da RAS. Tais iniciativas podem representar um importante caminho no sentido de superar a judicialização, proporcionar melhor eficiência da gestão de recursos do SUS e de promover a equidade no cuidado nutricional.

Referências

BRASIL. Ministério da Educação. Fundo Nacional de Desenvolvimento da Educação (Brasil). *Caderno de referência sobre alimentação escolar para estudantes com necessidades alimentares especiais*. Programa Nacional de Alimentação Escolar. Brasília: FNDE, 2016.

BRASIL. Ministério da Saúde. *Minuta de Portaria que estabelece diretrizes para a organização da Terapia Nutricional na Rede de Atenção à Saúde no Sistema Único de Saúde – SUS*. Brasília: Ministério da Saúde, 2014.

BRASIL. Ministério da Saúde. Secretaria de Atenção à Saúde. Departamento de Atenção Básica. *Caderno de Atenção Domiciliar*. Brasília: Ministério da Saúde, 2015. v. 3: Cuidados em terapia nutricional.

BRASIL. Ministério da Saúde. Secretaria de Atenção à Saúde. Departamento de Atenção Básica. *Política Nacional de Alimentação e Nutrição*. Brasília: Ministério da Saúde, 2013. 84 p.

BRASIL. Ministério da Saúde. Secretaria de Ciência, Tecnologia e Insumos Estratégicos. Departamento de Gestão e Incorporação de Tecnologias em Saúde. *Fórmulas nutricionais para crianças com alergia à proteína do leite de vaca*. Brasília: Ministério da Saúde, 2014.

BRASIL. Ministério da Saúde. Secretaria de Atenção à Saúde. Departamento de Atenção Especializada e Temática. *Manual de terapia nutricional na atenção especializada hospitalar no âmbito do Sistema Único de Saúde – SUS* [recurso eletrônico]. Brasília: Ministério da Saúde, 2016.

BRASIL. Ministério da Saúde. Secretaria de Atenção à Saúde. *Portaria n. 1149, de 11 de novembro de 2015*. Aprova o Protocolo Clínico e Diretrizes Terapêuticas da Doença Celíaca. Brasília: Ministério da Saúde, 2015.

BRASIL. Ministério da Saúde. Secretaria de Atenção Especializada à Saúde e Secretaria de Ciência, Tecnologia, Inovação e Insumos Estratégicos em Saúde. *Portaria Conjunta n. 12, de 10 de setembro de 2019*. Aprova o Protocolo Clínico e Diretrizes Terapêuticas da Fenilcetonúria. Brasília: Ministério da Saúde, 2019.

BRASIL. Ministério da Saúde. Secretaria de Ciência, Tecnologia e Insumos Estratégicos. Departamento de Gestão e Incorporação de Tecnologias em Saúde. *Relatório de Recomendação*: Protocolos Clínicos e Diretrizes Terapêuticas. Protocolo Clínico e Diretrizes Terapêuticas da Alergia à Proteína do Leite de Vaca. Brasília: Ministério da Saúde, 2022.

CHADDAD, M. C. C. Informação sobre a presença de alérgenos nos rótulos de alimentos: responsabilidade do estado na garantia dos direitos à saúde e à alimentação adequada da população com alergia alimentar. *Demetra*, v. 9, Supl.1, p. 369-392, 2014.

JANSEN, N. A. et al. Relato de experiência: terapia nutricional enteral domiciliar–promoção do direito humano à alimentação adequada para portadores de necessidades alimentares especiais. *Demetra*, v. 9, Supl.1, p. 233-247, 2014.

PAULA, F. A.; CRUCINSKY, J.; BENATI, R. Fragilidades da atenção à saúde de pessoas celíacas no SUS: A perspectiva do usuário. *Demetra*, v. 9, Supl.1, p. 311-328, 2014.

PEREIRA, T. N. et al. Perfil das demandas judiciais para fornecimento de fórmulas nutricionais encaminhadas ao Ministério da Saúde do Brasil. *Demetra*, v. 9, Supl.1, p. 199-214, 2014.

SOUSA L. R.; FERREIRA S. M; SCHIEFERDECKER, M. E. Physicochemical and nutritional characteristics of handmade enteral diets. *Nutricion Hospitalaria*, v. 29, n. 3, p. 568-574, 2014.

SOUSA, L. R. M.; WILL, K. L. Fortalecendo a rede de atenção às necessidades alimentares especiais: uma experiência com fórmulas enterais semiartesanais, em Piraquara-PR. *Demetra*, v. 12, n. 3, p. 767-779, 2017.

16

A judicialização da saúde e a agenda das Políticas Públicas de Alimentação e Nutrição

- Kimielle Cristina Silva
- Ranailla Lima Bandeira dos Santos

Constituída como um direito fundamental, a saúde tem implicações diretas no bem-estar das pessoas, na integridade da sociedade e na produtividade da economia. Por esse motivo, encontra-se incorporada ao rol dos direitos humanos.

No contexto brasileiro, o acesso à saúde como direito só foi reconhecido constitucionalmente, quando da publicação da Constituição Federal de 1988, cujo processo constituinte, num espaço democrático, teve participação de parlamentares progressistas, apoiados por intelectuais e acadêmicos da Reforma Sanitária.

PARA SABER MAIS:

- **Direitos Humanos:** são direitos inerentes à própria natureza humana, e, por isso, são invioláveis, atemporais e universais. Devem assegurar às pessoas condições básicas que lhes permitam levar uma vida digna, isto é, com acesso à liberdade, à igualdade, ao trabalho, à terra, à saúde, à moradia, à educação, à água e alimentos de qualidade, entre outros requisitos essenciais
- **Direitos sociais:** são direitos de toda a sociedade, visam à melhoria das condições de vida e de trabalho e devem ser garantidos e protegidos pelo Estado. A Constituição Federal, no Capítulo II – Dos Direitos Sociais, estabelece: "Art. 6º – São direitos sociais a educação, a saúde, a alimentação, o trabalho, a moradia, o lazer, a segurança, a previdência social, a proteção à maternidade e à infância, a assistência aos desamparados, na forma desta Constituição"

A Constituição Federal de 1988 legitima a saúde como um direito social ao estabelecê-la como um direito de todos e dever do Estado, garantido mediante políticas sociais e econômicas que visem à redução do risco de doença e outros agravos e ao acesso universal e igualitário às ações para sua promoção, proteção e recuperação. Dessa forma, foi necessária a implantação de um sistema público de saúde, de acesso universal, igualitário e com participação popular. Assim, foi instituído o Sistema Único de Saúde (SUS).

A criação do SUS possibilitou a universalização da assistência à saúde, promovendo um novo olhar às ações, serviços e práticas assistenciais. Aumentou o acesso aos cuidados de saúde para grande parte da população brasileira, atingindo a cobertura universal para a vacinação e assistência pré-natal; aumentou a conscientização da população sobre o direito à saúde vinculado à cidadania; investiu na expansão de recursos humanos e da tecnologia em saúde. Com isso, vieram vários desafios, como o acesso universal e equitativo à saúde no Brasil, embora constitucionalmente garantido, nem sempre é cumprido. Desse modo, cada vez mais cidadãos recorrem ao Poder Judiciário para exigir o direito à saúde e às demandas que de alguma forma não foram "acolhidas" pelo sistema.

Logo, as ações judiciais relacionadas a procedimentos, medicamentos, insumos e assistência à saúde contra os gestores públicos cresceram exponencialmente nos últimos dez anos. Esse fenômeno, denominado judicialização da saúde, envolve aspectos políticos, sociais, éticos e sanitários que vão além do componente jurídico e de gestão de serviços públicos, acarretando transformações nas relações sociais e institucionais.

Mas, afinal, o que é a judicialização da saúde? Para Barroso, a judicialização significa que "algumas questões de larga repercussão política e social estão sendo decididas por órgãos do Poder Judiciário, e não pelas instâncias políticas tradicionais: o Congresso Nacional e o Poder Executivo. A judicialização envolve de poder para os juízes e tribunais, com alterações significativas na linguagem, na argumentação e no modo de participação da sociedade".

Para Vieira (2020), a judicialização da saúde pode ser definida como uma *situação de acionamento do Poder Judiciário por parte de indivíduos ou grupos de indivíduos, na condição de cidadãos ou de consumidores, com a finalidade de que este poder arbitre conflitos destes com o Poder Executivo, com empresas privadas e até mesmo com pessoas físicas, em matéria de saúde.* Nesta perspectiva, a judicialização da saúde envolve as solicitações de prestações de saúde a serem disponibilizadas por meio do SUS e também da saúde suplementar. No âmbito do SUS, é comumente designada por membros do sistema de Justiça como judicialização da saúde pública.

Atualmente, na busca pela garantia dos seus direitos, indivíduos e coletivos reconhecem o Poder Judiciário como uma instituição que possibilita o acesso à recursos necessários ao tratamento de saúde, como medicamentos de alto custo ou inexistentes na Relação Nacional de Medicamentos Essenciais (Rename), alimentos para fins especiais, internação em leitos e em unidades de terapia intensiva (UTI), consultas ambulatoriais e procedimentos diagnósticos e terapêuticos. Considerando-se o conjunto das ações judiciais no Brasil, Vieira (2020) observou que a principal demanda relativa ao SUS é por medicamentos.

Nesse sentido, a judicialização da saúde expressa demandas e condutas de cidadãos e instituições, para promover e garantir os direitos de cidadania consolidados em leis, revelando as limitações dos sistemas de saúde e de justiça e provocando a produção de respostas factíveis.

Para Santos e Terrazas (2014), é necessário refletir no que habita esse fenômeno, considerando alguns aspectos relevantes, como o sucesso nos pedidos judiciais, visto que raramente os magistrados negam ou solicitam explicações detalhadas a respeito das solicitações médicas (tipos de medicamento, fórmula alimentar, eficácia do produto, custo benefício, entre outros) e a descoberta de um caminho "mais curto" para acesso a tratamentos/insumos de saúde, uma vez que as ações judiciais e liminares contam com prazo de 48 a 72 horas para atendimento. Nessa perspectiva, a judicialização prejudica grande parte dos municípios brasileiros na organização e no funcionamento dos serviços públicos de saúde. Além disso, por muitas vezes, gera iniquidades no acesso à saúde (entre aqueles que conseguem acessar o Poder Judiciário por meio de advogados ou defensores públicos e os que não possuem acesso), fragilizando o SUS e comprometendo a integralidade.

Em contrapartida, a judicialização pode ampliar o direito à saúde uma vez que o Poder Executivo observa as tendências do que é demandado nos tribunais e caminha em direção da garantia dos direitos do cidadão. Fleury e Faria (2014) entendem a judicialização como um sinal do reconhecimento gradativo do direito à saúde, mas, ao mesmo tempo, indica a incapacidade do governo de prover os serviços necessários para que os cidadãos possam, de fato, usufruir desse direito. Assim, é necessário observar a judicialização como uma manifestação democrática da contradição entre o direito legalmente assegurado e seu exercício, institucionalmente desconsiderado.

Judicialização da saúde e as Políticas Públicas de Alimentação e Nutrição: qual sua interface?

A alimentação e a nutrição são premissas básicas para a promoção e proteção da saúde e contribuem para o enfrentamento da atual situação epidemiológica e nutricional, como o desafio das doenças crônicas não transmissíveis e seus fatores de risco. No âmbito do SUS, a organização da atenção nutricional é norteada pela Política Nacional de Alimentação e Nutrição (PNAN), a qual também orienta que o perfil epidemiológico do território deve ser base para a definição de prioridades para as ações (Brasil, 2013).

A institucionalização das ações de alimentação e nutrição na rede pública de serviços de saúde ocorreu a partir da década de 1970, quando se iniciou a implantação de programas de suplementação alimentar para o público materno-infantil. Atualmente, as ações de alimentação e nutrição no âmbito do SUS acontecem nos diversos pontos da rede de atenção à saúde (RAS) e estão amparadas nos instrumentos normativos e de gestão.

Mas, diante da diversidade, amplitude e complexidade dos cenários alimentar, demográfico e nutricional que acometem a população, novas tecnologias terapêuticas também vêm surgindo, e no campo da alimentação e nutrição não é diferente. Tal fato impacta consideravelmente na judicialização da saúde.

Do mesmo modo, esse fato é verificado com os alimentos para necessidades alimentares especiais, em sua grande maioria, produzidos por grandes indústrias farmacêuticas e de alimentos. Esses alimentos são utilizados em diversos serviços de saúde do SUS e da saúde suplementar, em especial na atenção especializada hospitalar.

Como a saúde e a alimentação são consideradas direitos sociais pela Constituição Federal, a solicitação de fórmulas nutricionais industrializadas e alimentos por meio de ações judiciais contra as três esferas de gestão do SUS tem crescido, causando desafios para o Poder Público. A necessidade de financiamento e elaboração de protocolos, linhas de cuidado, diretrizes terapêuticas e fluxos são demandas recorrentes em diversos espaços de pactuação e congressos regionais e nacionais que contam com a presença dos gestores e do controle social do SUS.

Essas fórmulas são, em sua maioria, de alto custo e, até o presente momento, não possuem financiamento específico no SUS, exceto no âmbito hospitalar e no caso daquelas destinadas aos indivíduos com fenilcetonúria. Em 2018, foi publicada a Portaria do Ministério da Saúde n. 67, que torna pública a incorporação de fórmulas nutricionais à base de soja, à base de proteína extensamente hidrolisada com ou sem lactose e à base de aminoácidos para crianças de 0 a 24 meses com alergia à proteína do leite de vaca (APLV) no âmbito do SUS. Mas, até o momento, o PCDT (Protocolo Clínico e Diretrizes Terapêuticas) para APLV não foi implementado e consequentemente, esses insumos não são ofertados.

Mesmo sem o financiamento e a obrigatoriedade de oferta, alguns estados e municípios dispõem de rede assistencial para acompanhamento de indivíduos com necessidades alimentares especiais, contando com protocolos, fluxos e diretrizes clínicas, normatizando o fornecimento de fórmulas nutricionais industrializadas.

Embora a PNAN tenha reconhecido a necessidade de serem normatizados os critérios para acesso a alimentos para fins especiais de modo a promover a equidade e a regulação no acesso a esses produtos, ainda não houve grandes avanços em âmbito nacional. O que se tem observado são inúmeras ações do sistema de justiça (mandado de segurança, ação civil pública, inquéritos civis, dentre outros) contra os estados e municípios, além de leis locais que visam, em muitos casos, apenas fornecer leites e fórmulas infantis para menores de 2 anos.

PARA SABER MAIS:

A incorporação, exclusão e alteração do uso de tecnologias no SUS são de competência da Comissão Nacional de Incorporação de Tecnologias (CONITEC), órgão do Ministério da Saúde. Essa Comissão tem critérios bem definidos para incorporação de tecnologias, que perpassam pelos prazos para avaliação e oferta, transparência no processo de avaliação e participação popular por meio de consultas públicas, além de análise de registro, eficácia, segurança, efetividade e custo-efetividade. São esses os critérios que norteiam a decisão do SUS pela incorporação de fórmulas nutricionais, produtos farmacêuticos, procedimentos e outros insumos de saúde. Assim, é imprescindível que existam esses parâmetros, pois eles racionalizam o uso da terapêutica e dos recursos públicos

A Portaria MS/GM n. 2.009, de 13 de setembro de 2012, aprova o Regimento Interno da Conitec e a Portaria n. 26, de 12 de junho de 2015, aprova os requisitos para submissão e análise de proposta de incorporação, alteração ou exclusão de tecnologia em saúde no SUS, por iniciativa do Ministério da Saúde e de Secretarias de Saúde dos Estados, dos Municípios e do Distrito Federal

Vale ressaltar que as fórmulas nutricionais são classificadas pela Agência Nacional de Vigilância Sanitária (Anvisa) como "alimentos para fins especiais". Mas, para o sistema de justiça, é visto como medicamento, e, dessa forma, são solicitadas pelos advogados e defensores públicos como tratamento de doença e com a prerrogativa de algo que é primordial à vida.

O reconhecimento e interpretação das fórmulas nutricionais como medicamentos compromete a análise da sua garantia enquanto dimensão do Direito Humano à Alimentação Adequada (DHAA). Por essa razão, as reivindicações para acesso a essas fórmulas são tratadas pelo Poder Judiciário no âmbito do direito à saúde, sendo o SUS o único sistema responsável pelo fornecimento desses alimentos.

Tal fato é corroborado por Alves e Jaime (2014), ao elucidar que as consequências da insegurança alimentar e nutricional da população, como a desnutrição e as carências nutricionais específicas, recaem sobre o setor da saúde e têm feito com que historicamente este tenha incorporado à responsabilidade de políticas e programas de alimentação e nutrição no Brasil.

Esta situação propicia trazer esse debate para a perspectiva da Segurança Alimentar e Nutricional (SAN), entendendo que a fórmula nutricional é o alimento daqueles que não conseguem alimentar pela via oral ou que tenham alguma alteração no trato gastrointestinal, e o seu consumo está relacionado a questões econômicas, culturais e sociais.

À luz do DHAA, a perspectiva que vem sendo construída no Brasil por diferentes atores da sociedade civil e de instituições públicas e que tem embasado todo o desenho e funcionamento do Sistema Nacional de Segurança Alimentar e Nutricional (Sisan) é ancorada no seguinte conceito de SAN:

> Segurança Alimentar e Nutricional consiste na realização do direito de todos ao acesso regular e permanente a alimentos de qualidade, em quantidade suficiente, sem comprometer o acesso a outras necessidades essenciais, tendo como base práticas alimentares promotoras de saúde que respeitem a diversidade cultural e que sejam ambiental, culturais, econômica e socialmente sustentáveis.

A Política Nacional de Segurança Alimentar e Nutricional representa a política pública que orienta a organização intersetorial para garantir os recursos necessários à efetivação do DHAA. Ou seja, induz a responsabilização de diferentes setores do Poder Executivo, por meio de suas políticas e programas, a efetivar ações relacionadas aos diferentes âmbitos da SAN envolvidos na garantia da alimentação adequada e saudável para a população.

Observa-se, nos últimos anos, a difusão do conhecimento e da discussão sobre os determinantes sociais dos agravos nutricionais e a responsabilização de diferentes setores por políticas públicas que contribuam para sua prevenção e controle. No tocante às necessidades alimentares especiais, verificam-se avanços no Plano Nacional de Segurança Alimentar e Nutricional (Plansan) para expressar suas demandas e propor estratégias para atendê-las nos espaços de participação social do Sisan, mas nota-se que tais requerimentos não têm refletido em políticas públicas efetivas.

Diante do exposto, fica claro que a atenção às pessoas com necessidades alimentares especiais requer esforços intersetoriais, sendo indiscutível sua inclusão na agenda do Sisan. Tal medida se faz imprescindível para ampliar e qualificar o debate acerca da violação do DHAA e, consequentemente, sobre as responsabilidades dos diferentes setores do Poder Público para sua garantia.

Quanto às responsabilidades do setor da saúde, são primordiais políticas e programas que visem aprimorar as coberturas assistenciais para garantia do acesso às ações de diagnóstico, tratamento e reabilitação dos indivíduos com necessidades alimentares especiais. Mas apenas as ações da saúde não mudarão a interpretação sobre o acesso às fórmulas nutricionais enquanto dimensão do DHAA. Nessa perspectiva, o debate intersetorial com a participação do sistema de justiça é o caminho.

A interpretação das fórmulas nutricionais, ora como medicamento, ora como alimento, também está presente no próprio campo da alimentação e nutrição e nas práticas do profissional nutricionista, merecendo ser objeto de debates sobre as diferenças conceituais e ideológicas.

Desafios e perspectivas

Neste capítulo, demos ênfase à judicialização do acesso às fórmulas nutricionais no SUS, tendo em vista as demandas crescentes para esses alimentos via judicial e as falhas na organização da atenção à saúde de indivíduos com necessidades alimentares especiais.

Contudo, é necessário ressaltar que a garantia do direito à saúde não se resume apenas a práticas assistenciais, isto é, ele não pode ser compreendido unicamente como provimento de ações e serviços com o objetivo de tratar as doenças e agravos. O direito à saúde também é expresso na garantia de ações preventivas de saúde, por exemplo, o fornecimento de vacinas e suplementos vitamínicos.

Neste cenário, verifica-se que não são recorrentes ou expressivas as demandas por parte de Associações ou Instituições Jurídicas, como a Defensoria Pública e o Ministério Público (MP) ao Judiciário. Isto não significa que essas instituições não estejam atuando na tutela coletiva das ações preventivas.

No entanto, vale ressaltar que o MP exerce papel fundamental na defesa da sociedade, sobretudo no que concerne aos direitos sociais, exigindo a atuação do Estado na concretização das políticas públicas. No tocante às políticas de alimentação e nutrição, este fato é verificado em algumas atuações do MP, como as audiências públicas para tratar dos programas federais de alimentação no âmbito da saúde e da segurança alimentar de comunidades tradicionais; Termo de Ajustamento de Conduta e recomendações para merenda escolar; Ações Civis Públicas movidas contra a indústria de alimentos para regulação de rotulagem; Inquérito Civil para acompanhamento e fiscalização dos conselhos municipais do Bolsa Família; representação contra a Anvisa para suspensão de venda e fabricação de alimentos com fenilalanina, entre outros.

Por outro lado, verifica-se o excesso de decisões favoráveis ao autor, baseadas em solicitações individuais e em sua grande maioria, outorgadas sem levar em consideração as políticas públicas vigentes. Tal fato agrava as desigualdades de acesso a bens e a serviços de saúde no país.

Por fim, para o Sistema de Justiça, os diálogos institucionais são a estratégia precisa para o enfrentamento da judicialização da saúde pública. É necessário que esse Sistema seja inserido na discussão da SAN e do DHAA, seja por meio do Conselho Nacional de Segurança Alimentar e Nutricional (CONSEA) e das Câmaras Interministerial de Segurança Alimentar e Nutricional (Caisan) nos âmbitos da União, dos Estados, do Distrito Federal e dos Municípios e também nas Conferências de Segurança Alimentar e Nutricional, objetivando discutir o papel do SUS na garantia desses produtos alimentícios com características terapêuticas.

Por fim, reconhecer que a atenção às pessoas com necessidades alimentares especiais requer esforços intersetoriais, sendo indiscutível sua inclusão na agenda do Sisan.

Referências

ALVES, K. P. de S.; JAIME, P. C. A Política Nacional de alimentação e Nutrição e seu diálogo com a Política Nacional de Segurança alimentar e Nutricional. *Ciência Saúde Coletiva*, v. 19, p. 4331-4340, 2014.

BARROSO, L. E. Judicialização, ativismo judicial e legitimidade democrática. *Revista Eletrônica de Direito do Estado*, n. 18, 2009.

BEURLEN, A. *Direito à alimentação adequada*. Grupo de Trabalho "Alimentação Adequada". Brasília: Escola Superior do Ministério Público da União, 2008. 108 p. (Manuais de atuação ESMPU; v. 6).

BRASIL. *Constituição da República Federativa do Brasil:* Texto constitucional promulgado em 5 de outubro de 1988, com as alterações adotadas pelas Emendas Constitucionais n. 1/92 a 71/2012 e pelas Emendas Constitucionais de Revisão n. 1 a 6/94. – Brasília: Senado Federal, Subsecretaria de Edições Técnicas, 2013. 87p.

BRASIL. Lei n. 11.346 de 15 de setembro de 2006. Cria o Sistema Nacional de Segurança Alimentar e Nutricional – Sisan com vistas a assegurar o direito humano à alimentação adequada e dá outras providências. *Diário Oficial da União*,

18 set. 2006. Disponível em: <https://www.planalto.gov.br/ccivil_03/_ato2004-2006/2006/lei/l11346.htm>. Acesso em: fev. 2023.

BRASIL. Portaria n. 67 de 23 de novembro de 2018. Torna pública a decisão de incorporar as fórmulas nutricionais à base de soja, à base de proteína extensamente hidrolisada com ou sem lactose e à base de aminoácidos para crianças de 0 a 24 meses com alergia à proteína do leite de vaca (APLV) no âmbito do Sistema Único de Saúde – SUS. Disponível em: <https://bvsms.saude.gov.br/bvs/saudelegis/sctie/2018/prt0067_26_11_2018.html>. Acesso em: fev. 2023.

BRASIL. Ministério da Saúde. Secretaria de Atenção à Saúde. Departamento de Atenção Básica. *Política Nacional de Alimentação e Nutrição*. Brasília: Ministério da Saúde, 2013. 84 p.

CONSELHO NACIONAL DE SECRETARIAS MUNICIPAIS DE SAÚDE (CONASEMS). Carta de Brasília: *XXIX Congresso Nacional de Secretarias Municipais de Saúde*. Brasília, DF: 2013.

FINK, J. S.; MELLO, E. D.; PICON, P. D. Impactos da implementação de um centro de referência em fórmulas nutricionais especiais. *Revista da AMRIGS*, v. 54, n. 2, p. 133-140, 2010.

FLEURY, S.; FARIA, M. A judicialização como ameaça e salvaguarda do SUS. In: SANTOS, L; TERRAZES, F. (Org.). *Judicialização da Saúde no SUS*. 1. ed. Campinas/SP: Saberes, 2014.

L'ABBATE, S. As políticas de alimentação e nutrição no Brasil: II. a partir dos anos setentas. *Rev Nutr PUCCAMP*, Campinas, v. 2, n. 1, p. 7-54, 1989.

PEPE, V. L. E.; FIGUEIREDO, T. de A.; SIMAS, L. et al. A judicialização da saúde e os novos desafios da gestão da assistência farmacêutica. *Ciência Saúde Coletiva*, v. 15, p. 2405-2414, 2010.

RAMOS, R. de S.; GOMES, A. M. T.; OLIVEIRA, D. C. de et al. Access the Unified Health System actions and services from the perspective of judicialization. *Rev Lat Am Enfermagem*; 24. Epub ahead of print 2016.

SANTOS, L.; TERRAZAS, F. *Judicialização da saúde no Brasil*. Campinas/SP: Saberes, 2014.

SILVA, K. C.; DELDUQUE, M. C. Acesso a fórmulas nutricionais no Sistema Único de Saúde: um olhar do sistema de justiça. *Revista de Direito Sanitário*, [S. l.], v. 20, n. 2, p. 155-176, 2020.

SILVA, M. J. S.; SANTOS, R. L. B.; Osorio-de-Castro, C. G. S. Iniquidade e terapia antineoplásica no SUS. *Rev. Justiça Eleitoral em Debate*, v. 8, p. 70-73, 2018.

SOUSA, L. R. M. de; SCHIEFERDECKER, M. E. M.; DITTERICH, R. G. Direito à alimentação adequada para usuários em nutrição enteral domiciliar. *Rev. Demetra*, v. 17, e65079, 2022.

VENTURA, M.; SIMAS, L.; PEPE, V. L. E. et al. Judicialização da saúde, acesso à justiça e a efetividade do direito à saúde. *Physis Rev Saúde Coletiva*, v. 20, p. 77-100, 2010.

VIEIRA, F. S. *Direito à Saúde no Brasil*: seus contornos, judicialização e a necessidade da macrojustiça. Rio de Janeiro: IPEA, 2020. (Texto para discussão, n. 2.547).

WANG, D. W. L.; VASCONCELOS, N. P. de; OLIVEIRA, V. E. de et al. Os impactos da judicialização da saúde no município de São Paulo: gasto público e organização federativa. *Revista Administração Pública*, v. 48, p. 1191-1206, 2014.

17

Regulação e controle de alimentos

- Ana Paula Bortoletto Martins
- Mariana Ribeiro

Dentro do contexto da Política Nacional de Alimentação e Nutrição (PNAN), a regulação e o controle dos alimentos constituem uma diretriz que busca garantir a inocuidade e a qualidade nutricional dos alimentos, controlando e prevenindo riscos à saúde. Está presente na agenda da promoção da alimentação adequada e saudável e da proteção à saúde na perspectiva do direito humano à alimentação, atuando na elaboração de normas e do controle sanitário da produção, comercialização e distribuição de alimentos (Brasil, 2013).

A diretriz perpassa pelas esferas biológica, sanitária, nutricional e tecnológica, considerando toda a complexidade dos sistemas alimentares, com responsabilidade compartilhada com diferentes setores de governo e da sociedade. O sistema alimentar predominante atualmente expõe a população a riscos relacionados à forma como os alimentos são produzidos, com o uso de agrotóxicos, a presença de contaminantes ambientais; são processados, com o uso de aditivos alimentares e substâncias de uso exclusivamente industrial e com perfil nutricional inadequado; e comercializados, com informações inadequadas, incompletas e enganosas nos rótulos e nas publicidades de alimentos. Esse cenário exige medidas inovadoras na regulação e controle de alimentos, que incluam medidas que impeçam a exposição da população a fatores e situações que estimulem práticas não saudáveis, e que facilitem a adesão a práticas saudáveis por indivíduos e coletividades (Coutinho et al., 2022).

O controle e a regulação se colocam como uma agenda importante para o Brasil diante do processo de transição epidemiológica e nutricional que o país atravessa, e que apresenta como consequência mudanças importantes no padrão de saúde e consumo alimentar da população. Com a fragilidade das políticas de proteção social a partir de 2016 acentuada pela pandemia de Covid-19, o Brasil voltou a apresentar índices crescentes de insegurança alimentar e nutricional. Em 2020, 19 milhões de pessoas estavam em situação de insegurança alimentar grave, saltando para 33 milhões em 2022 (Rede PENSSAN, 2022). Simultaneamente, o Brasil segue enfrentando aumento expressivo do sobrepeso e da obesidade, sendo que as doenças crônicas não transmissíveis (DCNTs) ainda mantêm-se como a principal causa de morte entre adultos (Brasil, 2013; GBD, 2020).

Essas mudanças são provocadas pelo gradual enfraquecimento dos padrões alimentares tradicionais, baseados em alimentos *in natura* ou minimamente processados, e pelo aumento da oferta e do acesso a alimentos ultraprocessados (Levy et al., 2022). O Guia Alimentar para a População Brasileira, do Ministério da Saúde, recomenda que os alimentos ultraprocessados sejam evitados, para a adoção de uma alimentação adequada e saudável, e coloca a regulação de alimentos como medida necessária enquanto parte da superação dos obstáculos individuais e populacionais para atingir as recomendações oficiais do Ministério (Brasil, 2014).

Para garantir a proteção da saúde de forma integral, faz-se necessário a adoção de instrumentos legais pelo Estado que garantam a proteção da saúde da população. Neste contexto, o monitoramento da qualidade dos alimentos deve considerar aspectos sanitários, como o microbiológico e o toxicológico, do seu perfil nutricional, como teores de macro e micronutrientes, e articulando-se com medidas regulatórias para proteção dos ambientes alimentares, incluindo as relacionadas ao acesso físico e econômico aos alimentos, as promoções, a publicidade e informações sobre produtos, além da qualidade e segurança dos alimentos. Ambientes alimentares são estruturas e arranjos econômicos, jurídicos, políticos, institucionais e socioculturais nos quais os consumidores se envolvem com o sistema alimentar para tomar suas decisões sobre a aquisição, preparação e consumo de alimentos (HLPE, 2017).

Contextos nacional e internacional

Diferentes atores atuam na esfera da regulação e controle de alimentos no Brasil, desempenhando a Agência Nacional de Vigilância Sanitária (Anvisa) papel relevante e protagonista, uma vez que a Lei Federal n. 9.782/1999 delega à Agência a responsabilidade de regulamentar, controlar e fiscalizar os produtos e serviços que envolvem riscos à saúde pública, nos quais se encontram os alimentos e os insumos, os aditivos, as embalagens e os contaminantes e resíduos, assim como instalações responsáveis por processar tais produtos. Nesse sentido, a vigilância tem por função identificar precocemente as falhas de mercado, externalidades negativas e a falta de informação ao consumidor, em prol do interesse coletivo (Figueiredo et al., 2017).

A Anvisa, ainda que com independência administrativa, está vinculada ao Ministério da Saúde, o que a torna sujeita às disposições das políticas de saúde. O Ministério da Agricultura, Pecuária e Abastecimento (MAPA), o Ministério da Justiça e o Congresso Nacional são também agentes de regulação e controle de alimentos. Nota-se que esses diferentes formuladores de políticas públicas formam um sistema complexo, que, por vezes, convergem e articulam-se, em muitas outras ocasiões confundem-se e sobrepõem-se os papéis, o que resulta, muitas vezes, em disputas de poderes e pressão política, desaguando em desafios para estabelecer regras contundentes e/ou de fiscalizá-las com independência e autonomia.

Além disso, decisões de regulação e controle afetam diretamente o setor produtivo. No caso de alimentos e bebidas, as grandes indústrias e conglomerados transnacionais trabalham em diversas frentes de atividades políticas corporativas para minimizar impactos financeiros. Esses atores incidem politicamente por meio de associações que representam o setor privado. O desequilíbrio de forças é minimizado por meio da atuação da sociedade civil organizada de interesse público (Mialon et al., 2022). Entre as diversas formas possíveis de participação, destaca-se o papel dos conselhos de controle social, que monitoram e avaliam o andamento da Política Nacional de Alimentação e Nutrição (PNAN) e a Política Nacional de Segurança Alimentar e Nutricional (PNSAN).

O Conselho Nacional de Saúde, a partir da Lei n. 8.142/1990, tem como missão a deliberação, fiscalização, acompanhamento e monitoramento das políticas públicas em educação. Vinculado ao Ministério da Saúde, é composto por representantes de entidades e movimentos representativos de usuários, entidades representativas de trabalhadores da área da saúde, governo e prestadores de serviço. É o CNS que aprova, a cada quatro anos, o Plano Nacional de Saúde. O Conselho Nacional de Segurança Alimentar e Nutricional (CONSEA) é o órgão de assessoramento imediato da Presidência da República que funciona como um espaço institucional para o controle social e participação da sociedade na formulação, monitoramento e avaliação de políticas públicas de segurança alimentar e nutricional (SAN), com vistas a promover a realização progressiva do direito humano à alimentação adequada (DHAA). O CONSEA foi extinto no período de 2019 a 2022 pela Medida Provisória 870/2019, representando um período de retrocessos e desmantelamento das políticas públicas de SAN.

No contexto internacional, o *Codex Alimentarius* é um programa conjunto da Organização das Nações Unidas para Agricultura e Alimentação/Organização Mundial da Saúde (FAO/OMS) criado em 1963 para desenvolver padrões e manuais e normas de regulação de alimentos, que contribui para garantir a segurança e qualidade no comércio internacional de alimentos. O objetivo é a proteção da saúde do consumidor, estabelecendo diretrizes relativas à produção e à comercialização de alimentos, que devem servir de orientação para os países membros, entre eles o Brasil. As normas do Codex são consideradas como referência pela Organização Mundial do Comércio em disputas internacionais. Mais informações disponíveis em: http://www.fao.org/fao-who-codexalimentarius/en/, acessado em 01 mar. 2023.

Tendo em vista as considerações iniciais expostas acima, a seguir são apresentados em maior grau de detalhamento eixos na agenda de regulação e controle de alimentos no Brasil, a saber: rotulagem de alimentos e rotulagem nutricional de alimentos; regulação da publicidade de alimentos voltadas para crianças e lactentes; regulação de cantinas escolares; e reformulação voluntária de alimentos.

Rotulagem de alimentos

No Brasil, a Anvisa é o órgão responsável pela regulação da rotulagem de alimentos industrializados. A trajetória desta rotulagem no país é de constantes ajustes e melhorias ao longo do tempo, o que é possível observar com o breve histórico a seguir.

Até 2001, os fabricantes deveriam informar obrigatoriamente apenas informações gerais nos rótulos de alimentos, sendo elas: i) nome do produto; ii) lista de ingredientes; iii) conteúdo líquido; iv) identificação da origem; v) identificação do lote; e vi) o prazo de validade. Eram proibidas alegações que visassem enganar o consumidor na hora da compra, como informações falsas, insuficientes ou incompreensíveis; atributos que não podem ser demonstrados ou ainda destacar a presença e ausência de componentes e nutrientes que são próprios dos alimentos – por exemplo, declarar que leite, queijos e iogurtes são ricos em cálcio, pois todos esses alimentos são naturalmente ricos em cálcio.

Em 21 de março de 2001, foram publicadas as Resoluções de Diretoria Colegiada (RDC) n. 39 e n. 40, que estabeleceram que todos os alimentos e bebidas embalados deveriam apresentar informação nutricional. Dessa forma, os fabricantes passaram a disponibilizar as seguintes informações nos produtos: valor calórico, carboidratos, proteínas, gorduras totais, gorduras saturadas, colesterol, fibra alimentar, cálcio, ferro e sódio. Em formato de uma tabela, eram apresentadas as quantidades desses nutrientes por porção e o percentual de valor diário (% VD) correspondente. Em 2003, foram aprovadas as RDC n. 359 e n. 360, que harmonizaram a rotulagem nutricional obrigatória entre os países do Mercosul, estabelecendo a declaração na tabela nutricional do valor energético, carboidratos, proteínas, gorduras totais, gorduras saturadas, gorduras trans e sódio.

Em 2012, a RDC n. 54 normatiza a informação nutricional complementar, que permite alegações que se referem a propriedades nutricionais específicas e consideradas positivas do ponto de vista nutricional, como a presença de vitaminas, fibras ou a redução do teor de sódio. No ano de 2015 foi aprovada a RDC n. 26, que estabelece os requisitos para a rotulagem obrigatória dos principais alimentos que causam alergias alimentares. As normas aplicam-se aos alimentos, incluindo as bebidas, ingredientes, aditivos alimentares e coadjuvantes de tecnologia embalados na ausência dos consumidores, inclusive aqueles destinados exclusivamente ao processamento industrial e os destinados aos serviços de alimentação. Atualmente as RDCs n. 259/2002, 26/2015 foram compiladas e podem ser encontradas na RDC n. 727 de 2022 da Anvisa.

Em 2021, foi publicada a RDC n. 493 (revogada em 2022, atualmente pode ser encontrada como n. 712/2022), que define o que são os cereais integrais e traz exigências para que os produtos sejam denominados desta forma, além da indicação da porcentagem dos ingredientes integrais.

Por fim, após seis anos de discussão, em outubro de 2020 foi aprovada a norma de rotulagem nutricional RDC n. 429 e a Instrução Normativa (IN) n.75 (revogaram a RDC n. 359/2003 e 360/2003). Dentre as principais modificações, destacam-se tornar obrigatória a presença de: i) rotulagem nutricional frontal (RNF) no modelo de lupa "alto em", para os produtos que excederem os limites mínimos dos nutrientes preestabelecidos; ii) formatação específica da informação nutricional (nos modelos de tabela e linear); iii) presença da informação nutricional por 100 gramas/mililitros; iv) declaração da quantidade de açúcares totais e açúcares adicionados. Além disso, a norma proíbe a presença de alegações nutricionais que contradizem a RNF, ou seja, caso algum produto receba uma lupa "alto em sódio" não pode apresentar nenhuma alegação mencionando sobre um baixo teor deste nutriente. O Quadro 17.1 ilustra as mudanças mencionadas.

Quadro 17.1
Principais mudanças nos rótulos dos alimentos embalados de acordo com a norma de rotulagem nutricional de alimentos da Anvisa (RDC n. 429 e IN n. 75 de 2020)

Modelo de Rotulagem Nutricional Frontal:

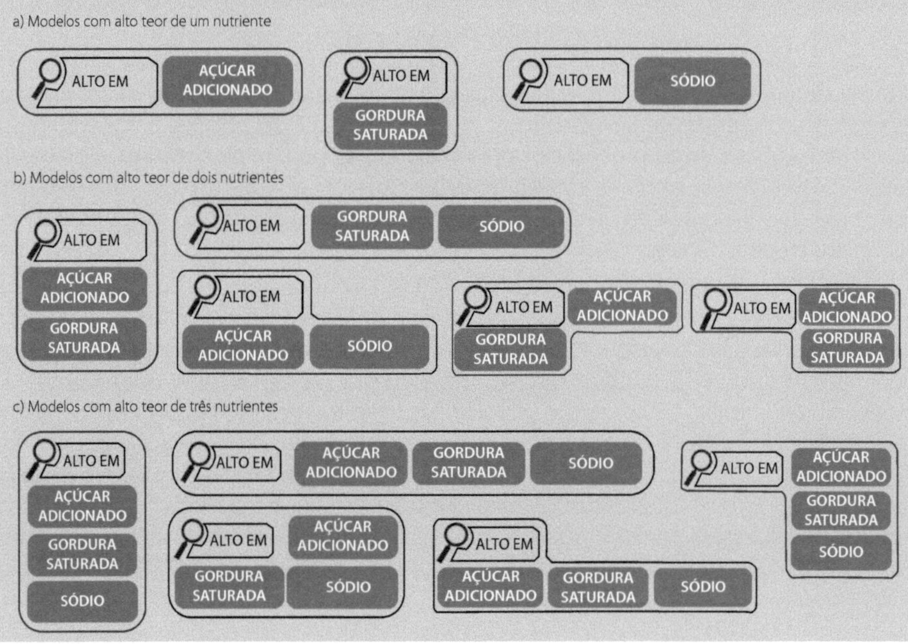

(continua)

Quadro 17.1
Principais mudanças nos rótulos dos alimentos embalados de acordo com a norma de rotulagem nutricional de alimentos da Anvisa (RDC n. 429 e IN n. 75 de 2020) *(continuação)*

Formatação para melhoria da legibilidade e padronização da informação nutricional para facilitar a comparação entre categorias de alimentos:

INFORMAÇÃO NUTRICIONAL			
Porções por embalagem: 000 porções Porção: 000 g (medida caseira)			
	100 g	000 g	%VD*
Valor energético (kcal)			
Carboidratos totais (g)			
Açúcares totais (g)			
Açúcares adicionados (g)			
Proteínas (g)			
Gorduras totais (g)			
Gorduras saturadas (g)			
Gorduras trans (g)			
Fibra alimentar (g)			
Sódio (mg)			
* Percentual de valores diários fornecidos pela porção			

INFORMAÇÃO NUTRICIONAL
Porções por embalagem: 000 porções • Porção: 000 g (medida caseira)
Por 100 g (00 g, %VC*): Valor energético 000 kcal (00 kcal, 0%) • Carboidratos 00 g (00 g, 0%), dos quais: Açúcares totais 00 g (00 g, 0%), Açúcares adicionados 00 g (00 g, 0%) • Proteínas 00 g (00 g, 0%) • Gorduras totais 00 g (00 g, 0%), das quais: Gorduras saturadas 00 g (00 g, 0%), Gorduras trans 00 g (00 g, 0%) • Fibra alimentar 00 g (00 g, 0%) • Sódio 00 g (00 g, 0%)
* Percentual de valores diários fornecidos pela porção

Fonte: Disponível em: <https://www.in.gov.br/en/web/dou/-/instrucao-normativa-in-n-75-de-8-de-outubro-de-2020-282071143>. Acesso em: 08 fev. 2023.

Como é possível observar, de 2001 para 2022 ocorreram diversos avanços no tema da rotulagem de alimentos no Brasil. A Anvisa foi um órgão importante durante os diversos processos e a participação de diferentes atores da sociedade civil foi fundamental para a defesa de regras que garantam maior proteção à saúde.

PARA SABER MAIS:

As resoluções aqui mencionadas, suas modificações e demais normas relacionadas à regulação de alimentos que são do campo de atuação da Anvisa estão listadas na biblioteca de alimentos da agência, que é um compilado de todas as normas vigentes em território nacional

Esse material pode ser acessado virtualmente, pelo seguinte link: <https://www.gov.br/anvisa/pt-br/assuntos/regulamentacao/legislacao/bibliotecas-tematicas/arquivos/biblioteca-de-alimentos>

Sistemas de rotulagem nutricional frontal

Existe um debate mundial em torno da discussão sobre os diferentes sistemas de RNF para alimentos e bebidas embalados. A importância da RNF para a promoção da alimentação saudável é destacada pela OPAS (2020) como um instrumento de política para prevenir as DCNTs nas Américas, considerando o objetivo de auxiliar no entendimento da informação nutricional, de reduzir o consumo de alimentos não saudáveis e, em última instância, promover escolhas alimentares mais saudáveis. Dentre os sistemas disponíveis, os rótulos interpretativos de advertência são considerados os mais eficazes para desencorajar o consumo de produtos ultraprocessados, pois utilizam mensagens e símbolos simples e de fácil visualização (OPAS, 2020).

Na América Latina, o sistema de RNF com rótulos de advertência é o que tem prevalecido. No Chile, desde 2016, os produtos recebem octógonos pretos na frente da embalagem, indicando quantidades excessivas de calorias, açúcar, sódio e/ou gordura saturada. Na Argentina, México, Peru, Uruguai e Venezuela o sistema de advertência também foi o escolhido. A evolução das políticas adotadas na região indica uma tendência de maior proteção à saúde, com a adoção de sistemas com rótulos de advertências maiores, com fundo contrastante para melhorar a saliência da informação e utilizando termos "excesso" em vez de "alto em"para melhorar a eficácia (Crosbie et al., 2022).

Além das características de *design*, outro item importante dos sistemas de RNF é o perfil de nutrientes escolhido, ou seja, quais nutrientes aparecerão em destaque e qual a quantidade mínima para cada um deles ser considerado apto a receber o destaque frontal. É importante que a escolha dos nutrientes utilize alguns critérios como, por exemplo, colocar em evidência os nutrientes críticos, ou seja, aqueles nutrientes que são de atenção da saúde pública, como açúcares livres e/ou adicionados, gorduras e sódio. O Modelo de Perfil Nutricional da OPAS (2016), detalhado no Quadro 17.2, vem sendo utilizado como principal referência para RNF, pois utiliza uma classificação baseada em evidências para identificar alimentos e bebidas processados e ultraprocessados que contenham uma quantidade excessiva de açúcares livres, sal, gorduras totais, gorduras saturadas e ácidos graxos trans e se há ou não a presença de algum edulcorante.

Quadro 17.2
Perfil de nutrientes da OPAS

Para a identificação de produtos processados e ultraprocessados com teores excessivos de: açúcares livres; edulcorantes; gorduras totais; gorduras saturadas; gorduras trans e sódio, a OPAS utiliza os seguintes critérios:

- **Açúcares livres:** ≥ 10% do valor energético total proveniente de açúcares livres
- **Edulcorantes:** qualquer quantidade de edulcorantes
- **Gorduras totais:** ≥ 30% do valor energético total proveniente de gorduras totais
- **Gorduras saturadas:** ≥ 10% do valor energético total proveniente de gorduras saturadas
- **Gorduras trans:** ≥ 1% do valor energético total proveniente de gorduras trans
- **Sódio:** ≥ 1 mg de sódio por 1 kcal

Fonte: Disponível em: <https://iris.paho.org/bitstream/handle/10665.2/18623/9789275718735_por.pdf?sequence=9&isAllowed=y>. Acesso em: 08 fev. 2023.

Durante o processo de atualização da rotulagem nutricional no Brasil, os sistemas de RNF interpretativos foram considerados os mais adequados para atingir os objetivos regulatórios estabelecidos pela Anvisa. Em 2018, a Anvisa posicionou-se tecnicamente, avaliando que sistemas de RNF de advertência seriam mais adequados para a população brasileira, incluindo os modelos de octógonos, triângulos, círculos e lupa. Em 2019, a Anvisa publicou a minuta da nova resolução sobre rotulagem nutricional com a proposta da adoção de um sistema de RNF com lupas "alto em", com perfil de nutrientes a ser adotado em duas etapas (uma menos rigorosa, seguida de outra com pontos de corte menores) para identificação de alimentos com teores excessivos de açúcar adicionado, sódio e gordura saturada. Esta minuta foi colocada em consulta pública (CP), que contou com mais de 23 mil contribuições, um número recorde de participação social na agência. Nesse período, um estudo realizado no Brasil analisou três modelos de RNF de advertência e concluiu que o símbolo do triângulo na cor preta com o fundo e as letras na cor branca indicando "alto em" demonstrou melhores resultados do que o mesmo triângulo com os dizeres "muito" e o símbolo do octógono, pois os elementos de *design* presentes no primeiro formato são capazes de chamar mais a atenção e informar sobre as quantidades de nutrientes (Khandpur et al., 2019). O Quadro 17.3 apresenta todos os modelos em avaliação pela Anvisa no período.

Quadro 17.3
Exemplos de *designs* de RNF avaliados pela Anvisa entre 2019 e 2020

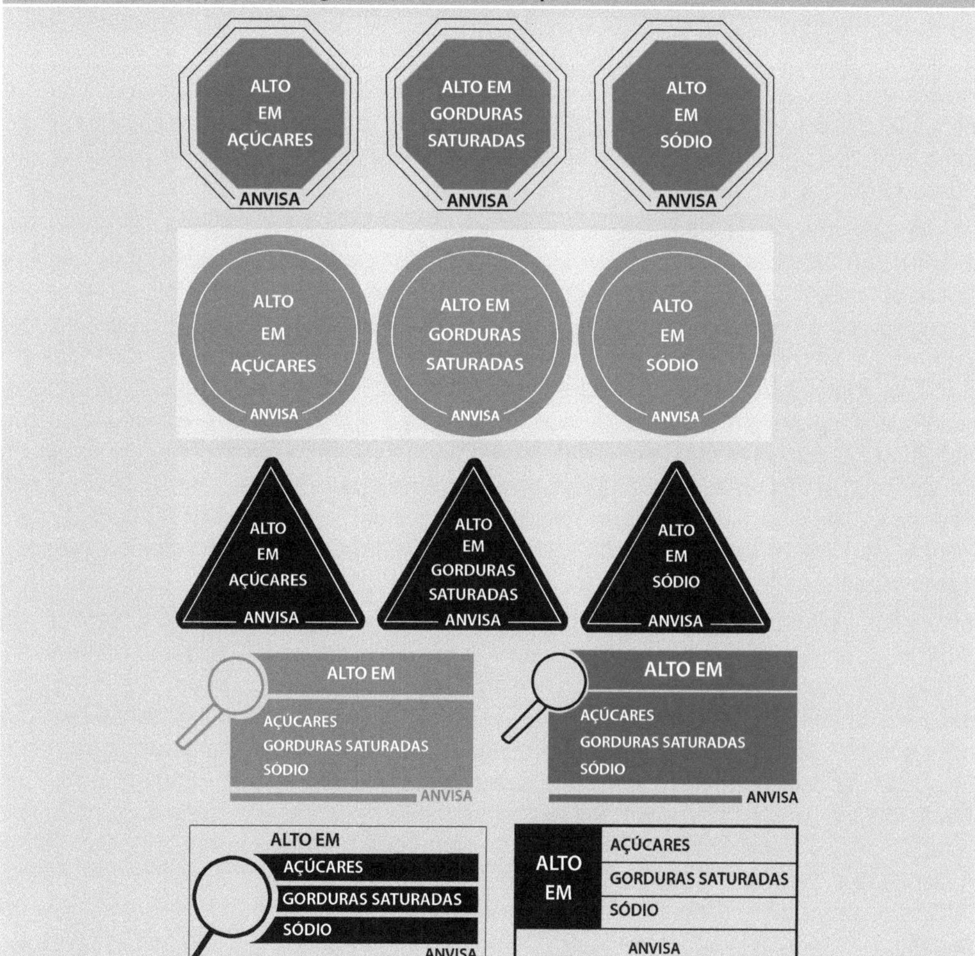

Fonte: Disponível em: <http://antigo.anvisa.gov.br/documents/33880/2977862/Análise$+$de$+$Impacto$+$Regulatório$+$sobre$+$Rotulagem$+$Nutricional_versão$+$final$+$3.pdf/2c094688-aeee-441d-a7f1-218336995337>. Acesso em: 08 fev. 2023.

Apesar das evidências científicas disponíveis e da avaliação técnica preliminar da Anvisa, o sistema de RNF publicado nas RDC n. 429 e IN n. 75 de 2020 no formato de lupa (Quadro 17.3) possui *design* de menor tamanho e visibilidade da versão apresentada em 2019, que não foi avaliada anteriormente pela população. Ainda, o perfil de nutrientes adotado prevê apenas a implementação da 1ª etapa, menos rigorosa (Mais et al., 2022).

Após oito anos de debate, a adoção obrigatória de um sistema interpretativo de RNF com abordagem "alto em" é um avanço para melhorar o acesso da população brasileira à informação sobre a composição nutricional dos alimentos. Entretanto, a norma brasileira ainda está aquém das melhores práticas adotadas na região para contribuir na redução das DCNTs relacionadas à má nutrição.

Regulação da publicidade de alimentos voltadas para o público infantil

São muitas as evidências que apontam para a influência da publicidade de alimentos não saudáveis como condicionantes da obesidade. Estudos mostram que há uma ligação clara entre publicidade de alimentos e as preferências alimentares das crianças, o que elas compram, o que elas comem e o quanto elas comem (Obesity Health Alliance, 2017). Nesse contexto, a regulamentação da propaganda e da publicidade de alimentos pode assumir um papel estratégico como medida de proteção, particularmente voltada para o público mais vulnerável aos apelos promocionais, como o infantil.

Com a aprovação da Estratégia Global da Organização Mundial da Saúde (OMS) sobre Dieta, Atividade Física e Saúde, em 2004, governos de vários países vêm desenvolvendo políticas destinadas a regular a publicidade de alimentos para crianças. Vale ressaltar, ainda, as recomendações sobre a promoção e a publicidade de alimentos e bebidas não alcoólicas para crianças nas Américas lançada pela OPAS em 2012 e o Plano de ação para prevenção da obesidade em crianças e adolescentes, também da OPAS, lançado em 2014, que trata da regulação da publicidade de alimentos em sua Linha de Ação Estratégica 3: *Políticas fiscais e regulamentação do* marketing *e rotulagem de alimentos* (OPAS, 2014). Países como Chile e Argentina contemplaram em suas normas de rotulagem restrições para a publicidade que dialoga com o público infantil. Na prática, isso significa que produtos que contenham a RNF não podem ter publicidade para crianças e adolescentes e, no caso do Chile, esses produtos também são proibidos de serem comercializados nas escolas.

No Brasil, o Código de Defesa do Consumidor (CDC) apresenta, desde 1990, a proibição da publicidade enganosa e da publicidade abusiva sobre qualquer produto ofertado no mercado, incluindo alimentos e bebidas. A publicidade abusiva é definida, dentre outras, como a que se aproveita da deficiência de julgamento e experiência da criança. Já a publicidade enganosa inclui qualquer conteúdo inteira ou parcialmente falso, capaz de induzir em erro o consumidor a respeito das características, qualidade e quaisquer outros dados sobre produtos e serviços (Brasil, 1990). A Anvisa, por sua vez, possui a prerrogativa de proteger a saúde da população e evitar a exposição a propagandas comerciais de produtos e serviços que influenciam de forma inadequada as práticas em saúde. Além disso, o Conselho Nacional de Autorregulamentação Publicitária (Conar) foi criado na década de 1980 para servir como sistema de autorregulação da publicidade realizada por agências de publicidade, anunciantes e veículos de comunicação.

Em 2005, a Anvisa abriu um processo para elaboração de uma proposta de regulamentação da publicidade de alimentos não saudáveis e de bebidas de baixo valor nutricional. Após um processo de participação social curto porém intenso, o documento final foi aprovado pela RDC

n. 24/2010, que dispõe "sobre a oferta, propaganda, publicidade, informação e outras práticas correlatas cujo objetivo seja a divulgação e a promoção comercial de alimentos considerados com quantidades elevadas de açúcar, de gordura saturada, de gordura trans, de sódio, e de bebidas com baixo teor nutricional [...]". Embora tenha sido um avanço, essa Resolução encontra-se suspensa por liminar da Justiça Federal de Brasília, a pedido da Associação Brasileira das Indústrias da Alimentação (ABIA), sendo o próprio Conar um dos primeiros atores a solicitar a suspensão, mostrando-se contrário a qualquer regulação estatal. Evidencia-se, portanto, o conflito de interesses estabelecido entre as associações que representam as grandes indústrias de produtos ultraprocessados e setores de governo, diante de estratégias governamentais que visam proteger o DHAA (Baird, 2021).

Em 2014, o Conselho Nacional dos Direitos da Criança e do Adolescente (Conanda) aprovou a Resolução n. 163, que dispõe sobre a abusividade do direcionamento de publicidade e de comunicação mercadológica a crianças e adolescentes. De acordo com essa resolução, a publicidade é considerada abusiva quando envolve:

> I – Linguagem infantil, efeitos especiais e excesso de cores;
>
> II – Trilhas sonoras de músicas infantis ou cantadas por vozes de criança;
>
> III – Representação de criança;
>
> IV – Pessoas ou celebridades com apelo ao público infantil;
>
> V – Personagens ou apresentadores infantis;
>
> VI – Desenho animado ou de animação;
>
> VII – Bonecos ou similares;
>
> VIII – Promoção com distribuição de prêmios ou de brindes colecionáveis ou com apelos ao público infantil; e
>
> IX – Promoção com competições ou jogos com apelo ao público infantil.

Apesar do desafio de implementação da resolução para a proteção da exposição das crianças a peças publicitárias abusivas, o documento representa um avanço para apoiar o entendimento jurídico sobre a proibição da publicidade abusiva prevista no CDC.

Esse arcabouço legal, porém, não é completamente aplicado pelas autoridades públicas, na medida em que as grandes indústrias de alimentos (e outros atores do setor) possuem mecanismos sofisticados para evitar as penalidades. No entanto, é oportuno ressaltar que episódios recentes sinalizam uma mudança no entendimento da Justiça. Em decisão histórica de 2016, o Superior Tribunal de Justiça (STJ) criou o primeiro precedente que considerou abusiva a publicidade de um produto ultraprocessado dirigida ao público infantil. Um ano mais tarde, outra decisão do STJ seguiu na mesma direção. Ambas as ações eram contra multinacionais da indústria de alimentos e sobre publicidade de produtos ultraprocessados (IDEC, 2017).

Apesar dos desafios da regulação da publicidade em nível federal, em 2016 foi aprovada a Lei n. 13.582 no Estado da Bahia, que prevê a proibição da publicidade de alimentos não saudáveis no rádio e na televisão, entre às 6h e 21h, e em qualquer horário dentro do ambiente escolar. Em 2018, foi alterada pela Lei n. 14.045, que passou a proibir toda comunicação mercadológica dirigida às crianças nas escolas (educação básica) e segue em fase de implementação.

Já no que diz respeito aos produtos de primeira infância, a Norma Brasileira de Comercialização de Alimentos para Lactentes e Crianças de Primeira Infância, Bicos, Chupetas e Mamadeiras (NBCAL), Lei n. 11.265, de 03 de janeiro de 2006, é a mais antiga regulação de publicidade de alimentos com o objetivo de proteger a prática do aleitamento materno. Ela é baseada no Código Internacional de Mercadização de Substitutos do Leite Materno, recomendado pela OMS em 1979. Teve sua primeira versão publicada em 1988 e foi transformada em lei em 2006. A NBCAL foi regulamentada por Decreto Presidencial somente em 2015, graças à pressão exercida pela sociedade civil organizada de interesse público.

A NBCAL regula a promoção comercial e a rotulagem de alimentos e produtos destinados a recém-nascidos e crianças de até três anos, como leites, papinhas, chupetas e mamadeiras, assegurando o uso apropriado desses produtos de forma que não afetem a amamentação. Ainda, é proibida a promoção comercial em qualquer meio de comunicação, incluindo merchandising, divulgação por meios eletrônicos, escritos, auditivos e visuais; estratégias de marketing para induzir vendas ao consumidor no varejo, tais como exposições especiais, cupons de descontos, preços abaixo dos custos etc. Na lista de produtos regulados estão inclusos: fórmulas infantis para lactentes, fórmulas infantis de seguimento para lactentes, fórmulas de nutrientes apresentadas e/ou indicadas para recém-nascidos de alto risco, mamadeiras, bicos, chupetas e protetores de mamilo.

Para além dos desafios para garantia do cumprimento da NBCAL, estratégias mais sofisticadas foram desenvolvidas ao longo do tempo pelas indústrias de alimentos que tentam fugir das regras estabelecidas. Foi criada uma categoria de produto que apresenta rótulos muito semelhantes às fórmulas infantis, porém com composição nutricional e preço diferentes, conhecida como composto lácteo. Segundo a IN n. 28/2007 do MAPA, os compostos lácteos devem apresentar, no mínimo, 51% de ingredientes lácteos em sua composição e sem limite para a quantidade de açúcar e outros nutrientes; portanto, não se assemelham à composição nutricional de uma fórmula infantil. Em 2022, o Instituto Brasileiro de Defesa do Consumidor (Idec) apresentou uma Ação Civil Pública (ACP) em defesa do cumprimento da NBCAL e do CDC contra três grandes empresas que possuem rótulos de fórmulas infantis e compostos lácteos que confundem, enganam e causam prejuízos aos consumidores brasileiros.

Diante do tímido avanço no tema da regulação da publicidade de alimentos, a sociedade civil se organizou e desenvolveu uma plataforma para receber denúncias sobre publicidade abusiva ou enganosa de alimentos chamada Observatório de Publicidade de Alimentos (OPA). A iniciativa do Idec tem como objetivo fortalecer o direito dos consumidores à informação adequada, apoiando a identificação de publicidades ilegais de alimentos e facilitando a sua denúncia aos órgãos competentes.

PARA SABER MAIS:

- Mais informações sobre a ACP referente aos rótulos dos compostos lácteos podem ser encontradas neste link: <https://idec.org.br/release/justica-determina-que-nestle-sinalize-de-forma-clara-diferenca-entre-formulas-infantis-e>
- A plataforma do OPA pode ser acessada por meio do link: <www.publicidadedealimentos.org.br>

Regulação da oferta de alimentos em escolas

O ambiente alimentar nas escolas compreende as infraestruturas que proporcionam o acesso aos alimentos dentro e no entorno da escola (como cantinas, vendedores informais, lanchonetes, eventos escolares como gincanas e festas temáticas etc.), e outros elementos que influenciam as escolhas, como a publicidade, preços e promoções. Como locais de educação, as escolas oferecem uma grande oportunidade para incentivar a alimentação saudável dentro e fora do ambiente escolar. As crianças não apenas passam muitas horas na escola, mas também comem grande parte de suas refeições lá. A implementação de medidas que restrinjam o acesso a alimentos ultraprocessados, protejam as crianças da publicidade e favoreçam o alcance das recomendações dos guias alimentares, contribuem para favorecer as escolhas alimentares mais saudáveis para as crianças na escola e fora dela (Unicef, 2021).

Considerando essa importância, esforços para estabelecer parâmetros nacionais sobre a comercialização e publicidade de alimentos nas escolas foram desenvolvidos pelo Poder Executivo. Em 2006, a Portaria MEC/MS n. 1.010 definiu, pela primeira vez, uma diretriz sobre a restrição da comercialização de alimentos não saudáveis, porém, com caráter voluntário. Foram publicadas outras recomendações e ações voluntárias como o "Manual de cantinas escolares saudáveis" do Ministério da Saúde (2010) e a nota técnica do Ministério da Educação sobre o tema. Porém, apesar dos compromissos políticos assumidos em estratégias e planos de governo que destacam a relevância dessa agenda, o tema progride lentamente. Diversas barreiras impediram a implementação das medidas, principalmente, relacionadas à atividade política corporativa da indústria de alimentos em diversas instâncias governamentais (Pereira et al., 2021).

Em âmbito estadual ou municipal, até o ano de 2020, um estudo que descreveu os dispositivos legais que regulamentam a venda de alimentos nas escolas, constatou que 67% dos 27 estados brasileiros possuíam algum tipo de previsão legal em vigor. De modo geral, a maioria dos dispositivos legais proíbe a comercialização de alimentos ultraprocessados e incentiva a venda de frutas e alimentos *in natura*, na rede pública e privada (Kurihayashi et al., 2022).

Acordos voluntários de redução de nutrientes

No Plano de ações estratégicas para o enfrentamento das DNCTs e Agravos não transmissíveis no Brasil (2021-2030), estão previstas estratégias direcionadas à redução do consumo de sódio e açúcares adicionados para a promoção da saúde no tema da alimentação adequada e saudável (Brasil, 2021).

Os Planos Nacionais de redução de sódio e açúcares em alimentos industrializados são estratégias com o objetivo de reduzir a ingestão destes nutrientes pela população brasileira, devido ao seu consumo e relação com as DCNTs. Os planos são acordos voluntários entre o Ministério da Saúde e associações da indústria de alimentos e contemplam metas para a redução das quantidades de sódio e açúcares em categorias específicas de alimentos. A Anvisa é o órgão responsável por coordenar o monitoramento do teor destes nutrientes.

Para a diminuição destes nutrientes, as empresas realizam uma reformulação dos seus produtos. Com relação a redução do sódio, foram assinados cinco acordos, nos anos de 2011 (i e ii), 2012 (iii), 2013 (iv) e 2017 (v), com metas de redução distribuídas ao longo de nove anos, de 2012 até 2020. Já para a redução dos açúcares, em 2018, foi firmado um Termo de Compromisso (TC) voluntário com metas de redução de açúcares para cinco categorias de alimentos industrializados (bolos; misturas para bolos; produtos lácteos; achocolatados; bebidas açucaradas e biscoitos recheados) até 2022 no Brasil.

PARA SABER MAIS:

Os termos de compromisso e os relatórios de monitoramento podem ser encontrados no site da Anvisa, em: <https://www.gov.br/anvisa/pt-br/assuntos/fiscalizacao-e-monitoramento/programas-nacionais-de-monitoramento-de-alimentos/teores-de-sodio-e-acucares-em-alimentos-industrializados>

Dados coletados do último monitoramento de sódio demonstraram que foram alcançados: 93% dos produtos do TC i; 86% do TC ii; 97% do TC iii; e 79% do TC iv. Os acordos voluntários podem gerar benefícios para a saúde da população brasileira e uma redução nos custos relacionados à saúde. Para atingir uma redução mais expressiva deste micronutriente e maiores impactos econômicos, seria necessário que todas as indústrias aderissem aos acordos. Considerando os resultados já disponíveis, também é possível identificar que metas mais arrojadas, como as propostas pela OPAS (2021) e OMS (2021), teriam um maior impacto, do ponto de vista econômico e epidemiológico (Nilson et al., 2021; Brasil, 2022).

Com relação às metas de redução de açúcares, ainda não há monitoramento publicamente disponível. Cabe destacar que no caso deste nutriente é necessário considerar não apenas a diminuição dos açúcares da composição dos produtos, mas também a permanência do sabor doce por meio de outros ingredientes, como por exemplo, os edulcorantes. O TC inicial não prevê recomendação sobre essa substituição.

Em 2014, o Idec publicou uma análise extensa e exaustiva desses acordos. As conclusões evidenciaram que os acordos representam um esforço governamental para lidar com os problemas relacionados às DCNTs. Esses acordos podem ser benéficos para a população, tanto do ponto de vista da saúde quanto de custos médicos (públicos e privados), entretanto, eles apresentam diversas fragilidades, no tocante à timidez das metas e transparência, além de, por ser voluntário, existir uma falta de punição para o não cumprimento e a não adesão de todo o setor. Uma estratégia seria os governos proporem inicialmente um acordo voluntário e, se não houver uma cooperação real da parte das empresas, passar para a implementação de um acordo obrigatório (Instituto Brasileiro de Defesa do Consumidor, 2014; Deliza et al., 2021; Nilson et al., 2021; Brasil, 2022).

Referências

BAIRD, M. F. *Alimentação em Jogo:* o lobby na regulação da publicidade no Brasil. 1. ed. Santo André: Editora UFABC, 2021. 176p.

BRASIL. Ministério da Saúde. Secretaria de Atenção à Saúde. Departamento de Atenção Básica. *Política Nacional de Alimentação e Nutrição*. Brasília: Ministério da Saúde, 2013. 84 p.

BRASIL. Ministério da Saúde. Secretaria de Atenção à Saúde. Departamento de Atenção Básica. *Guia alimentar para a população Brasileira*. 2. ed. Brasília: Ministério da Saúde, 2014.

BRASIL. Ministério da Saúde. Secretaria de Vigilância em Saúde. Departamento de Análise em Saúde e Vigilância de Doenças Não Transmissíveis. *Plano de Ações Estratégicas para o Enfrentamento das Doenças Crônicas e Agravos não Transmissíveis no Brasil 2021-2030*. Brasília: Ministério da Saúde, 2021. 118 p.

BRASIL. Ministério da Saúde. *Policy brief:* Redução do sódio em alimentos processados e ultraprocessados no Brasil. Brasília: Ministério da Saúde, 2022. 17 p.

COUTINHO, D. R. et al. Direito e políticas públicas: a regulação dos ambientes alimentares no Brasil. *REI – Revista Estudos Institucionais*. [S. l.], v. 8, n. 2, p. i-vi, 2022. Disponível em: https://www.estudosinstitucionais.com/REI/article/view/729.

CROSBIE, E. et al. A policy study on front-of-pack nutrition labeling in the Americas: emerging developments and outcomes. *Lancet Reg Health Am*. v. 18, 2022.

DELIZA, R. et al. Rethinking sugar reduction in processed foods. *Food Science*. v. 40, p. 58-66, 2021.

FIGUEIREDO, A. V. A. et al. Regulação dos riscos dos alimentos: as tensões da Vigilância Sanitária no Brasil. *Ciência Saúde Coletiva* [online], v. 22, n. 7, p. 2353-236, 2017.

GBD 2019. Diseases and Injuries Collaborators. Global burden of 369 diseases and injuries in 204 countries and territories, 1990-2019: a systematic analysis for the Global Burden of Disease Study 2019. *Lancet*. v. 396, n. 10258, p. 1204-1222, 2020.

HIGH LEVEL PANEL OF EXPERTS (HLPE) 2017. *Nutrition and food systems*. A report by the High Level Panel of Experts on Food Security and Nutrition of the Committee on World Food Security, Rome.

INSTITUTO BRASILEIRO DE DEFESA DO CONSUMIDOR (IDEC). *Direitos sem ruído*: a histórica decisão do STJ sobre a publicidade de alimentos dirigida à criança. São Paulo: Idec, 2017.

INSTITUTO BRASILEIRO DE DEFESA DO CONSUMIDOR (IDEC). *Redução de sódio em alimentos:* uma análise dos acordos voluntários no Brasil. Instituto Brasileiro de Defesa do Consumidor. Cadernos Idec, São Paulo: Idec, 2014. v. 1: Série alimentos.

KHANDPUR, N. et al. Choosing a front-of-package warning label for Brazil: A randomized, controlled comparison of three different label designs. *Food Res Int*. v. 121, p. 854-861, 2019.

LEVY, R. B. Three decades of household food availability according to NOVA – Brazil, 1987-2018. *Revista de Saúde Pública*. v. 56, p.75, 2022.

LOUZADA, M. L. et al. The share of ultra-processed foods determines the overall nutritional quality of diets in Brazil. *Public Health Nutrition*, v. 21, n.1 (ultra processed foods), p. 94-102, 2018.

MAIS, L. A. et al. Brazil's nutrition labeling regulation: Challenges ahead on the path to guaranteeing consumer's right to adequate information. *Frontiers in Nutrition*, v. 22, n. 9, p. 01-08, 2022.

MANDLE, J. et al. *Nutrition labelling:* a review of research on consumer and industry response in the global South. Global Health Action, 2015.

MARTINS, A. P. et al. Increased contribution of ultra-processed food products in the Brazilian diet (1987-2009). *Revista de Saúde Pública*, v. 47, n. 4, p. 656-665, 2013.

MIALON, M. et al. Corporations and Health: The Need to Combine Forces to Improve Population Health. *Int J Health Policy Manag*, v. 11, n. 7, p. 871-873, 2022.

NILSON, E. A. F. et al. Estimating the health and economic effects of the voluntary sodium reduction targets in Brazil: microsimulation analysis. *BMC Medicine*. v. 29, n.19, p. 6-10, 2021.

OBESITY HEALTH ALLIANCE (OHA). *A "watershed" moment* – why it's prime time to protect children from junk food adverts. Inglaterra: OHA, 2017.

ORGANIZAÇÃO MUNDIAL DA SAÚDE (OMS). *Global status report on noncommunicable diseases 2014*. Genebra: OMS, 2014.

ORGANIZAÇÃO MUNDIAL DA SAÚDE (OMS). *Global sodium benchmarks for different food categories*. Genebra: OMS, 2021.

ORGANIZAÇÃO PAN-AMERICANA DA SAÚDE (OPAS). *El etiquetado frontal como instrumento de política para prevenir enfermedades no transmisibles en la Región de las Américas*. Washington, DC: OPAS, 2020.

ORGANIZAÇÃO PAN-AMERICANA DA SAÚDE (OPAS). *Metas regionales actualizadas de la OPS para la reducción del sodio*. Washington, DC: OPAS, 2021.

ORGANIZAÇÃO PAN-AMERICANA DA SAÚDE (OPAS). *Modelo de perfil nutricional da Organização Pan-americana da Saúde*. Washington, DC: OPAS, 2016.

ORGANIZAÇÃO PAN-AMERCANA DA SAÚDE (OPAS). *Plano de ação para a prevenção da obesidade em crianças e adolescentes*. Washington, DC: OPAS, 2014.

ORGANIZAÇÃO PAN-AMERICANA DE SAÚDE (OPAS). *Ultra-processed food and drink products in Latin America: trends, impact on obesity, policy implications*. Washington, DC: OPAS, 2015.

PEREIRA, T. N. et al. Medidas regulatórias de proteção da alimentação adequada e saudável no Brasil: uma análise de 20 anos. *Cadernos Saúde Pública*. v. 37, suppl 1, p. 1-14, 2021.

REDE BRASILEIRA DE PESQUISA EM SOBERANIA E SEGURANÇA ALIMENTAR (REDE PENSSAN). *II Inquérito Nacional sobre Insegurança Alimentar no Contexto da Pandemia da Covid-19 no Brasil* – II VigiSAN. Relatório Final. São Paulo, 2022.

18

Programa Nacional de Alimentação Escolar (PNAE)

- Lígia Cardoso dos Reis
- Betzabeth Slater Villar

Apresentação

A alimentação escolar é atualmente reconhecida como todo alimento oferecido no ambiente escolar, independentemente de sua origem (Lei n. 11.947/2009). Instituído oficialmente por decreto como Campanha da Merenda Escolar em 1955, o Programa Nacional de Alimentação Escolar (PNAE) é a mais longeva política pública de segurança alimentar e nutricional (SAN) do Brasil. Trata-se de um dos mais importantes programas sociais de grande abrangência, relevância e criatividade no país. Suas abrangência e relevância são determinadas principalmente pelo atendimento universal a crianças e adolescentes matriculados na rede pública de ensino do país, reconhecidos como sujeitos de direito nas diretrizes do PNAE. Os avanços conquistados compreendem desde a maior alocação de recursos financeiros e a universalização do atendimento até o desenho institucional dessa política pública. Assim, houve importante ressignificação da sua operacionalização, a qual migrou do assistencialismo – com a simples oferta de sopas a alguns alunos – para o objetivo de garantir o acesso à alimentação adequada e saudável para a totalidade dos estudantes matriculados na educação básica da rede pública. Este capítulo explora como o PNAE consolidou-se como importante política pública de SAN, com grande capilaridade, assumida constitucionalmente como um direito social e um dever do Estado.

Histórico, base legal e operacionalização do Programa Nacional de Alimentação Escolar (PNAE)

O PNAE tem por objetivo contribuir para o crescimento e o desenvolvimento biopsicossocial, a aprendizagem, o rendimento escolar e a formação de práticas alimentares saudáveis dos beneficiários, por meio de ações de educação alimentar e nutricional (EAN) e da oferta de refeições que atendam às suas necessidades nutricionais durante o período letivo (Brasil, 2020). Os beneficiários são os alunos matriculados na educação básica das redes públicas (federal, estadual, distrital e municipal) (Brasil, 2020).

O Fundo Nacional de Desenvolvimento da Educação (FNDE), autarquia vinculada ao Ministério da Educação, é responsável pela coordenação do PNAE, pelo estabelecimento das normas gerais de planejamento, pela execução, controle, monitoramento e avaliação do programa, bem como pela transferência dos recursos financeiros (Quadro 18.1).

Quadro 18.1
Valores repassados pelo Fundo Nacional de Desenvolvimento da Educação (FNDE) para as entidades executoras atenderem aos beneficiários do Programa Nacional de Alimentação Escolar (PNAE)
Nota: Os valores são repassados pelo FNDE para aquisição exclusiva de gêneros alimentícios calculando-se o montante transferido como número de alunos × número de dias letivos × valor por aluno.

Público atendido pelo programa	Valor *per capita* repassado
Estudantes matriculados na Educação de Jovens e Adultos (EJA)	R$ 0,41
Estudantes matriculados no ensino fundamental e no ensino médio	R$ 0,50
Estudantes matriculados na pré-escola, exceto para escolas localizadas em áreas indígenas e remanescentes de quilombos	R$ 0,72
Estudantes matriculados em escolas de educação básica localizadas em áreas indígenas e remanescentes de quilombos	R$ 0,86
Estudantes matriculados em escolas de tempo integral com permanência mínima de 7 horas na escola ou em atividades escolares	R$ 1,37
Estudantes matriculados em creches, inclusive as localizadas em áreas indígenas e remanescentes de quilombos	R$ 1,37
Para estudantes do Programa de Fomento às Escolas de Ensino Médio em Tempo Integral, haverá complementação financeira para totalizar o valor *per capita* de R$ 2,56 Para os estudantes que frequentam, no contraturno, o Atendimento Educacional Especializado, o valor *per capita* será de R$ 0,68	

Fonte: BRASIL. Ministério da Educação. Fundo Nacional de Desenvolvimento da Educação. Resolução n. 2, de 10 de março de 2023. Altera a Resolução CD/FNDE n. 6, de 08 de maio de 2020, que dispõe sobre o atendimento da alimentação escolar aos alunos da educação básica no âmbito do Programa Nacional de Alimentação Escolar – PNAE.

Do ponto de vista administrativo e operacional, participam do PNAE, além do governo federal (FNDE), as entidades executoras (Secretarias de Educação dos Estados, do Distrito Federal e dos Municípios, bem como as escolas federais), a unidade executora (sociedade civil sem fins lucrativos vinculada à escola para representar a comunidade educativa) e o Conselho de Alimentação Escolar (responsável pelo controle social do PNAE). Outras instituições apoiam a execução do programa, como os órgãos de fiscalização do governo federal, o Ministério Público Federal e as Secretarias de Saúde e de Agricultura dos Estados, do Distrito Federal e dos Municípios. Podem ser citados, ainda, o Conselho Federal e os Conselhos Regionais de Nutricionistas, responsáveis por fiscalizar a atuação desses profissionais no programa (Brasil, 2023).

As modalidades de gestão do PNAE podem ser centralizada, descentralizada/escolarizada ou semidescentralizada/parcialmente escolarizada. Na gestão centralizada, a entidade executora adquire os gêneros alimentícios para as escolas prepararem e distribuírem a alimentação escolar. Na gestão descentralizada ou escolarizada, a entidade executora repassa recursos financeiros para as unidades executoras adquirirem os gêneros alimentícios para as escolas prepararem e distribuírem a alimentação escolar. Na gestão semidescentralizada ou parcialmente escolarizada, a entidade executora combina as formas de gestão centralizada e descentralizada/escolarizada.

Criado em 1955, somente em 1979 o PNAE passou a ser denominado "Programa Nacional de Alimentação Escolar", em substituição à Campanha Nacional de Alimentação Escolar. Durante praticamente 50 anos, o PNAE manteve uma concepção assistencialista e centralizadora, em que o governo federal se responsabilizava pelo planejamento dos cardápios para todo o país. Esse modelo de execução dificultava o fomento à sustentabilidade e à garantia da diversidade cultural alimentar brasileira, consideradas atualmente eixos importantes do programa (Kroth et al., 2020).

A Constituição Federal Brasileira, promulgada em 1988, passou a assegurar o direito universal à alimentação escolar para os alunos matriculados no ensino fundamental da rede pública, constituindo-se em um marco para o reconhecimento do PNAE como dever do Estado. A partir de 1994, e principalmente de 2003, o PNAE passou por transformações em direção à descentralização financeira, com fiscalização e participação mais intensa das comunidades mediante a criação dos Conselhos de Alimentação Escolar (CAE) e da instituição de uma agenda de SAN (Kroth et al., 2020). Desde a sua criação, inúmeras transformações foram instituídas na execução do Programa, contribuindo para a sua evolução. Essas transformações incluem desde a descentralização administrativa, a universalização do atendimento, o fomento à agricultura familiar e o controle social até o reconhecimento da EAN como importante diretriz do Programa.

A principal característica atual dessa política é sua execução descentralizada, em outras palavras, cada município (entidade executora) deverá administrar o PNAE, cabendo-lhe complementar a verba para a execução completa do Programa. Ressalte-se que a verba do repasse federal é exclusivamente para a compra de alimentos.

A transição do desenho institucional do Programa para a compreensão da alimentação como um direito se efetivou com a promulgação da Lei Orgânica de SAN (Lei n. 11.346/2006). Foi nesse contexto político que o PNAE começou de fato a assumir uma concepção do benefício como um direito dos alunos e um dever do Estado, que deve ter controle social, em substituição à visão de uma política assistencialista e de transferência de recursos (Siqueira et al., 2014).

Os principais dispositivos legais que orientam atualmente a execução do PNAE são a Lei n. 11.947, de 16 de Junho de 2009, e a Resolução n. 6, de 08 de maio de 2020. A Lei n. 11.947/2009 apresentou as diretrizes (Figura 18.1) e os objetivos do PNAE, bem como a forma de alocação dos recursos financeiros transferidos pelo FNDE (Quadro 18.1). Esse dispositivo também explicita a responsabilidade técnica pela execução do PNAE, as competências da União, dos estados, do Distrito Federal e dos municípios, e a composição e as atribuições do CAE.

Pode-se considerar a aprovação da Lei n. 11.947/2009 um marco histórico do PNAE, pois ela determinou a universalização do atendimento para toda a educação básica e a obrigatoriedade da utilização de no mínimo 30% dos recursos federais na aquisição direta de gêneros alimentícios oriundos da agricultura familiar. Para Assis e Flexor (2021), desde 2011 o Brasil evoluía continuamente nas compras da agricultura familiar para o PNAE, o que ocorreu até 2015. A partir do ano 2016, essa tendência foi desacelerada possivelmente decorrência do período de grande instabilidade política no Brasil, com desmontes nos programas de SAN implementados a partir de 2003. A Lei n. 11.947/2009 viabilizou que a alimentação escolar se tornasse uma política pública intersetorial, articulada com outros setores relacionados (Agricultura, Saúde, Meio Ambiente e Assistência Social), potencializando os retornos sociais do PNAE (Kroth et al., 2020).

DIRETRIZES DA ALIMENTAÇÃO ESCOLAR

1 **Emprego da Alimentação Adequada e Saudável**
Uso de alimentos variados, seguros, que respeitem a cultura, as tradições e os hábitos alimentares saudáveis, contribuindo para o crescimento e o desenvolvimento dos alunos e para a melhoria do rendimento escolar, em conformidade com a sua faixa etária e seu estado de saúde, inclusive dos que necessitam de atenção específica.

2 **Inclusão da Educação Alimentar e Nutricional (EAN) no processo de Ensino e Aprendizagem**
A EAN perpassa o currículo escolar de forma a abordar o tema "alimentação e nutrição" e o desenvolvimento de práticas saudáveis de vida na perspectiva da segurança alimentar e nutricional.

3 **Universalidade do Atendimento aos Alunos Matriculados na Rede Pública de Educação Básica**
São beneficiários todos os alunos matriculados na educação básica das redes públicas (federal, estadual, do Distrito Federal e municipal).

4 **Participação da Comunidade no Controle Social**
A comunidade participa do acompanhamento das ações realizadas pelos estados, pelo Distrito Federal e pelos municípios para garantir a oferta da alimentação escolar saudável e adequada.

5 **Apoio ao Desenvolvimento Sustentável**
Incentivo à aquisição de gêneros alimentícios diversificados, produzidos em âmbito local e preferencialmente pela agricultura familiar e pelos empreendedores familiares rurais, priorizando as comunidades tradicionais indígenas e de remanescentes de quilombos.

6 **Direito à Alimentação Escolar**
Garantia da segurança alimentar e nutricional dos alunos, com acesso de forma igualitária, respeitando-se as diferenças biológicas entre idades e condições de saúde dos alunos que necessitem de atenção específica e aqueles em vulnerabilidade social.

Figura 18.1 – *Diretrizes do Programa Nacional de Alimentação Escolar (PNAE).*

Fonte: Brasil. Ministério da Educação. Fundo Nacional de Desenvolvimento da Educação. Resolução n. 6, de 08 de maio de 2020. Dispõe sobre o atendimento da alimentação escolar aos alunos da educação básica no âmbito do Programa Nacional de Alimentação Escolar – PNAE.

Em 2013, foi publicada a Resolução n. 26 (revogada), reforçando a EAN como um dos eixos estruturantes do programa. A atualização desse dispositivo veio em 2020, com a publicação da Resolução n. 6 (Brasil, 2020), durante a pandemia de Covid-19 e em cenário epidemiológico nutricional desafiador no país, em que foram estabelecidas as normas para a execução técnica, administrativa e financeira do PNAE aos estados, Distrito Federal, municípios e escolas federais.

As medidas adotadas na Resolução n. 6 (Brasil, 2020) foram alinhadas às diretrizes dos guias alimentares publicados pelo Ministério em 2014 e 2019 e ao modelo de perfil nutricional da Organização Pan-Americana da Saúde (OPAS) como instrumento para a classificação de alimentos e bebidas. Dessa forma, os cardápios passaram a prever a maior oferta de frutas, legumes e verduras e a restrição da oferta de ultraprocessados, como margarinas, cremes vegetais, líquidos lácteos com aditivos ou adoçados, biscoitos/bolachas, pães e bolos. Além disso, foram orientados cardápios diferenciados para as creches, recomendando a isenção de açúcares e alimentos ultraprocessados.

A coordenação técnica do programa deve ser realizada por nutricionista responsável técnico (RT), o qual é responsável pela elaboração dos cardápios da alimentação escolar (Brasil, 2020). Os cardápios devem se basear em alimentos *in natura* ou minimamente processados, de modo a respeitar as necessidades nutricionais, os hábitos alimentares, a cultura alimentar da localidade, sendo pautados na promoção da alimentação adequada e saudável e na sustentabilidade, sazonalidade e diversificação agrícola da região. Os cardápios devem ser adaptados para atender a necessidades alimentares específicas dos alunos diagnosticados com doença celíaca, diabetes, hipertensão, anemias, alergias e intolerâncias alimentares, entre outras (Figura 18.2).

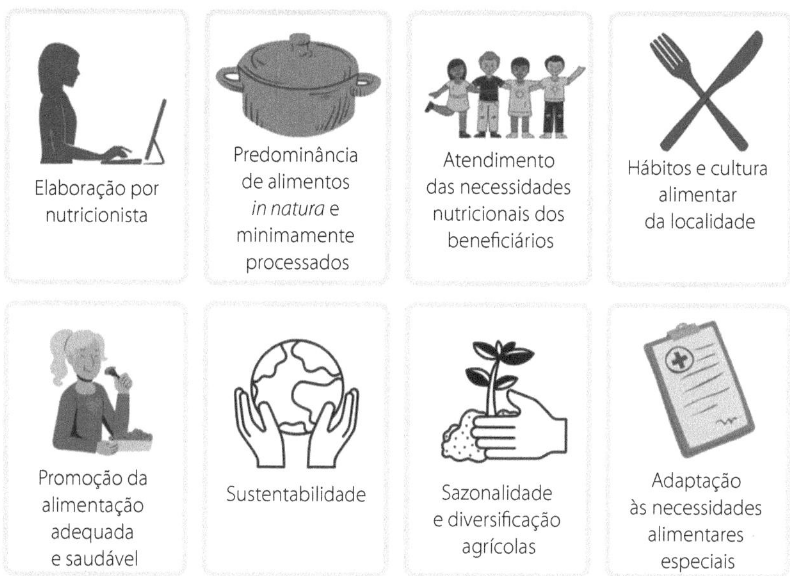
Elaboração por nutricionista
Predominância de alimentos in natura e minimamente processados
Atendimento das necessidades nutricionais dos beneficiários
Hábitos e cultura alimentar da localidade
Promoção da alimentação adequada e saudável
Sustentabilidade
Sazonalidade e diversificação agrícolas
Adaptação às necessidades alimentares especiais

Figura 18.2 – *Aspectos considerados na elaboração dos cardápios escolares.*

Fonte: BRASIL. Ministério da Educação. Fundo Nacional de Desenvolvimento da Educação. Resolução n. 6, de 08 de maio de 2020. Dispõe sobre o atendimento da alimentação escolar aos alunos da educação básica no âmbito do Programa Nacional de Alimentação Escolar – PNAE.

Quanto à satisfação das necessidades nutricionais diárias de energia e macronutrientes, o Programa preconiza que os cardápios escolares atendam de 20% a 70% a depender do tempo de permanência na escola (parcial ou integral), do número de refeições ofertadas e da área em que a escola está localizada (comunidades indígenas/remanescentes de quilombos) (Brasil, 2020) (Quadro 18.2).

Quadro 18.2
Necessidades nutricionais atendidas pelos cardápios escolares de acordo com o público-alvo do Programa Nacional de Alimentação Escolar (PNAE)

Público atendido pelo programa	Necessidades nutricionais cobertas pelos cardápios escolares
Matriculados em creches em período parcial	No mínimo 30% das necessidades nutricionais de energia, macronutrientes e micronutrientes prioritários, distribuídas em, no mínimo, duas refeições
Matriculados em creches em período integral, inclusive naquelas localizadas em comunidades indígenas ou em áreas remanescentes de quilombos	No mínimo 70% das necessidades nutricionais de energia, macronutrientes e micronutrientes prioritários, distribuídas em, no mínimo, três refeições
Estudantes matriculados nas escolas localizadas em comunidades indígenas ou em áreas remanescentes de quilombos, exceto creches	No mínimo 30% das necessidades nutricionais diárias de energia e macronutrientes, por refeição ofertada
Demais estudantes matriculados na educação básica, em período parcial	No mínimo 20% das necessidades nutricionais diárias de energia e macronutrientes, quando ofertada uma refeição
Estudantes matriculados na educação básica, exceto em creches de período parcial	No mínimo 30% das necessidades nutricionais diárias de energia e macronutrientes, quando ofertadas duas ou mais refeições
Estudantes participantes de programas de educação em tempo integral e para os matriculados em escolas de tempo integral	. No mínimo 70% das necessidades nutricionais, distribuídas em, no mínimo, três refeições

Fonte: BRASIL. Ministério da Educação. Fundo Nacional de Desenvolvimento da Educação. Resolução n. 6, de 08 de maio de 2020. Dispõe sobre o atendimento da alimentação escolar aos alunos da educação básica no âmbito do Programa Nacional de Alimentação Escolar – PNAE.

A complexidade da execução do PNAE requer o cumprimento dos parâmetros numéricos de referência estabelecidos pelo Conselho Federal de Nutricionistas (CFN) e as constantes formação e capacitação desses profissionais. A Resolução CFN n. 465/2010 dispõe sobre as atribuições do nutricionista e estabelece parâmetros numéricos de referência no âmbito do Programa de Alimentação Escolar. Essa Resolução estabelece como atividades obrigatórias do nutricionista atuante nesse programa: realizar o diagnóstico e o acompanhamento do estado nutricional dos alunos; estimular a identificação de indivíduos com necessidades nutricionais específicas; planejar, elaborar, acompanhar e avaliar o cardápio da alimentação escolar com base no diagnóstico nutricional e nas referências nutricionais; propor e realizar ações de EAN para a comunidade escolar; elaborar fichas técnicas das preparações que compõem os cardápios; planejar, orientar e supervisionar a seleção, compra, armazenamento, produção e distribuição dos alimentos; planejar, coordenar e supervisionar os testes de aceitabilidade; interagir com os agricultores e empreendedores familiares rurais e suas organizações; participar da licitação e da compra direta da agricultura familiar para a aquisição de gêneros alimentícios; orientar e supervisionar a higienização de ambientes, o armazenamento de alimentos, veículos de transporte de alimentos, equipamentos e utensílios; elaborar e implantar o manual de boas práticas; elaborar o plano anual de trabalho do Programa de Alimentação Escolar; e assessorar o CAE quanto à execução técnica do Programa de Alimentação Escolar.

PNAE e o potencial de garantia do direito humano à alimentação adequada e saudável

O PNAE atende diariamente a cerca de 40 milhões de estudantes, representando quase 20% da população brasileira. Sendo assim, trata-se da política pública de maior capilaridade no país, com grande potencial de contribuir para a SAN da população brasileira (Figura 18.3). Vale ressaltar que, além dos dispositivos legais citados neste capítulo, a Constituição Federal de 1988 prevê, no artigo 6º, a alimentação saudável como um direito social, e a Lei Orgânica de SAN (Lei n. 11.346/2006) reconhece como dever do poder público a adoção das políticas e ações para promover e garantir a SAN da população.

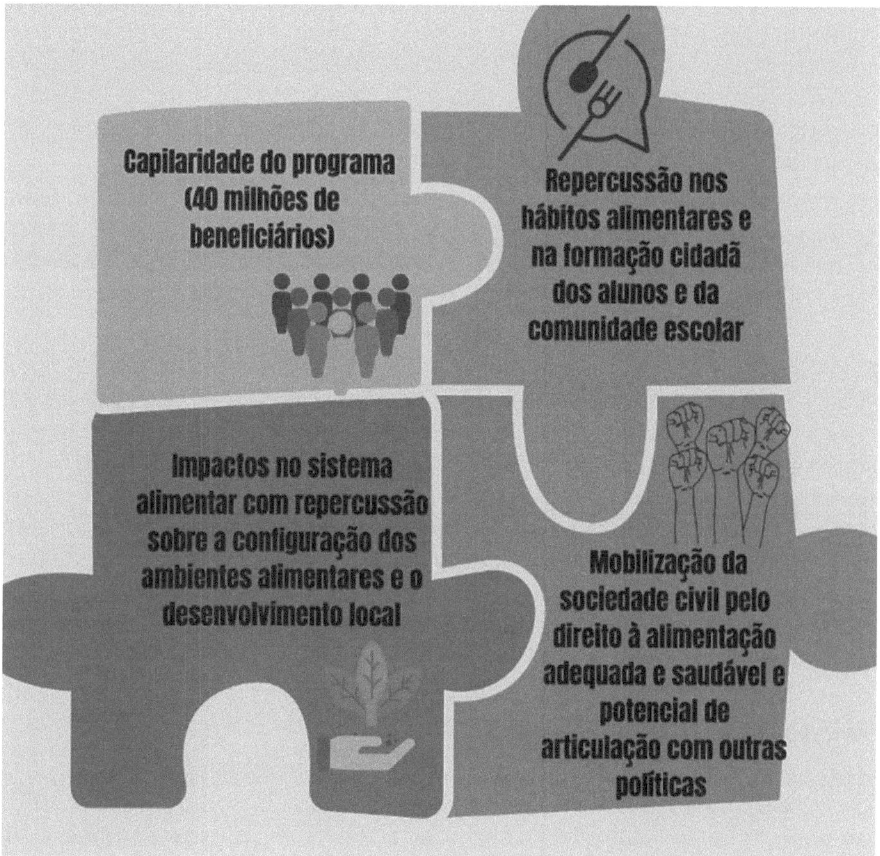

Figura 18.3 – *Potencialidades do PNAE como política pública de SAN e de garantia do direito humano à alimentação adequada e saudável.*

Fonte: Elaborada pelas autoras.

No seu atual desenho (Brasil, 2020), o PNAE configura-se como importante instrumento de garantia do direito humano à alimentação adequada e saudável para os educandos, com potencial de repercussão positiva tanto sobre as escolhas alimentares dos alunos e seus familiares como no sistema alimentar vigente (Reis e Jaime, 2021). Além de viabilizar a oferta de uma alimentação adequada e saudável para os beneficiários, a revisão do principal marco legal do PNAE (Brasil, 2009) fortaleceu o mercado para os agricultores familiares, contribuindo para a configuração de sistemas alimentares mais saudáveis no país.

Por ser ofertada em ambiente de aprendizagem, salienta-se o potencial da alimentação escolar como ferramenta de EAN, contribuindo para a formação cidadã dos beneficiários e de toda a comunidade escolar. Há evidências, no Brasil, do efeito protetor da alimentação de estudantes a partir do consumo de refeições na escola (Morais et al., 2021), com menor consumo de alimentos ultraprocessados e maior consumo de alimentos *in natura* e minimamente processados (Bento et al., 2018).

A escola é reconhecidamente potencial palco da implementação de políticas e programas intersetoriais no âmbito da constituição de ambientes institucionais promotores da saúde e do acesso à alimentação adequada e saudável, da EAN, da promoção da saúde, das ações regulatórias e da produção de alimentos (Reis e Jaime, 2021). Ademais, a vinculação do PNAE à política de fomento à agricultura familiar assume destaque no país como estratégia de SAN que busca otimizar e articular programas, políticas e recursos públicos para combater as várias manifestações de insegurança alimentar e nutricional e, paralelamente, promover o desenvolvimento local de maneira sustentável (Schwartzman et al., 2017).

Reconhecendo as múltiplas dimensões do PNAE, setores do agronegócio têm pressionado fortemente o Congresso Nacional para descaracterizá-lo, demonstrando a vulnerabilidade do Programa aos interesses e ao *lobby* das grandes indústrias processadoras de alimentos que enxergam as escolas como canal potente de escoamento dos seus produtos (Melo, 2021; ÓAÊ, 2021).

Nesse cenário, destaca-se o papel do Conselho de Alimentação Escolar (CAE) como colegiado fiscalizador, permanente, deliberativo e de assessoramento no acompanhamento da operacionalização do PNAE em âmbito local. Esse órgão deve ser composto por representantes do Poder Executivo, das entidades de trabalhadores da educação e de discentes, de pais de alunos e de entidades civis organizadas. Desde 2021, o Observatório da Alimentação Escolar (ÓAÊ) (https://alimentacaoescolar.org.br/o-observatorio/) tem articulado organizações da sociedade civil e movimentos sociais para monitorar e mobilizar a sociedade sobre a importância do PNAE. Em seu portal, o ÓAÊ tem disponibilizado matérias investigativas sobre as várias dimensões do PNAE, além de cartas abertas, notas técnicas e outros documentos com análises e recomendações direcionadas aos gestores do Programa.

Desafios impostos ao PNAE e experiências exitosas

De maneira geral, observam-se, no país, várias discrepâncias em relação à execução do PNAE para atender ao disposto nas legislações (Pedraza et al., 2018). Bicalho et al. (2022) apresentaram uma proposta de instrumento composto por 13 indicadores para a avaliação da gestão operacional do PNAE. A ferramenta apresenta evidência de validade para aplicação em todo o país e abrange múltiplos aspectos do programa. A avaliação da operacionalização do PNAE é fundamental para fornecer subsídios para os gestores aprimorarem o programa em direção aos seus objetivos (Pedraza et al., 2018).

Persiste, no Brasil, o desafio de garantir uma alimentação adequada e saudável com o valor *per capita* diário, que varia de R$ 0,41 a R$ 2,56. O alcance da justiça, como princípio importante para a realização dos direitos dos beneficiários do PNAE, expressa-se na diferenciação do valor *per capita* do benefício repassado pelo FNDE (Quadro 18.1) de acordo com a modalidade de ensino, o tempo de permanência do aluno na escola e a localização desta. Concebido inicialmente com gestão centralizada no poder federal, a partir de 1994, a gestão do PNAE passou a ser descentralizada (Siqueira et al., 2014). Nesse formato, os estados e os municípios passaram a ter autonomia administrativa, além de serem responsáveis pelo uso dos recursos e pela qualidade nutricional da alimentação escolar (Siqueira et al., 2014). O PNAE prevê que esses recursos sejam suplementados pelas esferas estaduais e municipais. No entanto, as desigualdades econômicas, sociais e regionais do país tornam a execução da política desigual, visto que as entidades executoras com menos recursos tendem a ter mais dificuldade com a suplementação financeira, podendo inviabilizar o fornecimento de uma alimentação escolar de maior qualidade (Amorim et al., 2020).

Nota técnica publicada pelo ÓAÊ atestou que, desde 2010, o orçamento federal para o PNAE estava defasado em relação à inflação (ÓAÊ, 2022). Mesmo assim, em 2022, o então presidente da República, Jair Bolsonaro, vetou o reajuste do repasse federal para o PNAE, aprovado pelo Congresso Nacional no projeto de lei de diretrizes orçamentárias para 2023. Vale ressaltar que o veto presidencial ocorreu em meio a cenário que estimou 33 milhões de brasileiros em situação de insegurança alimentar e nutricional grave, isto é, passando fome (Rede PENSSAN, 2022). Esse panorama reforçou a importância do PNAE como política estruturante de SAN, demandando ações integradoras entre as áreas da Educação, Saúde, Assistência Social e produção agrícola para lidar com os desafios dos determinantes da insegurança alimentar no país. Logo após a troca de governo, em março de 2023, o Ministério da Educação anunciou os valores reajustados de repasse financeiro para o PNAE, estimando orçamento de R$ 5,5 bilhões para alimentar cerca de 40 milhões de estudantes nesse ano.

Mesmo diante desses desafios e das desigualdades existentes entre estados e municípios na execução do Programa como política de SAN, o país reúne experiências exitosas que comprovam a potência da intersetorialidade. O Programa de Alimentação Escolar no Paraná, cuja entidade executora é a Secretaria de Estado da Educação, beneficia cerca de 1 milhão de alunos da rede estadual, composta por mais de 2 mil unidades educacionais (Bruginski e Stolarski, 2021). Com gestão majoritariamente centralizada (aquisição de alimentos feita pela entidade executora), esse estado instituiu um modelo flexível de compra de gêneros oriundos da agricultura familiar para atender ao disposto na Lei Federal n. 11.947/2009. Esse modelo partiu do mapeamento da vocação agrícola estadual e de encontros com potenciais fornecedores, instituindo uma maior flexibilidade de planejamento da composição dos cardápios. Assim, a aquisição de alimentos passou a ser amparada em dois pilares, que são a segmentação dos alimentos em grupos e a implantação de chamada pública eletrônica. Essa estratégia tem viabilizado a seleção e a aquisição da totalidade dos alimentos necessários para compor os cardápios escolares em uma única chamada pública anual. Com o modelo instituído, o Paraná estimula os agricultores familiares a planejarem a sua produção anual de forma a garantir o escoamento do seu cultivo e o abastecimento das escolas. O Estado conseguiu, em 10 anos, ampliar o investimento na agricultura familiar de 2,9 para 60,5 milhões de reais (75,6% do recurso federal), beneficiando a totalidade das escolas de todos os municípios.

Outro exemplo de experiência exitosa é o município de São Paulo, que vem desenvolvendo ações de promoção, proteção e apoio ao aleitamento materno em âmbito escolar, de modo transversal ao Programa de Alimentação Escolar nos Centros de Educação Infantil (Reis et al., 2022). Vale ressaltar que a Resolução n. 6/2020, quando publicada, não explicitou as orientações sobre aleitamento materno em âmbito escolar. Isso foi feito somente a partir da Nota Técnica n. 3049124 do FNDE, destacando o papel do PNAE na promoção ao aleitamento materno e da alimentação complementar adequada e saudável.

Em cenário de persistência da insegurança alimentar e dos agravos relacionados à alimentação e nutrição no país, o PNAE configura-se como importante estratégia de acesso à alimentação adequada e saudável. Cerca de 40 milhões de estudantes são beneficiados, incluindo indígenas, quilombolas e imigrantes. Dessa forma, o programa também assume o desafio do respeito à diversidade e à interculturalidade na sua execução. Apesar dos inúmeros avanços, incluídos nos dispositivos legais do PNAE, a inserção do nutricionista no Programa ainda é desafiadora (Corrêa et al., 2017). O descumprimento dos parâmetros numéricos estabelecidos pela Resolução CFN n. 465/2010 pode ocasionar sobrecarga laboral e prejuízos no cumprimento das atribuições previstas para esse profissional (Pedraza et al., 2018).

Considerações finais

O PNAE e o arcabouço jurídico que o respalda geram efeitos sobre a SAN da população e o desenvolvimento local, garantindo sistemas alimentares mais sustentáveis, com impacto na produção local. O Programa contribui para os beneficiários terem acesso a uma alimentação com qualidade biológica e sanitária, composta por alimentos regionais diversificados, que atendem às necessidades nutricionais e respeitam a diversidade étnico-racial e cultural da população brasileira. Assim, trata-se de política pública com grande potencial de auxílio na configuração de ambientes institucionais promotores da saúde e da sustentabilidade.

Referências

AMORIM, A. L. B.; JUNIOR, J. R. S. R.; BANDONI, D. H. *Programa Nacional de Alimentação Escolar:* estratégias para enfrentar a insegurança alimentar durante e após a Covid-19. *Rev Adm Pública*, v. 54, n. 4, p. 1134-1145, 2020.

ASSIS, L. H. B.; FLEXOR, G. G. Políticas de compras institucionais da agricultura familiar. In: SCHWARTZMAN, F.; NOGUEIRA, R.M. (Org.). *Alimentação escolar como estratégia para o desenvolvimento sustentável*. São Paulo: Memnon; 2021.

BENTO, B. M. A.; MOREIRA, A. C.; CARMO, A. S.; SANTOS, L. C.; HORTA, P. M. A higher number of school meals is associated with a less-processed diet. *J Pediatr* (Rio J), v. 84, p. 404-409, 2018.

BICALHO, D.; LIMA, T. M.; SANTOS, T. S. S.; SLATER, B. Desenvolvimento e validação de indicadores de desempenho da gestão do Programa Nacional de Alimentação Escolar. *Ciênc Saúde Coletiva*, v. 27, n. 1, p. 335-349, 2022.

BRASIL. Ministério da Educação. Fundo Nacional de Desenvolvimento da Educação. Resolução n. 6, de 08 de maio de 2020. Dispõe sobre o atendimento da alimentação escolar aos alunos da educação básica no âmbito do Programa Nacional de Alimentação Escolar – PNAE.

BRASIL. Ministério da Educação. Fundo Nacional de Desenvolvimento da Educação. Resolução n. 2, de 10 de março de 2023, altera a Resolução CD/FNDE n. 6, de 08 de maio de 2020, que dispõe sobre o atendimento da alimentação escolar aos alunos da educação básica no âmbito do Programa Nacional de Alimentação Escolar – PNAE.

BRASIL. Ministério da Educação. Fundo Nacional de Desenvolvimento da Educação. Sobre o PNAE [acesso em: 25 fev. 2023]. Disponível em: https://www.fnde.gov.br/index.php/programas/pnae/pnae-sobre-o-programa/pnae-sobre-o-pnae.

BRASIL. Casa Civil. Lei n. 11.947, de 16 de junho de 2009. Dispõe sobre o atendimento da alimentação escolar e do Programa Dinheiro Direto na Escola aos alunos da educação básica; altera as Leis n. 10.880, de 09 de junho de 2004, 11.273, de 06 de fevereiro de 2006, 11.507, de 20 de julho de 2007; revoga dispositivos da Medida Provisória n. 2.178-36, de 24 de agosto de 2001, e a Lei n. 8.913, de 12 de julho de 1994; e dá outras providências.

BRUGINSKI, A.; STOLARSKI, M. C. Compras da agricultura familiar para a alimentação escolar e o diálogo com a Agenda 2030: a prática do Paraná. In: SCHWARTZMAN, F.; NOGUEIRA, R. M. *Alimentação Escolar como Estratégia para o Desenvolvimento Sustentável.* São Paulo: Memnon; 2021.

CONSELHO FEDERAL DE NUTRICIONISTAS (CFN). Resolução CFN n. 465/210. Dispõe sobre as atribuições do nutricionista, estabelece parâmetros numéricos mínimos de referência no âmbito do Programa de Alimentação Escolar (PAE) e dá outras providências. *Diário Oficial da União*, 25/08/2010, p. 118-119, seção I.

CORRÊA, R. S.; ROCKETT, F. C.; ROCHA, P. B.; SILVA, V. L.; OLIVEIRA, V. R. Atuação do Nutricionista no Programa Nacional de Alimentação Escolar na Região Sul do Brasil. *Ciênc Saúde Colet*, v. 22, n. 2, p. 563-574, 2017.

KROTH, D. C.; GEREMIA, D. S.; MUSSIO, B. R. Programa Nacional de Alimentação Escolar: uma política pública saudável. *Ciênc Saúde Coletiva*, v. 25, n. 10, p. 4065-4076, 2020.

MELO, M. Major Vitor Hugo ameaça merenda de estudantes para alimentar base eleitoral em 2022. *The Intercept Brasil*, 03 dez. 2021. Disponível em: https://theintercept.com/2021/12/03/major-vitor-hugo-ameaca-merenda/.

MORAIS, S. R.; BEZERRA, I. N.; SOUZA, A.M.; VERGARA, C.M.A.C.; SICHIERI, R. Alimentação fora de casa e biomarcadores de doenças crônicas em adolescentes brasileiros. *Cad. Saúde Pública*, v. 37, n. 1, e00219619, 2021.

OBSERVATÓRIO DA ALIMENTAÇÃO ESCOLAR (ÓAÊ). Nota técnica contra o PL 3.292/2020 ameaça ao Programa Nacional de Alimentação Escolar no Senado Federal, 20 Maio 2021. Disponível em: https://alimentacaoescolar.org.br/media/notastecnicas/documentos/Nota_T%C3%A9cnica_Senado_PL3292_Leite_dle2Crn.pdf.

OBSERVATÓRIO DA ALIMENTAÇÃO ESCOLAR (ÓAÊ), FIAN BRASIL. Pela derrubada do veto ao reajuste dos valores per capita do PNAE na LDO 2023. ÓAÊ: agosto/2022. Disponível em: https://alimentacaoescolar.org.br/media/notastecnicas/documentos/NT_PNAE_veto_2023_OAE_FIAN_.pdf

PEDRAZA, D. F.; MELO, N. L. S.; SILVA, F. A.; ARAUJO, E. M. N. Avaliação do Programa Nacional de Alimentação Escolar: revisão da literatura. *Ciênc Saúde Coletiva*, v. 23, n. 5, p. 1551-1560, 2018.

REDE BRASILEIRA DE PESQUISA EM SOBERANIA E SEGURANÇA ALIMENTAR E NUTRICIONAL (Rede PENSSAN). II VIGISAN. *Inquérito Nacional sobre Insegurança Alimentar no Contexto da Pandemia da Covid-19 no Brasil.* Rede PENSSAN; 2022.

REIS, L. C.; JAIME, P. C. Políticas de alimentação como estratégia de segurança alimentar e nutricional e de direito humano à alimentação adequada. In: SCHWARTZMAN, F.; NOGUEIRA, R.M. *Alimentação escolar como estratégia para o desenvolvimento sustentável.* São Paulo: Memnon; 2021.

REIS, L. C.; ROMANELLI, K. I. S.; SERRA, G. L. Promoção ao Aleitamento Materno nos Centros de Educação Infantil do município de São Paulo. *Saúde Debate*, v. 46, n. 5, p. 297-309, 2022.

SCHWARTZMAN, F.; MORA, C. A. R.; BOGUS, C. M.; VILLAR, B. S. Antecedentes e elementos da vinculação do programa de alimentação escolar do Brasil com a agricultura familiar. *Cad Saúde Pública*, v. 33, n. 12, e00099816, 2017.

SIQUEIRA, R. L.; COTTA, R. M. M.; RIBEIRO, R. C. L.; SPERANDIO, N.; PRIORE, S. E. Análise da incorporação da perspectiva do Direito Humano à Alimentação Adequada no desenho institucional do Programa Nacional de Alimentação Escolar. *Ciênc Saúde Coletiva*, v. 19, n. 1, p. 301-310, 2014.

19

Programa de Alimentação do Trabalhador (PAT)

- Daniel Henrique Bandoni
- Daniela Silva Canella

O Programa de Alimentação do Trabalhador (PAT) é uma das mais antigas políticas de alimentação e nutrição em vigor no Brasil. Criado em 1976, o PAT é um programa governamental de adesão voluntária, com base na parceria entre governo federal, empresa beneficiária e trabalhadores, e tem como objetivo melhorar as condições nutricionais dos trabalhadores, com a oferta de alimentação nutricionalmente adequada, por meio da concessão de incentivos fiscais. Ao longo da sua história, o Programa passou por uma série de transformações, aumentando seu alcance e abrangência. O PAT é considerado uma das políticas sociais de maior êxito no país, pelo grande número de trabalhadores beneficiados e sua aceitação junto aos atores envolvidos. Entretanto, apesar da sua trajetória, ainda não há estudos de caráter nacional que avaliaram o impacto do PAT e o alcance dos seus objetivos.

Trajetória das políticas de alimentação para o trabalhador até o PAT

A trajetória das políticas e programas de alimentação voltados para o trabalhador no Brasil começa na década de 1930, com a ascensão de Getúlio Vargas à presidência do Brasil e o fim do controle do Estado pelas oligarquias agrícolas de São Paulo e Minas Gerais. Assim, inicia-se uma série de mudanças socioeconômicas no país, com a implementação do sistema industrial e uma nova conformação urbana para a sociedade, com educação, saúde, previdência, habitação e alimentação se tornando alvo de políticas públicas (Hochman, 2005; Vasconcelos, 2005).

Um dos mais importantes marcos para o desenvolvimento de políticas de alimentação do trabalhador é a pesquisa coordenada por Josué de Castro, "As condições de vida das classes operárias no Recife". Realizado em 1933 (posteriormente publicado em 1935), o estudo, considerado o primeiro inquérito nutricional do país, teve ampla divulgação, alertando para as relações entre alimentação, saúde e trabalho. A partir deste momento, começa a construção de políticas de alimentação para a população trabalhadora, abrangendo principalmente os centros urbanos, como: a regulamentação da lei do salário mínimo (1934); a formulação da chamada ração essencial mínima (1938); e o decreto-lei (1939) que obrigava os estabelecimentos onde trabalhavam mais de quinhentos funcionários a destinar local higiênico e devidamente aparelhado para os trabalhadores fazerem suas refeições (Vasconcelos, 2007).

Em 1940, nasce o Serviço de Alimentação da Previdência Social (SAPS), com o objetivo principal de propiciar aos trabalhadores alimentação adequada e com baixo custo, mediante a instalação e funcionamento de restaurantes a eles destinados. O SAPS surge como uma política complementar ao salário mínimo, procurando alcançar grande parte da população trabalhadora. Ao longo da sua existência, os Serviços de Alimentação assumiram outras funções, como a promoção de educação alimentar e nutricional junto à classe trabalhadora e sua família (L'abbate, 1988; Vasconcelos, 2005).

Em 1964, o Brasil, após um período de intensa turbulência política, sofreu um golpe militar e retornou à ditadura. Imediatamente, os gastos federais em saúde pública e, consequentemente, as políticas sociais decresceram. O SAPS foi operacionalizado até o início de 1967. No período inicial da ditadura militar, praticamente não ocorreram políticas de alimentação e nutrição, houve uma censura do saber, das universidades e das pesquisas (L'abbate, 1988b).

Após uma grave crise econômica, com o crescente aumento da desigualdade social e do desemprego, o governo militar decide retomar políticas de alimentação e nutrição, recriando o Instituto de Nutrição e Alimentação (Inan), que foi responsável por elaborar o Programa Nacional de Alimentação e Nutrição (Pronan). Finalmente, como parte do Pronan II, foi instituído o PAT, criado pela Lei n. 6.321, de 14 de abril de 1976 (Brasil, 1976; L'abbate, 1988b; Vasconcelos, 2005).

A criação do PAT ocorre em um momento de crescente mobilização sindical, e, diante desse cenário, o Estado procurou garantir controle sobre a classe trabalhadora para amenizar conflitos. Neste mesmo período, é elaborada uma série de regulamentações sobre saúde e segurança do trabalhador (Araújo et al., 2010). Os principais marcos legais do PAT ao longo de sua história estão apresentados no Quadro 19.1.

Quadro 19.1
Principais marcos legais do Programa de Alimentação do Trabalhador (PAT)

1976 Lei n. 6.321 – criação do PAT Decreto n. 78.676 – regulamenta a Lei n. 6.321 Portaria n. 652 – apresenta os parâmetros nutricionais do PAT	**2002** Portaria n. 3 – atualiza instruções para execução do PAT e sua fiscalização, definindo penalidades
1989 Portaria n. 3.282 – criação da Comissão Especial do PAT para agilizar o cadastro de empresas beneficiárias	**2004** Portaria n. 101 – divulga relatório de avaliação do PAT
1991 Decreto n. 5 – regulamenta o Programa de Alimentação do Trabalhador, revogando as diferentes portarias existentes até aquele momento	**2005** Portaria Interministerial n. 6 – dispõe sobre o funcionamento da Comissão Tripartite e altera sua composição
1997 Portaria Interministerial n. 1 – institui a Comissão Tripartite para acompanhar a execução do Programa de Alimentação do Trabalhador	**2006** Portaria Interministerial n. 66 – altera os parâmetros nutricionais do PAT
1999 Portaria Interministerial n. 5 – permite redução ou acréscimo de 200 calorias no valor mínimo de referência para as refeições principais	**2017** Instrução Normativa n. 135 – atualiza os procedimentos para divulgação e fiscalização do cumprimento da legislação

(continua)

Quadro 19.1
Principais marcos legais do Programa de Alimentação do Trabalhador (PAT) *(continuação)*

2021 Portaria n. 672 – disciplina os procedimentos, programas e condições de segurança e saúde no trabalho Decreto n. 10.854 – regulamenta o PAT, revogando o Decreto n. 5, de 1991	**2023** Decreto n. 11.678 – altera o Decreto n. 10.854, de 10 de novembro de 2021, para regulamentar disposições relativas ao Programa de Alimentação do Trabalhador
2022 Lei n. 14.442 – dispõe sobre o pagamento de auxílio-alimentação ao empregado e altera a Lei n. 6.321, de 14 de abril de 1976, e a Consolidação das Leis do Trabalho	

Fonte: Brasil, 2017, 2021a, 2021b, 2022.

O PAT nasce com o objetivo de enfrentar a desnutrição e má alimentação, com prioridade na suplementação alimentar dos trabalhadores (Santos et al., 2007). Assim, no mesmo ano de 1976, é estabelecido que, no âmbito do PAT, almoço, jantar ou ceia deveriam fornecer um mínimo de 1.400 kcal e NDpCal% superior a 6; o desjejum ou merenda deveria conter um mínimo de 300 kcal e NDpCal% superior a 6 (Portaria n. 652, de 22 de dezembro de 1976).

Apesar de ter suas origens dentro do Pronan II, o PAT foi implementado pelo Ministério do Trabalho, que deveria se articular com o Inan para desenvolver sua execução e diretrizes, o que, de fato, nunca ocorreu. Dada sua abrangência, como mencionado, o PAT é considerado uma das mais exitosas políticas de alimentação e nutrição, sendo uma das mais antigas ainda em vigor no Brasil (Colares, 2005).

Aspectos atuais do PAT

O PAT é um programa do governo federal, gerido pelo Ministério do Trabalho, de adesão voluntária, que busca estimular os empregadores (denominados empresas beneficiárias) a fornecer alimentação aos trabalhadores, por meio da concessão de incentivos fiscais, tendo como prioridade o atendimento aos trabalhadores de baixa renda, definidos como trabalhadores que recebem até cinco salários mínimos.

O PAT tem como objetivo melhorar as condições nutricionais dos trabalhadores, com repercussões positivas para a qualidade de vida, a redução de acidentes de trabalho e o aumento da produtividade. As empresas, ao realizarem seu cadastro, são obrigadas a incluir como beneficiários do Programa todos os trabalhadores que recebem até cinco salários mínimos; acima desta faixa salarial, a participação dos trabalhadores é facultativa.

O acompanhamento e avaliação do Programa são realizados pela Comissão Tripartite (CTPAT), criada em 1997, composta atualmente por representantes dos Ministérios do Trabalho e Emprego (que preside a CTPAT), da Fazenda, da Saúde, da Previdência Social, do Desenvolvimento Social e do Planejamento, além de seis representantes dos trabalhadores e seis dos empregadores, indicados pelas entidades representativas de âmbito nacional. A CTPAT também tem como função propor o aperfeiçoamento da legislação do PAT (Brasil, 2005). O Decreto

n. 10.854, de 2021, não menciona a CTPAT na estrutura do PAT, mas estabelece a gestão compartilhada do Programa, apontando que sua regulamentação compete aos Ministérios do Trabalho, da Economia e da Saúde (Brasil, 2021a).

O PAT é um programa de complementação alimentar no qual governo, empregadores e trabalhadores partilham responsabilidades. As empresas beneficiárias do PAT poderão deduzir até o dobro de todas as despesas, comprovadamente realizadas com alimentação, desde que não exceda o limite de 4% do Imposto de Renda (pessoa jurídica) do lucro tributável devido em cada período de apuração. A participação financeira do trabalhador no Programa é facultativa e fica limitada a, no máximo, 20% do custo direto da refeição.

Para realizar sua adesão, as empresas beneficiárias podem escolher a modalidade de execução do Programa (Brasil, 2021a):

1. *Serviço próprio:* modalidade também conhecida como autogestão, na qual o empregador responsabiliza-se pela seleção e aquisição de gêneros alimentícios, sendo estes preparados em Unidades de Alimentação e Nutrição e servidos aos trabalhadores (refeições) nos refeitórios das empresas;
2. *Distribuição de alimentos:* modalidade na qual o empregador fará a aquisição e entrega de alimentos devidamente embalados para transporte individual (cestas de alimentos);
3. *Terceirização:* o empregador poderá firmar contrato com entidade de alimentação coletiva devidamente registrada no PAT nas seguintes modalidades:
   - *Fornecedora de alimentação coletiva:* a) operadora de cozinha industrial e fornecedora de refeições preparadas transportadas; b) administradora de cozinha da contratante; e c) fornecedora de cestas de alimento e similares para transporte individual; e
   - *Facilitadora de aquisição de refeições ou gêneros alimentícios:* a) emissora PAT – facilitadora que exerce a atividade de emissão de moeda eletrônica para atendimento dos pagamentos no âmbito do PAT; ou b) credenciadora PAT – facilitadora que exerce a atividade de credenciamento para aceitação da moeda eletrônica emitida para atendimento dos pagamentos no âmbito do PAT, podendo ser esta usada para aquisição de refeições em restaurantes e estabelecimentos similares (refeição convênio) ou para aquisição de gêneros alimentícios em estabelecimentos comerciais (alimentação convênio).

Destaca-se que é permitida a adoção de mais de uma modalidade pela mesma empresa beneficiária e suas filiais, assim a mesma empresa pode fornecer mais de um benefício para os seus trabalhadores.

Parâmetros nutricionais do PAT

Na criação do PAT, o foco do Programa foi na garantia de acesso do trabalhador a refeições durante o horário de trabalho e na redução da desnutrição e de carências nutricionais. Com as mudanças no perfil nutricional e epidemiológico da população brasileira, em 2005, quando o PAT estava próximo de completar seus 30 anos, foi instituído Grupo Técnico para proceder à revisão dos parâmetros nutricionais, no âmbito da Comissão Tripartite.

Após etapa de consulta técnica, em 2006, foi lançada a portaria que alterou os parâmetros nutricionais do PAT, definindo que as empresas beneficiárias tinham obrigação de oferecer alimentação saudável, entendida como:

> o direito humano a um padrão alimentar adequado às necessidades biológicas e sociais dos indivíduos, respeitando os princípios da variedade, da moderação e do equilíbrio, dando-se ênfase aos alimentos regionais e respeito ao seu significado socioeconômico e cultural, no contexto da Segurança Alimentar e Nutricional (Brasil, 2006).

A portaria estabeleceu que as refeições principais (almoço, jantar e ceia) deveriam conter de 600 a 800 kcal, e as refeições menores (desjejum e lanche) deveriam conter de 300 a 400 kcal, admitindo-se um acréscimo de vinte por cento deste valor em caso de trabalhadores com atividade de maior gasto energético (Brasil, 2006).

Se, anteriormente, os parâmetros nutricionais do PAT apenas contemplavam energia e o NDPCal%, a partir da portaria de 2006, foram acrescidos outros nutrientes (proteínas, gorduras, gorduras saturadas, fibras e sódio). Os valores foram estabelecidos tendo como base um trabalhador com necessidade energética diária de 2.000 kcal (Portaria Interministerial, 2006).

Um importante avanço da Portaria foi a inclusão de grupo de alimentos nos parâmetros nutricionais, definindo que os cardápios devem oferecer pelo menos uma porção de frutas e uma porção de legumes ou verduras nas refeições principais, e pelo menos uma porção de frutas nas refeições menores. Essa inclusão facilita o acompanhamento dos atores envolvidos no PAT da qualidade das refeições oferecidas.

A partir da portaria, as empresas também foram obrigadas a garantir aos trabalhadores portadores de doenças que necessitam de modificação quanto à consistência ou nutrientes refeições adequadas para tratamento de suas patologias. Também incluiu, entre os compromissos das empresas beneficiárias, a promoção de educação alimentar e nutricional, inclusive mediante a disponibilização de sugestão de cardápio saudável aos trabalhadores.

Apesar de o Decreto n. 10.854, de 2021, não mencionar a revogação da Portaria Interministerial n. 66, este revoga o Decreto n. 5, de 14 de janeiro de 1991, ao qual a Portaria estava vinculada. Assim, o Decreto retira os parâmetros nutricionais do PAT, a despeito de sua importância. Ainda, a Portaria n. 672 menciona a necessidade de responsável técnico (RT) nutricionista apenas para pessoas jurídicas cadastradas no PAT que mantém serviço de alimentação próprio e para as empresas fornecedoras de alimentação coletiva (Brasil, 2021b).

O Decreto define que as pessoas jurídicas beneficiárias do PAT deverão dispor de programas destinados a promover e monitorar a saúde e a aprimorar a segurança alimentar e nutricional de seus trabalhadores, como direito humano à alimentação adequada. Entretanto, cabe aos ministérios do Trabalho e da Saúde regulamentar os aspectos relacionados à promoção da saúde e à segurança alimentar e nutricional do PAT, o que até a publicação deste capítulo não aconteceu.

Assim, um dos grandes desafios para que o PAT possa efetivamente incorporar a promoção de alimentação saudável para os trabalhadores beneficiados como seu eixo central é fundamental estabelecer novos parâmetros nutricionais, considerando as diferentes modalidades de execução do programa.

Evolução do PAT

A despeito de os dados do PAT não estarem atualizados, historicamente o programa registrou um crescente aumento no número de empresas e trabalhadores beneficiados. Em 1977, em seu primeiro ano de funcionamento, beneficiou 760 mil trabalhadores de 1.300 empresas, enquanto no ano de 2016, ao completar 40 anos, o Programa alcançou 20.134.807 trabalhadores de 239.670 empresas.

Na Figura 19.1, observa-se a evolução do número de empresas e trabalhadores beneficiados pelo PAT entre 1992 e 2022. Observa-se que o crescimento é constante, exceto nos anos de 2004 e 2008, em que o MTE realizou o recadastramento das empresas inscritas no programa e, dessa forma, os dados foram corrigidos, com a exclusão de empresas inativas (Brasil, 2003; Brasil, 2007). Assim, o PAT registra um crescimento médio de quase 6% ao ano no número de trabalhadores beneficiados e superior a 8% no número de empresas.

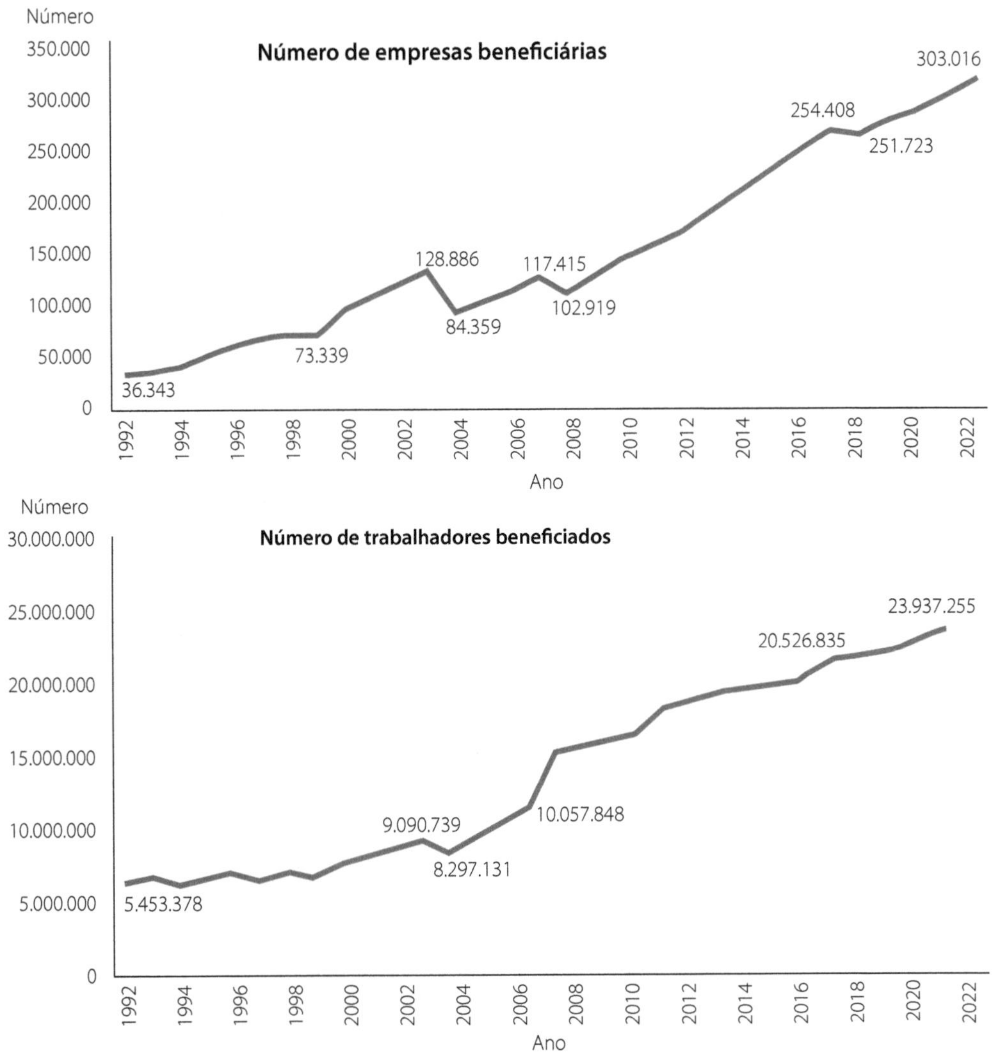

Figura 19.1 – *Evolução do número de empresas e trabalhadores beneficiários do PAT.*

Fonte: DIEESE, 2013 para os dados até 2008 e Site do Ministério do Trabalho e Previdência. Disponível em: <https://www.gov.br/trabalho-e-previdencia/pt-br/acesso-a-informacao/acoes-e-programas/programa-de-alimentacao-do-trabalhador-pat>.

Com relação à população-alvo do PAT, trabalhadores de baixa renda, observa-se o aumento da cobertura nas últimas décadas, enquanto em 1995, cerca de 52% dos trabalhadores recebiam até cinco salários mínimos, e, em 2018, o Programa alcançou 84% dos trabalhadores com este perfil. Essa distribuição é semelhante em todas as regiões do país (Tabela 19.1), mostrando, assim, que o PAT alcança seu objetivo, de beneficiar prioritariamente os trabalhadores de menor renda.

Tabela 19.1
Evolução no número e percentual de trabalhadores beneficiados pelo PAT, segundo faixa salarial e região do país

Região	Número e % de trabalhadores que recebem até 5 salários mínimos				Número e % de trabalhadores que recebem mais que 5 salários mínimos			
	2008		2018		2008		2018	
	N	%	N	%	N	%	N	%
Norte	339.972	84,43	647.735	88,88	62.707	19,43	81.059	11,12
Nordeste	1.291.824	80,01	2.221.118	85,31	322.681	15,57	382.473	14,69
Sudeste	6.517.253	78,32	10.409.705	82,27	1.804.444	19,99	2.243.434	17,73
Sul	2.003.563	87,25	3.222.357	89,54	292.765	21,68	376.313	10,46
Centro-Oeste	645.547	84,25	1.151.512	88,09	120.641	12,75	155.620	11,91
BRASIL	10.799.885	80,57	17.715.739	84,50	2.603.657	19,43	3.249.369	15,50

Fonte: Atlas do PAT. Disponível em: <https://www.gov.br/trabalho-e-previdencia/pt-br/acesso-a-informacao/acoes-e-programas/programa-de-alimentacao-do-trabalhador-pat>. 73.782 trabalhadores não tem dados informados.

Do total de trabalhadores beneficiados pelo PAT em 2018, 60,35% trabalham na região Sudeste, seguidos pelos trabalhadores do Sul (17,17%), Nordeste (12,42%), Centro-Oeste (6,23%), Norte (3,48%) e não informado (0,35%). Essa distribuição pouco se modificou em dez anos, com uma pequena redução da participação do Sudeste (64% em 2008), e aumento, principalmente, nas Regiões Norte e Centro-Oeste.

Apesar de a região Sudeste concentrar a maior parte da população economicamente ativa e de trabalhadores do mercado formal (aproximadamente 50%), há um grande volume de trabalhadores de outras regiões que não são beneficiados. Um dos fatores que pode explicar esta concentração é o próprio incentivo fiscal do programa, que favorece empresas de maior porte e estrutura, que estão em maior proporção nessas regiões, em detrimento das pequenas e microempresas (Dieese, 2013).

Com relação às modalidades de benefício alimentar aos trabalhadores, os dados disponíveis do período anterior a 2008 apresentam informações contraditórias, com oscilações. Tampouco há dados atuais, considerando as modalidades definidas no Decreto n. 10.854, de 2021. Assim, há uma grande lacuna sobre a participação dos trabalhadores e empresas, de acordo com as diferentes modalidades de gestão do PAT. Os últimos dados disponíveis (2018) mostram que mais de três quartos dos trabalhadores recebem o benefício na modalidade aquisição de refeições ou gêneros alimentícios (78,16%). A evolução entre 2008 e 2018 mostra que há uma redução das modalidades que oferecem alimentação dentro do local de trabalho, que representam apenas 10% dos benefícios recebidos pelos trabalhadores. Essa preferência, em parte, reflete o desejo dos próprios trabalhadores, que entendem que estas modalidades atuam como um complemento de renda, dando mais autonomia à decisão sobre o que comer (Mazzon, 2016).

Destaca-se que muitas empresas optam por oferecer documentos de legitimação para troca de refeições e/ou alimentos e cesta de alimentos, por falta de espaço e estrutura para instalar Unidades de Alimentação e Nutrição nas suas dependências. Colabora com essa hipótese o declínio no número médio de trabalhadores por empresas beneficiárias ao longo dos anos, caindo de cerca de 150 em 1992 para 80 em 2017, reforçando que há uma expansão de empresas de menor porte.

Impacto do PAT

Mensurar os impactos do PAT sobre a saúde dos trabalhadores não é tarefa simples. Inúmeros fatores sociais, epidemiológicos e econômicos se modificaram ao longo das últimas décadas, tornando difícil a avaliação dos efeitos isolados do Programa.

Com relação aos acidentes de trabalho, em 2015, o número foi 63% menor que em 1975, ano anterior à criação do Programa, apesar do aumento na população economicamente ativa. Análise realizada para verificar a associação entre a evolução dos acidentes de trabalho e o número de trabalhadores beneficiados pelo PAT mostrou que o aumento de 1% no percentual de trabalhadores beneficiados está associado a uma queda de 0,77 acidentes de trabalho a cada 100 trabalhadores (Mazzon, 2016). Nesses dados, temos que considerar que muitos fatores evoluíram positivamente e também estão associados à redução dos acidentes de trabalho, como: regulamentações e legislações sobre segurança e saúde do trabalho, além de automatização e crescimento de empregos em setores de atividade econômica que envolvem menor risco ocupacional; mas a contribuição do acesso à alimentação não deve ser subestimada (Mazzon, 2016).

Para análise do efeito do PAT sobre a produtividade, é necessário observar as mesmas ressalvas dos dados de acidentes de trabalho. Entretanto, observa-se que a cada aumento de 1% no percentual de trabalhadores beneficiados está associado um acréscimo de 78 centavos de dólares à produtividade, e que setores com maior participação no Programa são os que mais aumentaram a produtividade da mão de obra nos anos recentes (Mazzon, 2016).

Outro importante aspecto na evolução do PAT é a renúncia fiscal. Estima-se que, para cada R$1 que o governo deixa de arrecadar, o Programa proporciona a arrecadação de R$15,71 apenas com os negócios diretos. O valor da renúncia fiscal do PAT por trabalhador/mês no ano de 2016 foi de R$3,77, sendo que este valor sempre foi inferior a R$5. O valor médio da renúncia fiscal é R$734 milhões, representando apenas 0,43% do total da renúncia do governo federal (Mazzon, 2016).

Entretanto, quando analisamos o principal objetivo do PAT, que é melhorar as condições nutricionais dos trabalhadores pela oferta de alimentação saudável, não é possível mensurar o impacto do Programa. Apesar da sua longevidade, não foram realizados estudos nacionais que avaliaram o efeito das diferentes modalidades na alimentação e saúde dos beneficiados.

Estudos realizados anteriormente à revisão dos parâmetros nutricionais do Programa mostraram que os trabalhadores do Programa tiveram maior taxa de incidência de ganho de peso, que as refeições oferecidas não apresentavam boa qualidade e contavam com a presença de alimentos e nutrientes marcadores de uma alimentação não saudável (Veloso; Santana, 2002; Savio et al., 2005; Bandoni; Jaime, 2008).

O Quadro 19.2 apresenta a síntese dos principais estudos publicados sobre o Programa de Alimentação do Trabalhador a partir do ano 2000.

Quadro 19.2
Características e principais resultados de estudos selecionados sobre o Programa de Alimentação do Trabalhador, que analisaram o estado nutricional e/ou as refeições oferecidas

Autores	Local/ano de realização do estudo	Casuística	Variáveis de estudo	Principais resultados
Veloso; Santana, 2002	Bahia, 1996-2000	Coorte retrospectiva, de população dinâmica, realizado com dados de exames admissionais e periódicos de trabalhadores (n = 8.454)	Variação de peso de trabalhadores de três categorias: beneficiados pelo PAT, beneficiados por auxílio-alimentação em empresas não cadastradas no PAT e trabalhadores sem nenhum programa de alimentação	Receber benefício alimentação (PAT ou não) foi associado positivamente ao aumento de peso, principalmente entre os trabalhadores de baixo nível socioeconômico
Savio et al., 2005	Brasília, 2000-2001	Estudo transversal com amostra representativa de trabalhadores que se alimentavam em restaurantes cadastrados no PAT (n = 1.044)	Consumo alimentar no almoço e estado nutricional dos trabalhadores	Prevalência de excesso de peso de 43% e baixa oferta de hortaliças cruas e frutas
Veloso; Santana; Oliveira, 2007	Bahia, 1995-2000	Coorte retrospectiva de trabalhadores atendidos pelo Serviço Social da Indústria do estado da Bahia (n = 10.604)	Existência ou não de programa de alimentação: empresas registradas no PAT, empresas que oferecem auxílio-alimentação e não são cadastradas no PAT e nenhum programa Duas variáveis de resposta: ganho de peso e sobrepeso dos trabalhadores	Trabalhadores de empresas que forneciam benefício alimentação (cadastradas ou não no PAT) apresentaram maiores taxas de incidência de ganho de peso e de sobrepeso quando comparados com os trabalhadores de empresas sem nenhum programa
Bandoni; Jaime, 2008	São Paulo, 2003-2004	Estudo transversal com amostra aleatória de 72 empresas cadastradas no PAT que forneciam refeição no local de trabalho	Qualidade global das refeições (determinada pelo Índice de Qualidade da Refeição). Características das empresas beneficiárias	As refeições oferecidas pelo PAT não estavam adequadas, e as empresas de micro e pequeno porte que não tinham nutricionista tiveram refeições de pior qualidade quando comparadas às demais
Sarno; Bandoni; Jaime, 2008	São Paulo, 2006-2007	Estudo transversal cuja população foi constituída por trabalhadores (n = 1.339) de 30 empresas cadastradas no PAT	Níveis de pressão arterial, IMC, prevalência de hipertensão e estado nutricional	A prevalência de excesso de peso foi de 45,6% e de hipertensão, de 30,3%. Os trabalhadores do sexo masculino apresentaram prevalências significativamente maiores

(continua)

Quadro 19.2
Características e principais resultados de estudos selecionados sobre o Programa de Alimentação do Trabalhador, que analisaram o estado nutricional e/ou as refeições oferecidas *(continuação)*

Autores	Local/ano de realização do estudo	Casuística	Variáveis de estudo	Principais resultados
Canella; Bandoni; Jaime, 2011	São Paulo, 2006-2007	Estudo transversal que avaliou 21 empresas cadastradas no PAT	Densidade energética das refeições por dois métodos: inclusão de todos os alimentos (sólidos e bebidas); e inclusão apenas dos alimentos sólidos. Análise das calorias totais e participação dos macronutrientes e fibras	As refeições oferecidas pelas empresas cadastradas no PAT apresentavam alta densidade energética e elevada oferta de gordura total
Bezerra et al., 2017	Rio Grande do Norte, 2014	Estudo transversal que avaliou 1.069 trabalhadores de 26 empresas (541 trabalhadores de 13 empresas cadastradas no PAT e 528 trabalhadores de 13 empresas não cadastradas no PAT)	Índice de massa corporal (IMC), circunferência da cintura (CC), consumo de energia e nutrientes no almoço	Trabalhadores de empresas cadastradas no PAT apresentam maiores índices de excesso de peso e maior CC, mas também menor ingestão de sódio e gordura saturada, quando comparados aqueles de empresas não cadastradas
Torres et al., 2020	Rio Grande do Norte, 2014-2018	Coorte prospectiva que avaliou 273 trabalhadores de 16 empresas (143 trabalhadores de 8 empresas cadastradas no PAT e 130 trabalhadores de 8 empresas não cadastradas no PAT)	Mudanças no IMC, na CC e no consumo de energia e nutrientes no almoço	O IMC e a CC aumentaram ao longo do tempo em trabalhadores de empresas cadastradas e não cadastradas no PAT, mas com maior aumento da CC no grupo PAT. Não houve diferenças entre os grupos na mudança do consumo alimentar

Fonte: Elaborado pelos autores.

Apesar de os trabalhos apresentarem diferentes desenhos de estudo, as amostras de todos representavam uma cidade ou um determinado estado. Não há estudos que compararam diferentes estados ou regiões e as diferentes modalidades de adesão ao PAT, assim, não é possível construir um panorama da efetividade do Programa no país.

Após a revisão dos parâmetros, em 2006, estudo realizado com trabalhadores da cidade de São Paulo comparou, por meio de recordatório alimentar, o efeito do local de alimentação sobre a qualidade do almoço consumido pelos trabalhadores. Os resultados apontaram que os trabalhadores que consumiram as refeições no local de trabalho (preparadas e distribuídas em Unidades de Alimentação e Nutrição (UAN) no próprio local) consumiram maior quantidade de fibras e alimentos dos grupos das hortaliças, frutas e leguminosas, consumindo refeições com menor densidade energética, quando comparadas às refeições realizadas em casa ou em restaurantes comerciais. Destaca-se, ainda, que o almoço realizado em casa apresentava uma pior qualidade geral (Bandoni et al., 2013). Assim, o acesso ao PAT pode beneficiar os trabalhadores, com uma refeição melhor do que a consumida no domicílio.

Com relação ao estado nutricional, estudo transversal realizado no Rio Grande do Norte com trabalhadores de indústrias encontrou que os beneficiados pelo PAT apresentaram maiores índice de massa corporal (IMC), circunferência de cintura e prevalência de excesso de peso, quando comparados àqueles não beneficiados (Bezerra et al., 2017). Após quatro anos de seguimento de parte destes trabalhadores, verificou-se que o aumento de IMC não diferia entre trabalhadores beneficiados ou não pelo PAT, mas o de circunferência da cintura foi maior entre os beneficiados (Torres et al., 2020). De qualquer forma, é preciso avançar para que o PAT contribua para a alimentação saudável dos trabalhadores e, também, seu estado nutricional adequado.

Desafios para o PAT

O PAT, apesar de consolidado no cenário nacional e contar com importantes resultados, ainda é uma política centralizada, essencialmente normativa, que foi elaborada em um cenário epidemiológico, social e econômico diferente do atual. Até anos recentes, podemos afirmar que, apesar de avanços importantes, por exemplo, as mudanças nos parâmetros nutricionais e a instituição da Comissão Tripartite de gestão, o programa não introduziu estratégias inovadoras que pudessem torná-lo mais adequado ao atual contexto (Araújo et al., 2010).

Um dos principais aspectos debatidos no âmbito do PAT é a ampliação do benefício para micro e pequenas empresas, uma vez que grande parte dos trabalhadores de baixa renda, população-alvo do Programa, é empregada nestas empresas (Dieese, 2013). Atualmente, o benefício fiscal só se aplica a empresas que utilizam como regime de tributação o Lucro Real (lucro como base para apuração do imposto sobre a renda da pessoa jurídica e contribuição social sobre a renda, após adições e exclusões previstas por lei), ficando, hoje, excluídas da isenção fiscal empresas que possuem como regime de tributação o Simples Nacional ou o Lucro Presumido (sistemática de apuração do imposto de renda da pessoa jurídica com base na receita bruta aferida), justamente as modalidades nas quais estão concentradas as menores empresas (Dieese, 2013; Mazzon, 2016). A adesão dessas empresas contribuiria para o fortalecimento do Programa e a ampliação de sua cobertura.

Outra pauta que se faz urgente é a revisão dos parâmetros nutricionais do PAT. Os parâmetros de 2006, retirados pelo Decreto n. 10.854, foram embasados na versão anterior do Guia Alimentar para a População Brasileira e ainda focados no aporte de energia e nutrientes. Apesar da sua importância para o planejamento dos cardápios, há dificuldade para os atores envolvidos de acompanhar o cumprimento dos atuais parâmetros nas refeições consumidas pelos trabalhadores.

A consideração do processamento industrial dos alimentos nos parâmetros nutricionais do PAT, conforme as diretrizes da segunda edição do Guia Alimentar para a População Brasileira (Brasil, 2014), pode representar substancial melhoria na qualidade da alimentação dos trabalhadores. Estudos vêm mostrando o impacto negativo do consumo de alimentos ultraprocessados na composição nutricional da dieta e sua associação com a obesidade e outras doenças crônicas. Assim, novos parâmetros nutricionais para o Programa, que façam dos alimentos *in natura* ou minimamente processados a base das refeições e da aquisição de alimentos e evitem a oferta de ultraprocessados no ambiente de trabalho, são fundamentais.

O PAT também pode ser um agente importante no desenvolvimento do sistema alimentar brasileiro e para a segurança alimentar e nutricional, podendo incorporar normas semelhantes a outras políticas públicas, como o Programa Nacional de Alimentação Escolar, com diretrizes para a compra de alimentos da agricultura familiar e inclusão de alimentos da sociobiodiversidade nas refeições.

Cabe reforçar que o Decreto n. 10.854 de 2021 e as normativas dele decorrentes fragilizaram substancialmente o caráter de promoção da alimentação adequada e saudável do Programa e de contribuição para a garantia da segurança alimentar e nutricional dos trabalhadores, em decorrência da retirada de parâmetros nutricionais e de responsabilidade técnica do PAT (Brasil, 2021c).

Os processos de controle do PAT também são frágeis, tanto na adesão das empresas (feita por meio de formulário digital), quanto na fiscalização da sua execução. Além disso, não há nenhuma aferição de efetividade do Programa, que poderia contribuir para a orientação de processos decisórios dos gestores. Assim, se constitui um grande desafio fomentar estudos sobre o PAT e seus impactos na alimentação e saúde, principalmente para conhecer o acesso a alimentos/refeições e o consumo dos trabalhadores beneficiados nas modalidades que não ofertam as refeições no ambiente de trabalho, uma vez que não há na literatura estudos com amostras representativas que investigaram esses trabalhadores e sua alimentação.

Por fim, o PAT é uma das mais importantes políticas de alimentação e nutrição do país, considerando sua abrangência, execução e longevidade. A valorização do Programa como parte importante das políticas de segurança alimentar e nutricional e de promoção de saúde, bem como a aproximação de diferentes atores, como pesquisadores, Conselho Nacional de Segurança Alimentar e Nutricional, agricultores familiares, na sua gestão, são pontos fundamentais para o avanço do PAT.

Referências

ARAÚJO, M. P. N.; COSTA-SOUZA, J.; TRAD, L. N. B. A alimentação do trabalhador no Brasil: um resgate da produção científica nacional. *Hist Cienc Saude Manguinhos*, v. 17, p. 975-992, 2010.

BANDONI, D. H.; CANELLA, D. S.; LEVY, R. B.; JAIME, P. C. Eating out or in from home: analyzing the quality of meal according eating locations. *Rev. Nutr.*, v. 26, p. 625-632, 2013.

BANDONI, D. H.; JAIME, P. C. A qualidade das refeições de empresas cadastradas no Programa de Alimentação do Trabalhador na cidade de São *Paulo. Rev Nutr*, v. 21, p. 177-184, 2008.

BEZERRA, I. L. et al. Evaluation of the nutritional status of workers of transformation industries adherent to the Brazilian Worker's Food Program: a comparative study. *PLoS One*, v. 12, e0171821, 2017.

BRASIL. Decreto n. 10.854, de 10 de novembro de 2021. Regulamenta disposições relativas à legislação trabalhista e institui o Programa Permanente de Consolidação, Simplificação e Desburocratização de Normas Trabalhistas Infralegais e o Prêmio Nacional Trabalhista, e altera o Decreto n. 9.580, de 22 de novembro de 2018. *Diário Oficial da União*, 11 nov. 2021a.

BRASIL. Lei n. 14.442, de 2 de setembro de 2022. Dispõe sobre o pagamento de auxílio-alimentação ao empregado e altera a Lei n. 6.321, de 14 de abril de 1976, e a Consolidação das Leis do Trabalho, aprovada pelo Decreto-Lei n. 5.452, de 1º de maio de 1943. *Diário Oficial da União*, 05 set. 2022.

BRASIL. *Lei n. 6.321 de 14 de abril de 1976*. Dispõe sobre a dedução do lucro tributável para fins de imposto sobre a renda das pessoas jurídicas, o dobro das despesas realizadas em Programas de Alimentação do Trabalhador. *Diário Oficial da União*, 19 abr. 1976.

BRASIL. *Guia alimentar para a população brasileira*. 2. ed. Brasília, DF: Ministério da Saúde, 2014.

BRASIL. Portaria Interministerial n. 06, de 13 de maio de 2005. Dispõe sobe a Comissão Tripartite para acompanhar a execução do Programa de Alimentação do Trabalhador (PAT). *Diário Oficial da União*, 16 maio 2005.

BRASIL. Portaria Interministerial n. 66 de 25 agosto de 2006. Altera os parâmetros nutricionais do Programa de Alimentação do Trabalhador – PAT. *Diário Oficial da União*, 28 ago. 2006.

BRASIL. Portaria n 34, de 07 de dezembro de 2007. Dispõe sobre o recadastramento das pessoas jurídicas fornecedoras, prestadoras de serviços de alimentação coletiva e beneficiárias do Programa de Alimentação do Trabalhador (PAT). *Diário Oficial da União*, 10 dez. 2007.

BRASIL. *Portaria n. 66, de 19 de dezembro de 2003*. Dispõe sobre o recadastramento das pessoas jurídicas beneficiárias, fornecedoras e prestadoras de serviços de alimentação coletiva do Programa de Alimentação do Trabalhador (PAT). *Diário Oficial da União*, 22 dez. 2003.

BRASIL. Portaria n. 672, de 8 de novembro de 2021. Disciplina os procedimentos, programas e condições de segurança e saúde no trabalho e dá outras providências. *Diário Oficial da União*, 11 nov. 2021b.

BRASIL. Recomendação n. 040, de 13 de dezembro de 2021. Brasília, DF: Conselho Nacional de Saúde, 17 dez. 2021c. Disponível em: http://conselho.saude.gov.br/recomendacoes-cns/recomendacoes-2021/2258-recomendacao-n-040-de-13-de-dezembro-de-2021#:~:text=Central%20de%20conte%C3%BAdos&text=Considerando%20a%20necessidade%20da%20defesa,Popula%C3%A7%C3%A3o%20Brasileira%20(MS%2C%202014)%3B. Acesso em: 03 jan. 2023.

CANELLA, D. S.; JAIME, P. C.; BANDONI, D. H. Densidade energética de refeições oferecidas em empresas inscritas no programa de alimentação do Trabalhador no município de São Paulo. *Rev. Nutr.*, v. 24, p. 715-724, 2011.

COLARES, L. G. T. Evolução e perspectivas do programa de alimentação do trabalhador no contexto político brasileiro. *Nutrire*, v. 29, p. 141-158, 2005.

DIEESE. Relatório *Final sobre o Programa de Alimentação do Trabalhador* (PAT). São Paulo: Dieese; 2013.

HOCHMAN, G. Reformas, instituições e políticas de saúde no Brasil (1930-1945). *Educar em Revista*, v. 25, p. 127-141, 2005.

L'ABBATE, S. As políticas de alimentação e nutrição no Brasil I – Período de 1940 a 1964. *Rev Nutr.*, v. 1, p. 87-138, 1988.

L'ABBATE, S. As políticas de alimentação e nutrição no Brasil II A partir dos anos setenta. *Rev Nutr.*, v. 2, p. 7-54, 1988b.

MAZZON, J. A. *40 anos do PAT* – conquistas e desafios da política de alimentação com foco em desenvolvimento econômico e social. São Paulo: Blucher, 2016.

SANTOS, L. M. P. et al. Avaliação de políticas públicas de segurança alimentar e combate à fome no período 1995-2002. 2– Programa de Alimentação do Trabalhador, *Cad Saúde Pública*, v. 23, p. 1931-1945, 2007.

SARNO, F.; BANDONI, D. H.; JAIME, P. C. Excesso de peso e hipertensão arterial em trabalhadores de empresas beneficiadas pelo Programa de Alimentação do Trabalhador (PAT). *Rev Bras Epidemiol*, v. 11, p. 453-462, 2008.

SAVIO, K. E. O.; COSTA, T. H. M.; MIAZAKI, E.; SCHMITZ, B. A. S. Avaliação do almoço servido a participantes do programa de alimentação do trabalhador. *Rev Saúde Pública*, v. 39, p. 148-155, 2005.

TORRES, K. et al. Long-term effect of the Brazilian Workers' Food Program on the nutritional status of manufacturing workers: A population-based prospective cohort study. *PLOS One*, v. 15, p. e0231216, 2020.

VASCONCELOS, F. A. G. Combate à fome no Brasil: uma análise histórica de Vargas a Lula. *Rev Nutr.*, v. 18, p. 439-457, 2005.

VASCONCELOS, F. A. G. Tendências históricas dos estudos dietéticos no Brasil. *História, Ciências, Saúde*, Manguinhos, v. 14, p. 197-219, 2007.

VELOSO, I. S.; SANTANA, V. S. Impacto nutricional do programa de alimentação do trabalhador no Brasil 1. *Rev Panam Salud Pública*, v. 11.1, p. 25, 2002.

VELOSO, I. S.; SANTANA, V. S.; OLIVEIRA, N. F. Programas de alimentação para o trabalhador e seu impacto sobre ganho de peso e sobrepeso. *Rev Saúde Pública*, v. 41.5, p. 769-776, 2007.

20

Programas de acesso à alimentação e os equipamentos públicos de segurança alimentar e nutricional

■ Nádia Rosana Fernandes de Oliveira

Introdução

A realização plena da segurança alimentar e nutricional (SAN) implica garantir o acesso à alimentação adequada e saudável (AAS), e existem alguns modos de garantir esse acesso, por meio de políticas públicas. Cada um desses modos se relaciona com determinadas opções políticas e econômicas, como já nos afirmava Josué de Castro (Castro, 2011 *apud* Rede Integrada de Segurança Alimentar e Nutricional, 2011).

No Brasil, as políticas sociais foram iniciadas na década de 1940, e durante longo período as incipientes políticas nacionais apresentavam práticas de acesso à alimentação por meio da distribuição de alimentos às comunidades em situação de vulnerabilidade social, focalização a determinado grupo (ao exemplo do Programa de Alimentação ao Trabalhador para trabalhadores formais), ou específicos programas (ao exemplo do combate ao bócio endêmico). Nesses períodos, os principais mecanismos de acesso aos alimentos se davam por meio de doações diretas do Estado aos grupos vulneráveis – doações que continham produtos ultraprocessados, ao exemplo da carne moída processada e enlatada, salsichas em conserva e preparados lácteos tipo mingaus (Burlandy, 2009).

No início da década de 1990, o tema alimentação e nutrição ganhou espaço na agenda política. A sociedade civil organizada pautou lutas pelo acesso à alimentação saudável, sendo o período de construção do Conselho Nacional de Segurança Alimentar e Nutricional (CONSEA) – que foi instituído e destituído neste período – e realização da I Conferência Nacional de Segurança Alimentar dentre outros tantos processos de construção de uma pretensa política pública de SAN. No entanto, em 1997, o Brasil experienciou a extinção de órgãos de coordenação dos programas nacionais de alimentação e nutrição, e entre acúmulos e retrocessos, em 1999 foi aprovada a Política Nacional de Alimentação e Nutrição, que inovou ao posicionar a promoção do direito humano à alimentação adequada como fundamento de suas ações, apontando para a necessidade de criação de uma política abrangente de SAN (Burlandy, 2009).

Entre 2003 e 2015, especialmente, tivemos opções políticas e econômicas que favoreceram a garantia do direito à alimentação. O fortalecimento da agenda da SAN possibilitou a restituição do CONSEA, as II e III Conferências Nacionais de Segurança Alimentar e Nutricional, a proposição da Lei Orgânica para a Segurança Alimentar e Nutricional (Losan), e, a partir dela, a institucionalização de um Sistema Nacional de Segurança Alimentar e Nutricional (Sisan) (Conselho Nacional de Segurança Alimentar e Nutricional, 2004; Brasil, 2006b).

Desse modo, no período de 2003-2015, construiu-se uma série de programas e ações, executados por diversos órgãos e coordenados pelo Ministério do Desenvolvimento Social (MDS), que passou a ter uma Secretaria Nacional de Segurança Alimentar e Nutricional (Sesan). A Sesan responsabilizou-se por programas que apoiavam a produção, o abastecimento e distribuição e o consumo de alimentos. Priorizou-se a produção de alimentos pela agricultura familiar e a logística de abastecimento se voltava para a aquisição desses alimentos e distribuição aos equipamentos públicos de SAN (EPSAN), tais como restaurantes populares, cozinhas comunitárias, bancos de alimentos. Esse ciclo potencializou o acesso aos alimentos culturalmente referenciados, produzidos localmente e vinculados com seus territórios (Instituto de Pesquisa Econômica Aplicada, 2014).

Foram programas e ações deste período: i) Programa Cisternas; ii) Programa de Aquisição de Alimentos (PAA); iii) Programa de Fomento às Atividades Produtivas Rurais; iv) Ação de Distribuição de Cestas de Alimentos a Grupos Populacionais Específicos (como famílias acampadas, comunidades indígenas, quilombolas e de terreiros, pescadores artesanais e famílias atingidas pela construção de barragens); v) Equipamentos públicos de segurança alimentar e nutricional[1]; e, vi) Ações de Educação Alimentar e Nutricional. Cada um desses programas atendeu a um público específico e possuiu formas de participação diferentes. Para executá-los, a Sesan firmou parceria com os estados, municípios, consórcios públicos e organizações da sociedade civil (Instituto de Pesquisa Econômica Aplicada, 2014).

Entre 2016 e 2022 houve histórico retrocesso na agenda da SAN. A Sesan foi extinta e todos os programas de acesso à alimentação foram desestruturados. A rede de EPSAN que se configurava em estruturas de auxílio para a garantia da AAS e ação concreta da Política Nacional de SAN, foi desmantelada. Neste período, o acesso à alimentação foi proposto, fundamentalmente, a partir do protagonismo de equipamentos sociais edificados pela sociedade civil organizada (Cátedra Josué de Castro, 2022).

Em 2023, a agenda de EPSAN foi retomada como compromisso do Ministério do Desenvolvimento e Assistência Social, Família e Combate à Fome (MDS), órgão responsável pelas políticas nacionais de desenvolvimento social, de segurança alimentar e nutricional, de assistência social e de renda de cidadania no país.

Programas de acesso à alimentação

Um dos principais programas de acesso à alimentação vigentes configura-se no Programa de Aquisição de Alimentos (PAA). O Programa, que se caracteriza pela aquisição de alimentos de agricultores familiares (Burlandy, 2009), extrativistas, pescadores artesanais, povos indígenas e demais populações tradicionais. O PAA foi criado em 2003 (Instituto de Pesquisa Econômica Aplicada, 2020), e vigorou até 2021, quando foi substituído por curto período

[1] A implementação dos EPSAN foi uma das iniciativas integradas à rede de ações da Estratégia Fome Zero. A Estratégia Fome Zero foi uma política de combate à fome e exclusão social construída a partir de 2003, com parceria entre o Governo Federal, estados e municípios. A implantação da Rede de Equipamentos Públicos de Alimentação e Nutrição se deu por meio de editais públicos de seleção, lançados anualmente pelo então Ministério do Desenvolvimento Social e Combate à Fome (MDS).

pelo Programa Alimenta Brasil (PAB) (Brasil, 2021). O PAA foi retomado em 2023, por meio da Lei n. 14.628, consolidando seu propósito em promover o acesso à alimentação e fortalecer a produção de alimentos pela agricultura familiar. A lei do PAA determina que o mínimo de 30% das compras públicas de gêneros alimentícios deve ser direcionado à aquisição de produtos de agricultores familiares e de suas organizações. Também garante que os grupos vulneráveis, tais como famílias do Cadastro Único, povos indígenas, comunidades tradicionais, assentados da reforma agrária, negros, mulheres, juventude rural, idosos e pessoas com deficiência, tenham prioridade de venda de produtos ao programa. Por fim, a lei aprovada permitiu a inovação de criação do programa Cozinha Solidária, que oferece alimentação gratuita para pessoas em risco social, como população em situação de rua e com insegurança alimentar (Brasil, 2023).

O fortalecimento da agricultura familiar depende, entre outros aspectos, da ampliação de oportunidades para comercialização da produção e a criação de mercado institucional, fatores identificados como os principais problemas enfrentados pelos agricultores familiares.

A criação do PAA pode ser compreendida enquanto um ápice na consolidação da agenda das políticas de compras públicas. O Programa foi construído em meio à inovações destacando-se características como i) público beneficiário produtor/fornecedor (agricultura familiar e assentados da reforma agrária, passando a incorporar também povos indígenas e povos e comunidades tradicionais); ii) compra sem processo de concorrência pública, tendo ação direta de aquisição por parte do Estado; iii) preços pagos na aquisição, respeitando e levando em consideração as especificidades regionais e; iv) gestão compartilhada intersetorial (Brasil, 2006a).

O PAA foi fundamental para a revitalização e legitimação da Companhia Nacional de Abastecimento (Conab), junto às organizações sociais. Entre 2003 e 2020, a Conab destinou ao PAA mais de 4 bilhões de reais, tendo adquirido mais de 500 tipos de alimentos diferentes e beneficiado mais de 18 mil entidades que atuavam no cuidado a pessoas em situação de insegurança alimentar e nutricional (IAN). O PAA foi reconhecido internacionalmente, sendo referência para a Agência das Nações Unidas para a Alimentação e Agricultura e para o Programa Mundial de Alimentos, na implementação de compras de alimentos diretamente de famílias camponesas em diversos países da África e América Central (FIAN, 2022).

Sobre o extinto Programa Alimenta Brasil (PAB), vale destacar que ele apresentou fragilidade quanto aos critérios de participação dos beneficiários, principalmente no que se refere aos auxílios de inclusão produtiva rural e urbana, instituindo tratamento diferenciado para ambos os públicos. Do ponto de vista operacional, o auxílio concedido mensalmente tinha a condicionalidade do seu pagamento vinculado à doação de alimentos para outras famílias como pagamento parcial do valor recebido no ano. Essa exigência sobrecarregou famílias de agricultores que vivenciam a vulnerabilidade e IAN, e que não disponibilizam de excedentes produtivos alimentares. Além dessas inconsistências, o PAB operou com 10% do orçamento executado pelo PAA, o que gerou prejuízos tanto aos agricultores quanto às entidades que recebiam os alimentos (FIAN, 2022).

Equipamentos públicos de segurança alimentar e nutricional

Entre 2003 e 2011, existiam 89 restaurantes populares em funcionamento e 60 em implantação; 410 cozinhas comunitárias em funcionamento e 212 em implantação e 68 bancos de alimentos funcionando, enquanto 35 estavam sendo implantados (Câmara Interministerial de Segurança Alimentar e Nutricional, 2011).

No Plano Nacional de SAN de 2015 (Câmara Interministerial de Segurança Alimentar e Nutricional, 2017) (vigência para 2016/2019) constam desafios de "promover o abastecimento e o acesso regular e permanente da população brasileira à alimentação adequada e saudável". Nesse quesito, estão inseridos sete grandes campos de ação, sendo eles: 1) Compras públicas; 2) Abastecimento; 3) Legislação sanitária; 4) Economia solidária; 5) Perdas e desperdício de alimentos; e, finalmente, 6) Equipamentos públicos de segurança alimentar e nutricional e 7) Agricultura urbana.

Os Equipamentos Públicos de Segurança Alimentar e Nutricional são estruturas físicas e espaços destinados, no todo ou em parte, à provisão de serviços públicos ao cidadão, com vistas à garantia do Direito Humano à Alimentação Adequada, destinados à oferta, à distribuição e à comercialização de refeições ou de alimentos
São EPSAN as feiras e mercados populares, os restaurantes populares, as cozinhas comunitárias e os bancos de alimentos

Feiras e mercados populares

São estruturas públicas que visam facilitar a comercialização dos produtos agropecuários, artesanatos e das agroindústrias dos agricultores familiares, assentados e acampados da reforma agrária. Esses equipamentos são construídos em locais urbanos, a fim de ampliar os sistemas locais de abastecimento a partir do acesso aos alimentos *in natura* e minimamente processados e que se refiram também à valorização das culturas locais (Cardoso; Morais; Costa, 2010).

Exemplo de ação de promoção à informação para o acesso aos alimentos foi a construção do Mapa de Feiras Orgânicas pelo Instituto de Defesa do Consumidor. O Mapa é uma ferramenta de busca, com o objetivo de estimular a alimentação saudável e sustentável em todo o Brasil e mostrar que os produtos orgânicos e agroecológicos podem ser mais acessíveis aos consumidores. Essa ferramenta visa encurtar o caminho do consumidor até o produtor para ampliar o acesso a alimentos saudáveis, produzidos sem agrotóxicos. Outra preocupação da plataforma é valorizar relações de comércio mais justas e iniciativas que buscam minimizar os impactos ambientais causados pela produção de alimentos. Atualmente existem mais de 1.040 iniciativas cadastradas no Mapa (Instituto Brasileiro de Defesa do Consumidor, 2023).

Restaurantes populares

A expectativa de ação dos restaurantes populares foi criar uma rede de proteção alimentar, em áreas com grande circulação de pessoas em situação de IAN e vulnerabilidade social, e que realizavam suas refeições fora do domicílio. Os RP podem ser geridos pelo setor público municipal ou estadual diretamente, ou por meio de parceria com organizações sem fins lucrativos. Para instalar um RP, o município ou estado recebe recursos para construir, ampliar, reformar instalações prediais, adquirir equipamentos, materiais permanentes e de consumo novos, realizar formação e capacitação profissional de equipe de trabalho. A implantação se dá em municípios com mais de 100 mil habitantes, com a produção diária podendo variar entre 400 e 1.000 refeições. Os RP são, portanto, unidades de alimentação e nutrição que se caracterizam pela produção e comercialização de refeições prontas, nutricionalmente adequadas, constituídas com produtos regionais, a preços subsidiados e acessíveis, servidas em locais apropriados e confortáveis, de forma a garantir a dignidade ao ato de se alimentar.

Grupos de indivíduos em situação de rua, ou mesmo aqueles que realizam suas refeições fora do domicílio, que passam por restrições de renda, e não têm acesso ao mercado tradicional de refeições prontas configuram-se como população-alvo dos RP. Assim, indivíduos que não possuem condições de preparar sua comida podem ter acesso à refeição pronta. São indivíduos que acessam os RP: idosos domiciliados em situação de vulnerabilidade e fragilidade; estudantes e trabalhadores que residem em áreas distantes de seus locais de estudo e trabalho, que têm o custo da refeição e o tempo necessário ao deslocamento como obstáculos para acessar uma alimentação adequada e saudável. Sendo assim, os RP cumprem os requisitos de garantir acesso à refeição pronta e de qualidade (Cardoso; Morais; Costa, 2010).

Uma das características dos RP é a localização estratégica. Eles foram planejados para estar em regiões com grande circulação de pessoas, como em centros e periferias urbanas, próximos aos locais de transporte de massa e/ou de outros equipamentos públicos voltados à assistência social e promoção da saúde. Os RP devem também estar articulados com outras ações de SAN, como educação alimentar e nutricional, ações de inclusão social e compras diretas da agricultura familiar local, por exemplo.

Em períodos de precarização e desmonte de políticas públicas nacionais, ao exemplo do que ocorreu no Brasil entre 2016 e 2022, as articulações sociais regionais tornaram-se fundamentais para a manutenção dos restaurantes populares. Um destes exemplos é o Programa Bom Prato, instituído no estado de São Paulo no ano 2000, e que conseguiu permanecer com a vigência de mais de 100 unidades de RP no território estadual (Governo do Estado de São Paulo, 2023).

Cozinhas comunitárias

As cozinhas comunitárias visam contribuir com um ambiente alimentar saudável, onde seja possível acessar refeições prontas e reduzir o número de pessoas em situação de IAN. As CC são semelhantes aos RP, porém com estrutura menor, e também podem ser geridos pelo setor público diretamente ou por meio de parceria com organizações sem fins lucrativos.

Estes equipamentos públicos são, portanto, unidades de alimentação e nutrição que podem ser instalados em municípios com mais de 50.000 habitantes e devem atender exclusivamente famílias urbanas devidamente cadastradas em programas socioassistenciais e que estejam em situação de vulnerabilidade social. As CC visam contribuir para o processo de conscientização alimentar e inserção social. Cada unidade deve viabilizar uma produção mínima de 100 refeições diárias. As refeições produzidas devem ser gratuitas ou comercializadas a preço acessível (Cardoso; Morais; Costa, 2010).

O projeto de Cozinhas Solidárias construído pelo Movimento dos Trabalhadores Sem Teto é um exemplo bem sucedido de ação da sociedade civil organizada para a garantia da SAN. As Cozinhas Solidárias têm o propósito de combate à fome e, além de entregarem alimentos, promovem atividades culturais e educativas, apoio jurídico e uma série de outras iniciativas ao coletivo das famílias em vulnerabilidade. Até 2022 foram construídas 31 Cozinhas Solidárias em 14 estados brasileiros, distribuindo 1.228.020 refeições (Movimento dos Trabalhadores Sem Teto, 2023).

Bancos de alimentos

Os bancos de alimentos visam contribuir para o abastecimento e o combate ao desperdício de alimentos oriundos da cadeia agroalimentar. Este equipamento arrecada os alimentos que estão em condições adequadas para o consumo humano, por meio da articulação com a rede convencional de comercialização, armazenagem e processamento de alimentos. É responsabilidade dos BA analisar, classificar e embalar os alimentos. Em muitos municípios, os BA também podem ser responsáveis pela distribuição de alimentos oriundos tanto de programas de aquisição de alimentos da agricultura familiar quanto aqueles oriundos da Central de Abastecimento. A distribuição dos alimentos é realizada aos restaurantes populares e às cozinhas comunitárias, além de outras entidades cadastradas na rede socioassistencial dos municípios (Cardoso; Morais; Costa, 2010).

Considerando a modalidade de gestão, os bancos de alimentos são agrupados em quatro tipos, segundo proposta da Rede Brasileira de Bancos de Alimentos (Brasil, 2016):

- Bancos de alimentos dos entes federados (em geral operados pelos municípios);
- Bancos de alimentos das Centrais de Abastecimento;
- Bancos de alimentos das organizações da sociedade civil;
- Bancos de alimentos dos serviços sociais autônomos.

Os BA, portanto, arrecadam alimentos provenientes de doações, estimulando o aproveitamento dos alimentos e o combate ao desperdício, prioritariamente. Esses equipamentos podem ser implantados em municípios com mais de 100 mil habitantes, em locais urbanos e metropolitanos.

Um exemplo de articulação de entidades privadas junto ao setor público para a garantia de SAN é o Mesa Brasil do Serviço Social do Comércio (Sesc)[2] caracterizado como uma Rede Nacional de Bancos de Alimentos. A Rede Mesa Brasil atua contra a fome e o desperdício de alimentos, sendo formada por mais de 3.000 parceiros doadores (produtores rurais, atacadistas e varejistas, centrais de distribuição e abastecimento e indústrias de alimentos, além de empresas de diversos ramos de atividade). Os doadores cedem seus excedentes de produção, alimentos fora dos padrões de comercialização, mas em condições seguras e próprias para o consumo. O programa atende prioritariamente pessoas em situação de vulnerabilidade social e nutricional assistidas por entidades sociais cadastradas (Serviço Social do Comércio, 2023).

Em um levantamento realizado com dados do ano 2018, Tenuta et al. (2021) analisaram as experiências brasileiras de BA e observaram grande capilaridade desses EPSAN, presentes nas 27 unidades federativas brasileiras. Foram identificados 217 bancos em operação, funcionando em quatro diferentes modalidades de gestão: públicos, Rede Mesa Brasil Sesc, bancos instalados em Ceasas e iniciativas da sociedade civil. Observou-se ainda que maioria dos BA tem estabelecimentos comerciais como seus maiores parceiros doadores, e frutas e verduras constituem os itens mais doados, complementando a alimentação, principalmente, de famílias em situação de risco social e de crianças atendidas por instituições socioassistenciais.

Os EPSAN integram os compromissos e esforços de monitoramento e avaliação da Política Nacional de SAN (Oliveira; Casemiro; Brandão; Pinto, 2022). Em 2015, realizou-se Mapeamento de Segurança Alimentar e Nutricional no território brasileiro (MapaSAN) (Brasil, 2014), com o objetivo de coletar, no âmbito dos estados, Distrito Federal e municípios, informações sobre a gestão da Política Nacional de SAN, os componentes do Sisan e as ações e equipamentos

---

2 O Sesc é uma instituição brasileira privada, mantida pelos empresários do comércio de bens, serviços e turismo, com atuação em todo âmbito nacional.

públicos de SAN. O MapaSAN teve participação voluntária, e somente 2.089 municípios responderam ao questionário.

Os resultados do MapaSAN mostram que:

- Em 37,5% (783) dos municípios respondentes, existem um ou mais mercados públicos ou populares, totalizando 1.408 deste tipo de EPSAN.
- Em 5,6% (116) dos municípios foram mapeados sacolões públicos ou quitandas.
- 74,3% dos municípios (1.552) contam com um total de 5.505 feiras livres. Do total de feiras livres registradas, 71,8% (3.341) são convencionais e 28,2% (2.164) são feiras que comercializam total ou parcialmente produtos alimentares de origem orgânica ou de base agroecológica.
- 5,7% (119) dos municípios mapeados no MapaSAN contam com pelo menos um restaurante popular, sendo mapeados 185 no Brasil.
- Em 7,5% (156) dos municípios, foram registradas 276 cozinhas comunitárias.
- Em 6,4% (133) dos municípios, existem um ou mais bancos de alimentos, totalizando 149.
- Em 17,9% (374) dos municípios respondentes, foram registradas 610 Unidades de distribuição da AF.

Considerações finais

A experiência brasileira mostra que a implantação e manutenção de programas de acesso à alimentação podem contribuir para a superação da fome e IAN. Ações estratégicas e intersetoriais, que valorizam a diversidade dos sistemas socioagroalimentares tornam-se essenciais para sociedades inclusivas, sustentáveis e plurais, nas quais o acesso à alimentação adequada e saudável é direito de todos.

Os equipamentos públicos de SAN configuram-se enquanto estratégias para a qualificação de ambientes alimentares brasileiros, sendo uma oportunidade de garantir o direito humano à alimentação adequada. Ressalta-se que a possibilidade de oferecer serviços públicos de alimentação e nutrição que tenham os aspectos sanitários atendidos, adequação nutricional dos cardápios e custo acessível impulsiona uma rede de circulação de alimentos referenciados na cultura local e produzidos nos territórios.

Sendo assim, programas de acesso à alimentação conformam-se enquanto instrumentos construídos para minimizar os contraditórios existentes nos sistemas alimentares brasileiros, onde diferentes dispositivos de abastecimento, distribuição e consumo de alimentos disputam espaço. Os programas também cumprem papel fundamental no que tange à superação dos paradoxos de desperdício de alimentos e abundância de acesso aos produtos alimentares ultraprocessados, junto aos contextos de IAN e restrito acesso aos alimentos *in natura* e minimamente processados.

Assim, para romper com o ciclo de vulnerabilidade e IAN, torna-se necessário modificar substancialmente os sistemas agrário e agrícola excludentes. A inserção de camponeses e agricultores familiares nos sistemas de produção, em que se privilegie a produção de comida de verdade, e não de *commodities* agrícolas, promove o fortalecimento de um sistema alimentar saudável e sustentável, no qual os programas de acesso à alimentação permitem, então, maximizar o acesso aos alimentos *in natura* e minimamente processados, bem como às preparações culinárias na forma de refeições.

Referências

BRASIL. Decreto-Lei n. 11.346, de 15 de setembro de 2006. Cria o Sistema Nacional de Segurança Alimentar e Nutricional SISAN com vistas em assegurar o direito humano à alimentação adequada e dá outras providências. *Diário Oficial da União* [Internet]. 2006b. [Acessado em 27 fev. 2023]. Disponível em: https://www.planalto.gov.br/ccivil_03/_ato2004-2006/2006/lei/l11346.htm.

BRASIL. Ministério do Desenvolvimento Social e Combate à Fome. MAPASAN 2014: Mapeamento de Segurança Alimentar e Nutricional. Brasília, DF: MDS; Secretaria de Avaliação e Gestão da Informação; Secretaria Nacional de Segurança Alimentar e Nutricional. [Internet]. 2014 [Acessado em 27 fev. 2023]. Disponível em: https://aplicacoes.mds.gov.br/sagirmps/ferramentas/docs/MapaSAN_final.pdf.

BRASIL. Portaria n. 17, de 14 de abril de 2016. Institui a Rede Brasileira de Bancos de Alimentos. Brasília, DF, *Diário Oficial da União* de 15 de abril de 2016.

BRASIL. Presidência da República. Casa Civil. Secretaria Especial para Assuntos Jurídicos. Lei n. 14.628, de 20 de julho de 2023. Institui o Programa de Aquisição de Alimentos (PAA) e o Programa Cozinha Solidária. [Internet]. 2023. [Acessado em 29 jul. 2023]. Disponível em: https://legislacao.presidencia.gov.br/atos/?tipo=LEI&numero=14628&ano=2023&ato=1eaETTE50MZpWTd1f.

BRASIL. Presidência da República. Casa Civil. Subchefia para Assuntos Jurídicos. Lei n. 11.326, de 24 de julho de 2006. Estabelece as diretrizes para a formulação da Política Nacional da Agricultura Familiar e Empreendimentos Familiares Rurais. [Internet]. 2006a. [Acessado em 27 fev. 2023]. Disponível em: https://www.planalto.gov.br/ccivil_03/_ato2004-2006/2006/lei/l11326.htm.

BRASIL. Presidência da República. Secretaria-Geral. Subchefia para Assuntos Jurídicos. Decreto n 10.880, de 2 de dezembro de 2021. Regulamenta o Programa Alimenta Brasil, instituído pela Medida Provisória n. 1.061, de 9 de agosto de 2021. [Internet] 2021. [Acessado em 27 fev. 2023]. Disponível em: http://www.planalto.gov.br/ccivil_03/_ato2019-2022/2021/Decreto/D10880.htm.

BURLANDY, L. A construção da política de segurança alimentar e nutricional no Brasil: estratégias e desafios para a promoção da intersetorialidade no âmbito federal de governo. *Ciência & Saúde Coletiva*, v. 14, n. 3, p. 851-860, 2009. [Internet]. 2009 [Acessado em 27 fev. 2023]. Disponível em: http://www.scielo.br/j/csc/a/DfcQzJ7fGMVkDF3bbdKzM5Q/?format=pdf&lang=en.

CÂMARA INTERMINISTERIAL DE SEGURANÇA ALIMENTAR E NUTRICIONAL. Plano Nacional de Segurança Alimentar e Nutricional: 2012/2015. Brasília, DF: CAISAN, 2011. [Internet]. 2011. [Acessado em 27 fev. 2023]. Disponível em: https://www.mds.gov.br/webarquivos/publicacao/seguranca_alimentar/Plano_Caisan.pdf.

CÂMARA INTERMINISTERIAL DE SEGURANÇA ALIMENTAR E NUTRICIONAL. Plano Nacional de Segurança Alimentar e Nutricional: 2016/2019. Brasília, DF: CAISAN, 2017. [Acessado em 27 fev. 2023]. Disponível em: https://www.mds.gov.br/webarquivos/arquivo/seguranca_alimentar/caisan/plansan_2016_19.pdf.

CARDOSO, J. C.; MORAIS, M da P; COSTA, M. A. A rede de equipamentos públicos de alimentação e nutrição (Redesan) como elemento da estratégia da política de segurança alimentar e nutricional. In: *Infraestrutura Social e Urbana no Brasil:* subsídios para uma agenda de pesquisa e formulação de políticas públicas [Internet]. Brasília: Instituto de Pesquisa Econômica Aplicada (Ipea); 2010. (Eixos Estratégicos do Desenvolvimento Brasileiro; Infraestrutura Econômica, Social e Urbana; vol. 2). [Acessado em 27 fev. 2023]. Disponível em: http://repositorio.ipea.gov.br/handle/11058/8431?mode=full.

CASTRO, J. Geografia da fome: o dilema brasileiro: pão ou aço. 10. ed. Rio de Janeiro: Antares Achiamé, 1984. Apud Rede Integrada de Segurança Alimentar e Nutricional. *Equipamentos públicos de segurança alimentar e nutricional.* Porto Alegre: Evangraf, 2011.

CÁTEDRA JOSUÉ DE CASTRO. *Da fome à fome:* diálogos com Josué de Castro. Campelo T, Bortoletto A. P. (Org.) São Paulo: Zabelê Comunicação; Editora Elefante [Internet] 2022. [Acessado em 27 fev. 2023]. Disponível em: http://geografiadafome.fsp.usp.br/da-fome-a-fome-dialogos-com-josue-de-castro.

CONSELHO NACIONAL DE SEGURANÇA ALIMENTAR E NUTRICIONAL. *II Conferência Nacional de Segurança Alimentar.* Relatório Final. Brasília: CONSEA, 2004. [Acessado em 27 fev. 2023]. Disponível em: http://www.planalto.gov.br/consea.

FIAN. Organização pelo Direito Humano à Alimentação e à Nutrição Adequadas. Nota técnica: O DHANA e o Programa Alimenta Brasil: riscos e retrocessos nas compras públicas de alimentos da agricultura familiar. [Internet]. 2022. [Acessado em 27 fev. 2023]. Disponível em: https://fianbrasil.org.br/wp-content/uploads/2022/02/NTecnica1_2022_FianBrasil_comAlteracoes.pdf.

GOVERNO DO ESTADO DE SÃO PAULO. Desenvolvimento Social. Programa Bom Prato. [Internet]. 2023. [Acessado em 27 fev. 2023]. Disponível em: https://www.desenvolvimentosocial.sp.gov.br/acoes-de-protecao-social/programa-bom-prato.

INSTITUTO BRASILEIRO DE DEFESA DO CONSUMIDOR. Mapa das Feiras Orgânicas. [Internet]. 2023. [Acessado em 27 fev. 2023]. Disponível em: https://feirasorganicas.org.br.

INSTITUTO DE PESQUISA ECONÔMICA APLICADA. Nota técnica n. 17. Diretoria de Estudos e Políticas Regionais, Urbanas e Ambientais. O Programa de Aquisição de Alimentos (PAA): instrumento de dinamismo econômico, combate à pobreza e promoção da segurança alimentar e nutricional em tempos de Covid-19. [Internet] 2020. [Acessado em 27 fev. 2023]. Disponível em: https://repositorio.ipea.gov.br/bitstream/11058/10032/1/NT_17_Dirur_O%20Programa%20de%20Aquisicao%20de%20Alimentos%20PAA.pdf.

INSTITUTO DE PESQUISA ECONÔMICA APLICADA. Textos para Discussão. A trajetória histórica da Segurança Alimentar e Nutricional na agenda política nacional: projetos, descontinuidades e consolidação. Sandro Pereira Silva (Org.). Brasília: Rio de Janeiro: Ipea, [Internet] 2014. [Acessado em 27 fev. 2023]. Disponível em: https://repositorio.ipea.gov.br/bitstream/11058/3019/1/TD_1953.pdf.

MOVIMENTO DOS TRABALHADORES SEM TETO. Cozinha Solidária. [Internet]. 2023. [Acessado em 27 fev. 2023]. Disponível em: https://www.cozinhasolidaria.com/#projeto.

OLIVEIRA, A. da S. B. de; CASEMIRO, J. P.; BRANDÃO, A.L.; PINTO, A. M. S. Monitoramento e avaliação da segurança alimentar e nutricional: um olhar sobre as publicações oficiais. *Ciênc saúde coletiva*, v. 27, n. 2, p. 631-640, fev. 2022 [Internet]. Disponível em: https://doi.org/10.1590/1413-81232022272.41332020.

SERVIÇO SOCIAL DO COMÉRCIO. Rede Mesa Brasil. [Internet]. 2023. [Acessado em 27 fev. 2023]. Disponível em: https://www2.sesc.com.br/portal/site/mesabrasilsesc/home/.

TENUTA, N.; BARROS, T.; TEIXEIRA, R. A.; PAES-SOUSA, R. Brazilian Food Banks: Overview and Perspectives. *Int J Environ Res Public Health*, v. 18, n. 23, p. 12598, 29 nov. 2021. doi: 10.3390/ijerph182312598.

21

Formação da força de trabalho para as Políticas Públicas de Alimentação e Nutrição

- Tarsis de Mattos Maia
- Cláudia Raulino Tramontt

Introdução[1]

A formação da força de trabalho em saúde voltada às necessidades da população é pauta de discussões que remetem à Reforma Sanitária Brasileira, sendo assumida enquanto dever constitucional do Sistema Único de Saúde (SUS) (Pierantoni et al., 2012). Os desafios à prática profissional inerentes às aceleradas mudanças no perfil epidemiológico e nutricional da população (tríplice carga de doenças, índices crescentes de sobrepeso, obesidade, doenças crônicas não transmissíveis) somados aos recentes agravos a situação de insegurança alimentar e nutricional, demandam uma qualificação dos profissionais voltada a atender a esse complexo cenário, resultado de uma etiologia multifatorial (Brasil, 2013; Rede Penssan, 2022).

Isso posto, assume-se que o nutricionista, por si só, não deve ser o único profissional qualificado para atender às demandas da agenda de Alimentação e Nutrição, mas, sim, deve trabalhar na ótica do compartilhamento de saberes e responsabilidades com outros profissionais da saúde, em articulação com demais setores, no cumprimento ao princípio da integralidade do cuidado em saúde (Ellery; Pontes; Loiola, 2013).

Partindo de uma compreensão constitucional da interdependência entre o direito à saúde e o direito à alimentação, tratar da força de trabalho em Políticas Públicas de Alimentação e Nutrição (PPAN) é abordar, ao mesmo tempo, uma formação que garanta a articulação estabelecida entre o SUS (que está concretizado na Política Nacional de Alimentação e Nutrição – PNAN) e o Sistema de Segurança Alimentar e Nutricional – Sisan, por meio da Política Nacional de Segurança Alimentar e Nutricional – PNSAN (Alves; Jaime, 2014). Nesse sentido, a ordenação da formação para as ações, programas e estratégias – instrumentos das políticas públicas – que, direta ou indiretamente, estejam ligadas à atenção nutricional, à vigilância alimentar e nutricional, à promoção da alimentação adequada e saudável e também da segurança alimentar e nutricional tornam-se elementos-chave a serem discutidos.

1 Neste capítulo, usamos os termos Nutrição em Saúde Pública e Nutrição em Saúde Coletiva como equivalentes.

Dito isso, o presente capítulo tratará, em um primeiro momento, da formação para as PPAN, enfatizando os cursos de Nutrição e as experiências de educação interprofissional/interdisciplinar com os demais cursos. A escolha pelo recorte deu-se pela própria responsabilidade técnica – estabelecida na regulamentação da profissão do nutricionista (Brasil, 1991) – e pelas orientações fixadas nas suas diretrizes curriculares, para, em seguida, ampliar a discussão, ao trazer as experiências de ensino em saúde que potencializam uma aproximação da formação em PPAN aos demais cursos. Em um segundo momento, serão discutidos o alinhamento das diretrizes da formação pelo serviço dos diversos trabalhadores da saúde no contexto das PPAN e as iniciativas existentes que auxiliam no fortalecimento e qualificação das ações em alimentação e nutrição.

Formação na graduação: as Diretrizes Curriculares Nacionais (DCN) em Nutrição e a formação em Políticas Públicas de Alimentação e Nutrição

A Resolução CES/CNE n. 5/2001 estabelece as Diretrizes Curriculares Nacionais para os cursos de Nutrição (Brasil, 2001). Como documento orientador para a elaboração dos projetos políticos pedagógicos dos cursos (PPP) e de elaboração dos currículos, as DCN devem estar alinhadas à legislação vigente e refletir os avanços da prática profissional e do mundo do trabalho. Com relação a formação na graduação em PPAN, observa-se que esse tema está, em grande parte, vinculado ao conjunto de disciplinas e outras atividades que compõem a área de Nutrição em Saúde Pública e inserida pontualmente nas demais áreas. Propõe-se, a seguir, um olhar ampliado para a interseção da nutrição em saúde pública com outros campos do conhecimento da nutrição, fortalecendo a formação em PPAN ao longo de todo o currículo, numa proposta voltada para o SUS e às suas interfaces com a Segurança Alimentar e Nutricional, considerando as Diretrizes Curriculares Nacionais para os cursos de Nutrição estabelecidas em 2001 e, ao mesmo tempo, reconhecendo o processo, em curso, de atualização dessas diretrizes.

As DCN explicitam que a formação do nutricionista deve abordar o processo saúde-doença considerando o cidadão e seu contexto, devendo contemplar as necessidades sociais de saúde, com foco no SUS. Na prática, para atender a tais pressupostos, há necessidade que as instituições de ensino incorporem, nos projetos pedagógicos, o arcabouço teórico do SUS (Recine et al., 2012) e explorem a sua interseção com a Política de Segurança Alimentar e Nutricional. É preciso que se reafirme que essa abordagem percorra o currículo de forma transversal, por meio das disciplinas e, especialmente, seja trabalhada nas atividades que envolvem a inserção do estudante nos diferentes campos de atuação profissional.

Conjugada a essa visão ampliada do conjunto de políticas públicas em que o nutricionista deve ser formado para atuar, as DCN ressaltam também que a formação deve possibilitar o nutricionista a atuar em políticas e programas de educação, segurança e vigilância nutricional, alimentar e sanitária, visando à promoção da saúde em âmbito local, regional e nacional.

O próprio SUS, em sua rede de serviços, deve ser pensado como um lócus de produção de conhecimento. Seus espaços devem ser pactuados como reforços à indissociabilidade da tríade ensino, pesquisa e extensão, assim como abertas as possibilidades para desenvolvimento das atividades complementares.

As DCN apresentam também competências e habilidades gerais que contribuem para pensar a formação em PPAN. No que se refere à "Atenção à saúde", por exemplo, dado que o sistema de saúde organiza-se em uma rede cujos pontos se comunicam cada vez mais fora do setor de saúde, ampliam-se os espaços e oportunidades de atuação e formação em PPAN, como escolas, serviços de alimentação, centros esportivos, espaços para atividade física ao ar livre, bancos de alimentos, hortas comunitárias, entre outros disponíveis.

Competências como "liderança" e "administração e gerenciamento" permitem deslocar o olhar da formação para fora dos referenciais biomédicos e exigem que os cursos se apropriem de terminologias e processos comuns ao contexto da gestão e administração de políticas e programas e, com auxílio da "tomada de decisão", realizar uma análise criteriosa e com base em evidências.

O ensino das PPAN prevê um relacionamento horizontal entre professores e estudantes, que estimule o desenvolvimento da "Comunicação", apropriado ao uso de metodologias crítico-reflexivas, que fomentem o aprender continuamente, na perspectiva da "Educação permanente". Exige também um espaço de aprendizagem aberto ao debate e traz para o centro da discussão a necessidade de desenvolvimento, nos estudantes, de competências políticas cuja formação passa pelo incentivo a sua participação e voz nos espaços de decisão dentro e fora das universidades (Conselho Federal de Nutricionistas, 2016).

Uma abordagem intersetorial e interdisciplinar das PPAN nos currículos de Nutrição é ainda um desafio. Recine et al. (2012) ao analisarem a formação em Saúde Pública nas disciplinas ofertadas em cursos de Nutrição, identificaram uma carência de abordagem da formação para fora dos espaços que seriam tradicionalmente considerados como área da saúde. Mais recentemente, um estudo sobre a abordagem da Segurança Alimentar e Nutricional em currículos de Nutrição, encontrou que 26 dos 27 projetos pedagógicos analisados trabalhavam com enfoque direcionado às Políticas Públicas de SAN. Todavia, a abordagem da SAN estava geralmente distribuída em disciplinas da área de Saúde Pública (Lisbôa; Fonseca, 2020).

Em atendimento às orientações das próprias DCN, propostas curriculares diferenciadas têm possibilitado construir uma formação integral, em oposição à tradicional organização do ensino em grandes áreas de atuação, que consideram a criação de disciplinas interáreas e a inserção em cenários de prática diversos (Das Neves; Vasconcelos, 2014; Frutuoso; Junqueira, 2017). Tais experiências contribuem para a ampliação e integração do olhar das PPAN na formação do nutricionista, sendo potencializadas ao interagir com o conjunto de cursos da área da saúde.

Como forma de atender a movimentos internacionais como o da Educação Interprofissional em Saúde (EIP) ao propor que "estudantes de dois ou mais cursos são colocados juntos para aprender em um processo colaborativo sobre e com o outro, e entre si, refletindo na melhoria da efetividade do cuidado na saúde" (OMS, 2010), também no Brasil, o PET-Saúde (Programa de Educação pelo Trabalho para Saúde), impulsionou a reestruturação do ensino em saúde (Dias; Lima; Teixeira, 2013). O programa é desenvolvido dentro dos serviços de saúde, traz a participação de preceptores do serviço e tutores das universidades no fomento a grupos interprofissionais de aprendizagem tutorial e no desenvolvimento de projetos de intervenção que abrangem o ensino, a pesquisa e a extensão em áreas estratégicas para o SUS (Dias; Lima; Teixeira, 2013; Costa et al., 2015).

Outra experiência exitosa que possibilita uma formação de diferentes estudantes no campo da alimentação e nutrição está presente na Alimentação Escolar, no Programa Nacional de Alimentação Escolar (PNAE), a partir da parceria com os Centros Colaboradores em Alimentação e Nutrição do Escolar (Cecanes). Dentre as competências dos Cecanes, além da assessoria aos municípios, está o desenvolvimento de atividades que incluam estágios extracurriculares, projetos de extensão e pesquisas vinculadas ao PNAE, com envolvimento de acadêmicos de diferentes áreas de conhecimento, apoiando uma prática interdisciplinar (Brasil, 2009).

Novos avanços ligados à formação do nutricionista e ao mundo do trabalho fomentaram as discussões sobre a necessidade de revisão das DCN da Nutrição. São exemplos a publicação da Resolução CFN n. 600/2018 que redefiniu as áreas de atuação profissional e parâmetros numéricos de referência, que devem, portanto, estar refletidos na formação acadêmica e a Resolução do CNS n. 569/2017, que aprovou os pressupostos, princípios e diretrizes comuns para os cursos de graduação na área da saúde, devendo, portanto, funcionar como guia para o desenvolvimento dos currículos e das atividades didático-pedagógicas, assim como ao perfil dos egressos (Brasil, 2017; CFN, 2018).

As discussões sobre a formação profissional aconteceram ao longo de eventos promovidos pelo Sistema CFN/CRN, em âmbito regional e nacional ao longo dos anos 2010, possibilitando a participação da categoria e suas entidades. Para o processo de redação das DCN institui-se, em 2021, no âmbito do CFN, a Comissão Especial e Transitória de Construção de Revisão das Diretrizes Curriculares Nacionais de Nutrição (CET-DCN), composta por representantes de diversas entidades representativas da categoria profissional e de estudantes[2]. Atendendo ao disposto no artigo 200 da Constituição Federal de 1988, a Lei n. 8.080/1990 e a Resolução CNS n. 515/ 2016, que estabelecem a ordenação da formação de recursos humanos na área da saúde como uma competência do SUS e de deliberação do CNS, a proposta para as novas DCN do curso de Nutrição foi encaminhada e discutida junto a Comissão Intersetorial de Recursos Humanos e Relações de Trabalho do Conselho Nacional de Saúde (CIRHRT/CNS) e aprovada em plenária do CNS, por unanimidade. As contribuições do CNS foram publicadas na Resolução CNS n. 704, de 20 de outubro de 2022 (Brasil, 2022).

A proposta aprovada no CNS ressalta a formação em Nutrição que considere o contexto da Segurança Alimentar e Nutricional e promoção da alimentação adequada e saudável alinhada aos princípios do SUS e as PPAN. A proposta foi encaminhada para deliberação do Conselho Nacional de Educação (CNE) como última instância para aprovação das diretrizes.

Qualificação profissional

A base orientadora principal para a qualificação da formação no trabalho para profissionais de saúde no país é a Política Nacional de Educação Permanente em Saúde (PNEPS), instituída pela Portaria n. 198/GM, em 13 de fevereiro de 2004, que visa formar e desenvolver os trabalhadores para o SUS. Suas diretrizes e estratégias para a implementação foram definidas em 2007, por meio da Portaria GM/MS n. 1.996, de 20 de agosto, de forma a adequá-las às diretrizes operacionais do SUS.

A Educação Permanente em Saúde está direcionada à aprendizagem no trabalho, na qual o aprender e o ensinar se incorporam ao cotidiano das organizações e ao serviço, baseando-se na aprendizagem significativa, transformando e qualificando a atenção e as práticas de educação em saúde, além de incentivar a organização das ações e dos serviços numa perspectiva intersetorial (CECCIM, 2005).

2 Informações obtidas no Congresso Brasileiro de Alimentação e Nutrição (CONBRAN)/Encontro Nacional de Formação Profissional – edição 2020, online, realizado entre os dias 19 a 22 de janeiro de 2021 em Belém-PA, e no evento online "Diretrizes Curriculares Nacionais da Nutrição" promovido pelo Conselho Federal de Nutricionistas/Comissão de Formação Profissional, na plataforma do Youtube, aos 11 dias de novembro de 2022, respectivamente.

Mediante a necessidade emergente de reorganizar, qualificar e aperfeiçoar as ações de alimentação e nutrição no SUS, foi publicada, em 2011, a Política Nacional de Alimentação e Nutrição (PNAN), descrita com detalhes no Capítulo 6, que considera, em uma de suas nove diretrizes, a "Qualificação da Força de Trabalho" um eixo estratégico e estruturante para a organização da formação de trabalhadores, devendo estar em consonância com as necessidades de saúde, alimentação e nutrição da população, reafirmando a educação permanente em saúde como a principal estratégia para qualificar as práticas de cuidado, gestão e participação popular.

Dessa maneira, a reorganização da atenção nutricional no sistema de saúde, orientada por uma política de educação permanente dos seus trabalhadores, contribui para a cooperação e garantia da Segurança Alimentar e Nutricional, no contexto dos diversos determinantes da saúde. Para que a SAN seja de fato consolidada em seu conceito amplo de garantir o acesso à alimentação adequada em quantidade e qualidade, de forma a respeitar a diversidade cultural, ambiental e social sustentáveis, é necessário que a articulação intersetorial seja estimulada, para que diversos setores operem juntos em corresponsabilização em prol da garantia do direito humano à alimentação adequada e saudável. O planejamento integrado desses setores possibilita melhor identificação e resolução de problemas de forma mais efetiva, sendo imprescindível ter profissionais qualificados que percebam e assumam o trabalho interdisciplinar pautado na perspectiva da educação permanente, para obtenção de melhores resultados no cuidado à saúde.

No que se refere à qualificação dos trabalhadores em PPAN, no âmbito do Ministério da Saúde, identifica-se um conjunto de iniciativas dirigidas para os profissionais ligados diretamente à assistência e gestão na saúde, educação, desenvolvimento social e no campo da SAN, assim como propostas de cursos de pós-graduação, ou de livre acesso com base na educação a distância (EaD), com o uso das tecnologias de informação e comunicação (TICs). São ofertadas ações direcionadas aos trabalhadores tanto de nível técnico como superior e que possibilitam tratar a temática da alimentação e nutrição seja como tema transversal, dentro da perspectiva da integralidade do cuidado, seja como eixo principal, indutor de mudanças e qualificador da abordagem na rotina dos serviços. Alguns exemplos são trazidos no presente capítulo, a título de ilustração.

Os profissionais de saúde podem optar pela realização de residências, nas modalidades uni e multiprofissional, que constituem ensino de pós-graduação *lato sensu*, sob a forma de curso de especialização. Esse tipo de residência caracteriza-se pelo desenvolvimento de atividades teóricas e práticas nos serviços da RAS e prioriza conteúdos, estratégias e cenários de aprendizagem para favorecer a inserção qualificada dos profissionais no SUS. As residências são fruto de parceria entre os Ministérios da Educação e da Saúde.

Também no âmbito da formação na própria rede de serviços, uma experiência que merece destaque é a Estratégia Nacional para Promoção do Aleitamento Materno e Alimentação Complementar Saudável no Sistema Único de Saúde – Estratégia Amamenta e Alimenta Brasil (EAAB). Essa estratégia tem como objetivo qualificar as ações e aprimorar as competências e habilidades dos profissionais de saúde da AB para a promoção do aleitamento materno e da alimentação complementar saudável. A EAAB chama atenção pela proposta em consonância com as diretrizes e princípios da Educação Permanente em Saúde ao articular as esferas de gestão federal, estadual e municipal, empoderar os serviços em sua autonomia para identificar e capacitar possíveis potencializadores das ações nos territórios, considerando suas especificidades.

Na educação, a parceria entre PNAE e Cecanes, citada anteriormente, ultrapassa o âmbito da formação na graduação ao estender a formação em Alimentação e Nutrição às atividades de assessoria aos municípios brasileiros para qualificação do programa. Isso é colocado por meio do desenvolvimento de ações de formação para nutricionistas e merendeiras atuantes na rede de ensino escolar, membros do Conselho de Alimentação Escolar (CAE), e demais profissionais ligados aos setores de finanças, órgãos de Assistência Técnica e Extensão Rural (Ater), e agricultores familiares, a fim de atender às exigências das chamadas públicas para aquisição de gêneros alimentícios.

Nos anos recentes, propostas de formação à distância têm sido ofertadas via parceria do Ministério da Saúde e universidades públicas. Essas iniciativas ganharam força, sobretudo no contexto da pandemia de Covid-19, devido à necessidade de garantir a continuidade dos processos de formação dos trabalhadores do SUS.

Nesse contexto, destaca-se ofertas de cursos à distância na área de alimentação e nutrição em diferentes plataformas públicas de ensino e capacitação. O Programa Telessaúde Brasil Redes, como componente da Estratégia de Saúde Digital para o Brasil, é uma iniciativa em âmbito nacional que integra ensino e serviço visando qualificar o cuidado nas Redes de Atenção à Saúde do SUS mediante Teleassistência e a Teleducação. Há uma ampla oferta de cursos sobre temas como Alimentação e Nutrição na Atenção Primária à Saúde (APS), Aconselhamento Nutricional da Obesidade, Alimentação e Nutrição nas Doenças Associadas à Gestação, Promoção da Alimentação Saudável no Ambiente Escolar, dentre outros. Os cursos podem ser acessados na plataforma do Telessaúde de cada universidade parceira.

Além disso, por meio da Secretaria de Gestão do Trabalho e da Educação na Saúde (SGTES), o Ministério da Saúde (MS), tem apoiado e disponibilizado ainda outras ofertas educacionais em ambientes virtuais de aprendizagem em três plataformas digitais: o ambiente virtual de aprendizagem do SUS (AVASUS), a Universidade Aberta do SUS (UNA-SUS) e UniverSUS Brasil. Na área de alimentação e nutrição, a Coordenadoria Geral de Alimentação e Nutrição (CGAN) desenvolveu em parceria com universidades públicas cursos EAD. Os cursos estão hospedados na plataforma Arouca, no portal de cursos da rede de ensino da UNA-SUS e versam sobre temáticas como abordagem e cuidado do sobrepeso e obesidade na Atenção Primária em Saúde, Estratégia Amamenta e alimenta Brasil, Promoção da Alimentação Adequada e Saudável na Atenção Básica, entre outros.

Em 2020, o Conselho Nacional de Desenvolvimento Científico e Tecnológico (CNPq) e o Ministério da Saúde, por intermédio do Departamento de Promoção da Saúde (DEPROS), lançou uma chamada pública específica com objetivo de apoiar projetos que integrassem atividades de pesquisa, extensão e formação de gestores e profissionais de saúde da APS para organização e qualificação do cuidado às pessoas com Doenças Crônicas Não Transmissíveis (DCNT) e a abordagem dos fatores de risco, incluindo especificamente a alimentação inadequada como um dos fatores. Os projetos apresentados deveriam estar integrados nos serviços de saúde, desenvolvidos em parceria com as secretarias estaduais e municipais de saúde e considerar avaliação de impacto na reorganização do processo de trabalho das equipes. No âmbito da pesquisa para a formulação de políticas públicas de alimentação e nutrição, em 2022 foi publicado um edital para apoiar propostas de desenvolvimento de metodologia de formulação de políticas estaduais, sendo uma voltada à Alimentação e Nutrição e outra voltada à Promoção da Saúde.

Cabe ressaltar que na última gestão federal algumas iniciativas intersetoriais que contribuíam para a formação de políticas públicas em alimentação e nutrição foram descontinuadas, como a Rede de Nutrição do Sistema Único de Saúde (RedeNutri), a rede virtual Ideias na Mesa vinculada ao antigo Ministério do Desenvolvimento Social e Agrário e criada para promover a troca de experiências de Educação Alimentar e Nutricional vivenciadas no Brasil, e o curso à distância "Orienta PlanSAN" proposto pelo Ministério do Desenvolvimento Social para formação na gestão e capacitação para a construção de planos de segurança alimentar e nutricional.

É possível notar pelos exemplos apontados um direcionamento das experiências de formação para a atenção primária, espaço prioritário para formação de profissionais no âmbito da educação permanente em saúde para o desenvolvimento de ações de promoção da alimentação saudável e de prevenção dos agravos ligados à má nutrição. No entanto, a descontinuidade de iniciativas e programas no âmbito intersetorial contribuiu para o enfraquecimento de ações voltadas para a formação interprofissional para atuação em políticas públicas de alimentação e nutrição.

Apontamentos finais

A agenda da alimentação e nutrição reconhece o indivíduo e coletividades em sua integralidade, numa perspectiva de interdependência de direitos para os quais são desenvolvidas ações, programas e estratégias que possibilitam o envolvimento de estudantes e trabalhadores em diversos contextos, sob o olhar da intersetorialidade.

O alcance de uma força de trabalho qualificada para atender a essa agenda passa pela incorporação, nos currículos de graduação, de um olhar ampliado sobre as PPAN, problematizando-as nos diversos espaços de atuação profissional e que considere o desenvolvimento, no processo ensino-aprendizagem, de ações conjuntas entre os diferentes cursos da saúde como proposta de aproximação e integração da formação: estudantes aprendendo em sinergia, criando formas comuns e, ao mesmo tempo, inovadoras e eficazes de intervenção em saúde. As recentes discussões em torno da proposta de revisão das DCN da Nutrição reforçam a importância da formação em PPAN e são oportunidade ímpar para que os cursos se apropriem desse campo.

Ao mesmo tempo, para além da graduação em Nutrição, é preciso também qualificar os trabalhadores para a perspectiva de educação interprofissional que reitera as orientações das DCN e que possibilita uma abordagem das ações, programas e estratégias voltadas direta ou indiretamente ao escopo do seu trabalho em saúde, nas diferentes esferas de intervenção e gestão de políticas, ao mesmo tempo em que se fortalecem tais ações. A parceria entre universidades, órgãos governamentais e agências de fomento à pesquisa e o uso das tecnologias de informação e comunicação têm se mostrado estratégias potenciais nesse sentido, a fim de assegurar um cuidado integral, buscando acessar os diversos pontos da Rede. O uso de tecnologia informacional para formação na graduação e qualificação profissional foram extensivamente utilizadas especialmente em razão da pandemia de Covid-19 e tendem a ser aprimoradas.

As experiências de formação em PPAN exploradas no presente capítulo têm em comum o fato de abordarem iniciativas no campo da graduação e qualificação profissional considerando a perspectiva de uma Educação Permanente em Saúde que passa da formação para a prática interprofissional, em resposta à complexidade e ao dinamismo da agenda de alimentação e nutrição no país e possibilitam o fortalecimento da Política Nacional de Alimentação e Nutrição.

Referências

ALVES, K. P. S.; JAIME, P. C. A Política Nacional de alimentação e Nutrição e seu diálogo com a Política Nacional de Segurança alimentar e Nutricional. *Cien. Saude Colet.*, v. 19, n. 11, p. 4331-4340, 2014.

BRASIL. Conselho Nacional de Saúde (CNS). Resolução n. 569 de 8 de dezembro de 2017. Disponível em: <http://conselho.saude.gov.br/resolucoes/2017/Reso569.pdf>.

BRASIL. Conselho Nacional de Saúde (CNS). Resolução n. 704, de 20 de outubro de 2022. Aprova as contribuições do Conselho Nacional de Saúde à proposta de Diretrizes Curriculares Nacionais do Curso de Graduação em Nutrição. Brasília, 2022. Disponível em: <http://conselho.saude.gov.br/resolucoes-cns/resolucoes-2022/2782-resolucao-n-704-de-20-de-outubro-de-2022>.

BRASIL. Lei n. 8.234, de 17 de setembro de 1991. Regulamenta a profissão de Nutricionista e determina outras providências, 1991.

BRASIL. Ministério da Educação. Resolução CNE/CES n. 5, de 7 de novembro de 2001. Institui Diretrizes curriculares Nacionais do Curso de Graduação em Nutrição. Diário Oficial da União 09 nov 2001.

BRASIL. Ministério da Saúde. Secretaria de Atenção à Saúde. Departamento de Atenção Básica. *Política Nacional de Alimentação e Nutrição*. Brasília: Ministério da Saúde, 2013. 84 p.

BRASIL. Resolução CD/FNDE n. 38/2009. Dispõe sobre o atendimento da alimentação escolar aos alunos da educação básica no Programa Nacional de Alimentação Escolar – PNAE. *Diário Oficial União,* 17 jul. 2009.

CECCIM, R. B. Educação Permanente em Saúde: desafio ambicioso e necessário. *Interface – Comunic, Saúde, Educ.*, v. 9, n. 16, p. 161-177, 2005.

CONSELHO FEDERAL DE NUTRICIONISTAS (CFN). Relatório do II Encontro Nacional de Formação Profissional. Brasília, 2016.

CONSELHO FEDERAL DE NUTRICIONISTAS (CFN). Resolução CFN n. 600, de 25 de fevereiro de 2018. Dispõe sobre a definição das áreas de atuação do nutricionista e suas atribuições, indica parâmetros numéricos mínimos de referência, por área de atuação, para a efetividade dos serviços prestados à sociedade e dá outras providências. Disponível em: <http://sisnormas.cfn.org.br:8081/viewPage.html?id=600>.

COSTA, M. V.; PATRÍCIO, K. P.; CÂMARA, A. M. C. S. et al. Pró-Saúde e PET-Saúde como espaços de educação interprofissional. *Interface (Botucatu)*. v. 19, p. 709-720, 2015.

DAS NEVES, J.; SOUSA, A. A.; VASCONCELOS, F. A. G. Formação em Nutrição em Saúde Coletiva na Universidade Federal de Santa Catarina: reflexões sobre o processo de ensino para fortalecer o Sistema Único de Saúde. *Rev. Nutr.* v. 27, n. 6, p. 761-773, 2014.

DIAS, H. S.; LIMA, L. D.; TEIXEIRA, M. A trajetória da política nacional de reorientação da formação profissional em saúde no SUS. *Cien Saude Colet.* v. 18, n. 6, p. 1613-1624, 2013.

ELLERY, A. E. L.; PONTES, R. J. S.; LOIOLA, F. A. Campo comum de atuação dos profissionais da Estratégia Saúde da Família no Brasil: um cenário em construção. *Physis Revista de Saúde Coletiva*. v. 32, n. 2, p. 415-437, 2013.

FRUTUOSO, M. F. P.; JUNQUEIRA, V.; CAPOZZOLO, A. A. A experiência de formação (em) comum de nutricionistas na Unifesp, campus Baixada Santista. *Saúde Debate*, v. 41, n. 112, p. 298-310, 2017.

LISBÔA C. M. P.; FONSECA A. B. Abordagem de segurança alimentar nutricional nos currículos das universidades federais brasileiras: principais enfoques. *Saúde Soc.* v. 29, n. 3, p. 1-13, 2020.

ORGANIZAÇÃO MUNDIAL DA SAÚDE (OMS). *Marco para ação em educação interprofissional e prática colaborativa.* Genebra, 2010.

PIERANTONI, C. R.; FRANÇA, T.; GARCIA, A. C. et al. Saúde e recursos humanos: o panorama internacional. In: ________. *Gestão do trabalho e da educação em saúde*. Rio de Janeiro: CEPESC: IMS/UERJ: ObservaRH; 2012. p. 13-29.

RECINE, E. et al. A formação em Saúde Pública nos cursos de graduação de Nutrição no Brasil. *Rev Nutr.*, v. 25, n. 1, p. 21-33, 2012.

REDE BRASILEIRA DE PESQUISA EM SOBERANIA E SEGURANÇA ALIMENTAR (PENSSAN). *II Inquérito Nacional sobre Insegurança Alimentar no Contexto da Pandemia da Covid-19 no Brasil* [livro eletrônico]: II VIGISAN: relatório final/Rede Brasileira de Pesquisa em Soberania e Segurança Alimentar – PENSSAN. São Paulo, SP: Fundação Friedrich Ebert: Rede PENSSAN, 2022. Disponível em: <https://olheparaafome.com.br/wp-content/uploads/2022/06/Relatorio-II-VIGISAN-2022.pdf>.

22

O papel do controle social nas Políticas Públicas em Alimentação e Nutrição

▪ Daniela Sanches Frozi

Este capítulo tratará da abordagem do controle social em contexto de consolidação da democracia. Para explicar melhor o termo "controle social", é preciso entender o contexto democrático do país, no caso brasileiro recentemente retomado a partir da constituição de 1988, que estabeleceu os direitos civis, sociais e políticos dos brasileiros. Há uma compreensão de que a democracia brasileira necessitaria de um aprimoramento maior da participação social acompanhado da consolidação do crescimento dos direitos sociais como direito à alimentação, saúde, educação, seguridade social entre outros. Nesse cenário os conselhos participativos foram inaugurados no cenário nacional como um espaço para a realização do controle social.

O controle social poderia ser definido como um mecanismo de diálogo, incidência e articulações político-institucionais que se preocupam com o desenvolvimento da comunidade em direção ao direito social que seja evocado por temática ou por outra forma de organização. A ideia seria que o controle social pudesse ser capaz de contribuir mais substancialmente para a construção do Bem Público do Direito Social objeto do controle social em exercício no presente.

Um governo em estado democrático poderia ser compreendido em três diferentes formas de poderes, que seja do executivo, legislativo ou do judiciário, podendo ser entendida como instituições políticas que exercem Controle em diferentes formas de Poder e que um poder controla as ações do outro para que haja funções protetoras dos direitos econômicos, civis, políticos e sociais. O desenvolvimento de espaços e mecanismos institucionais de disponibilização de informações e transparência permitiria que a sociedade civil organizada pudesse através do Controle Social verificar o bom desempenho e impacto do trabalho realizado por cada poder (legislativo, judiciário e executivo) relacionado ao Estado Democrático. Assim a importância do controle social pode ser identificado como a participação do cidadão brasileiro na gestão pública: fiscalização, monitoramento e controle das ações da Administração Pública. Representando um mecanismo político e institucional para o fortalecimento da cidadania em ambiente democrático de participação social que contribui na aproximação da sociedade com os governos para o fortalecimento do Estado de Direitos Democrático, que é diferente de aproximar a sociedade a governos para fins de cooptação política e ideológica.

A concepção de Estado é constituída quando a sociedade em diálogo de construção com os governos elaboram e incidem para construção de políticas públicas capazes de providenciar os chamados direitos fundamentais como é o da Alimentação Adequada. A sociedade civil organizada alimenta um ciclo virtuoso com dinâmicas e fluxos próprios que providenciam informações da realidade social que permitem ajustar e corrigir novos planejamentos de políticas e ações sociais que incidam sobre programas de governo, o controle social nesse sentido promove ao cidadão participante dessa construção de Estado de direito um lugar de plena cidadania ou cidadania plena no processo administrativo de gestão pública e de sua responsabilidade na incidência política.

Cabe à sociedade civil organizada atuar no controle social, como corresponsável pelo aprofundamento do regime democrático, ambiente político primordial para identificar novas formas de atuar para consolidar direitos fundamentais ainda não alocados pela constituição de 1988. A saber, o direito humano à alimentação adequada foi inserido como direito social por meio de emenda constitucional no início da última década em 2010 no Brasil. Daquele momento em diante a alimentação passou a ser um direito social a ser oferecido pelo Estado democrático de Direitos a todos cidadãos brasileiros independente de sua condição de raça, gênero, classe social ou religião. O direito humano à alimentação adequada foi requerido pela sociedade em um primeiro momento e historicamente se tornou direito social inegociável em seu provimento a qualquer pessoa. Os valores da solidariedade estão implícitos dentro da participação social porque todo ser humano é um ser político capaz de agir em prol do Bem Comum ou Bem Social, para que haja ampliação das liberdades individuais e coletivas dentro do processo de construção da democracia participativa.

O controle social é a arena de ação política ligada à participação cidadã para a promoção de uma gestão pública que promova e garanta os direitos sociais e demais direitos da população que foram pactuados por uma carta constitucional. É necessário consolidar o bem-estar-social abrindo canais de acesso da participação social, formar novos atores da sociedade civil organizada para que haja um crescente processo de inclusão social. Participação social significa ir na direção do bem comum e vencer os interesses individuais para que a participação social promova justiça social para beneficiar diretamente a comunidade. A constituição de 1988 criou mecanismos de participação social e controle social na gestão pública e das políticas públicas. Um dos mecanismos criados são os espaços formados a partir dos Conselhos que, ora podem ser deliberativos e consultivos em municípios, estados, ora junto à gestão federal.

Para que haja uma boa e ampla participação social para o controle social é necessário providenciar condições convidativas para os atores da sociedade civil. Ambientes institucionais não abertos à participação social torna impraticável a participação social da sociedade civil. O poder é algo que precisa ter uma concepção de partilha coletiva que permite a participação social debaixo para cima e não autoritária. A sociedade civil tem se organizado no Brasil em busca de uma sociedade mais justa e equânime, onde a realidade das desigualdades sociais podem ser transformadas pela colaboração e pela solidariedade social que promova a troca dos saberes populares, técnicos e políticos para a produção do Bem Público geradores do desenvolvimento sustentável e dos direitos da comunidade. As diferentes interfaces da promoção do bem público exigem participação popular pela presença de base comunitária e de populações específicas e tradicionais sempre produtoras de utopias e de pleitos ainda não concretizados pela realidade das políticas públicas.

Importante mencionar que o persistente grau das desigualdades sociais presentes no contexto histórico brasileiro, foi construído desde o período colonizador e escravocrata, deixando uma grande massa da população sem direitos sociais, direito à terra e ao território, bem como à propriedade privada, à moradia, à alimentação e aos direitos fundamentais, e assim construindo uma população de excluídos nos processos de riqueza que vieram do desenvolvimento econômico do país. A negação histórica dos direitos sociais à população negra e à população indígena, trouxe para a história presente brasileira marcas do racismo estrutural e ambiental, dificultando os mecanismos de controle social das Políticas Públicas de Alimentação e Nutrição. Vide o caso dos dados da pesquisa da Rede Brasileira de Pesquisa em Soberania e Segurança Alimentar e Nutricional/Rede PENSSAN, no período da pandemia de Covid-19, que apresentou o número dramático de mais de 33 milhões de brasileiros em situação de fome no país, e em maior prevalência entre a população negra.

Como são criados e como funcionam o controle social? Acontecem apenas a partir dos conselhos de direitos e políticas públicas? Geralmente os conselhos são formados por atos legais com leis específicas que definem mandatos e ações das funções dentro dos diferentes entes federativos. O controle social se torna promissor quando seus conselheiros possuem uma ligação de vida, com boa formação técnica e política. Os conselheiros são atores fundamentais que darão o tom ao processo de controle social. Quanto maior a formação técnica/temática/saber sobre o objeto do controle social maior a participação colaborativa e comunicativa junto aos gestores públicos.

O tema da Alimentação e Nutrição é extremamente técnico e exige não só um conhecimento em tese dos temas e seus objetos, mas também um conjunto de saberes populares e políticos sobre os aspectos que envolvem as especificidades de cada ação e programa e de cada necessidade comunitária.

Fatores que promovem o adequado papel do Controle Social para as Políticas Públicas de Alimentação e Nutrição

- **Aprofundar democracia:** maior inclusão de atores sociais que permitem horizontalizar as correlações de forças da sociedade em diálogo com os atores de governo, procurando dar voz às minorias e atores sociais que sofrem com o problema das inadequações alimentares e nutricionais de hoje.
- **Cidadania Alimentar:** consciência dos direitos sociais e dos deveres. Afastando o assistencialismo e o paternalismo, e a ideia da caridade. Desenvolvendo capacidades em relação ao conhecimento do direito constitucional da alimentação e dos deveres do Estado e da Sociedade frente ao cumprimento do Direito à Alimentação. Entendimento das leis que envolvem o campo da Alimentação Saudável é fundamental para a promoção do papel do controle social, apropriação intersetorial da Política de Alimentação e Nutrição pela interface com o conceito da Segurança Alimentar e Nutricional, oriundo da Losan (2006). Entendimento do significado do Direito Humano à Alimentação Adequada fugindo da abordagem centrada para ampliar a ideia dos direitos sociais ligados à dignidade humana a uma alimentação que englobe as dimensões socioculturais se aproximando da comida de verdade e de sua referência ao *Guia Alimentar para a População Brasileira*.
- **Cultura Participativa:** a Constituição Cidadã garantiu a participação popular nas políticas públicas, bem como outras formas de participação política. Desta forma, o governo federal garante o direito das pessoas de exercitar o controle social sobre ações governamentais. Quanto maior o tempo histórico dos conselhos de direitos, maior diversidade na presença das organizações da sociedade civil no diálogo pela defesa dos direitos

constitucionais consolida a cultura participativa e de fiscalização dos órgãos públicos. Uma maior familiaridade sobre os mecanismos técnicos e institucionais além dos políticos relacionados ao Orçamento Público da Alimentação e Nutrição desde o Plano Nacional de Segurança Alimentar e Nutricional demonstra uma maior possibilidade de atuar para realização do controle social.

Fazer com que os cidadãos possam participar diretamente desse processo de construção de agenda em Alimentação e Nutrição mais democrática não é uma tarefa fácil, mas é essencial para a construção de uma sociedade mais justa e igualitária e livre da fome no caminho da construção de uma alimentação saudável e justa. Esse controle pode ser feito por qualquer cidadão e, para ajudar a sociedade no exercício desse controle, foram criados os Conselhos Municipais, Estaduais e Nacionais (Conselhos de segurança alimentar e nutricional, conselhos de saúde etc.). Participar de conselhos consultivos e deliberativos possibilita aos gestores de políticas públicas um lugar de rica troca de experiências técnicas e práticas da realidade, contribuindo para o aprofundamento da relação Estado e Sociedade. De acordo com a Controladoria-Geral da União, as funções desempenhadas pelos Conselhos são:

- **Função Fiscalizadora:** pressupõe o acompanhamento e o controle dos atos praticados pelos governantes (os Conselhos fiscalizam quando: discutem sobre a movimentação e a transferência, em si, dos recursos financeiros no âmbito de sua respectiva atuação, bem como a execução da política da instância correspondente, acompanhando e controlando os repasses Fundo a Fundo);
- **Função Mobilizadora:** refere-se ao estímulo à participação popular na gestão pública e às contribuições para a formulação e disseminação de estratégias de informação para a sociedade sobre as políticas públicas;
- **Função Deliberativa:** refere-se à prerrogativa dos conselhos de decidir sobre as estratégias utilizadas nas políticas públicas de sua competência (quando o Conselho realiza conferências para efetuar avaliações e formulações da política setorial, quando define e aprova propostas orçamentárias, diretrizes, transferências de recursos financeiros, ele está deliberando sobre um determinado assunto/política);
- **Função Consultiva:** relaciona-se à emissão de opiniões e sugestões sobre assuntos que lhes são correlatos (por meio de recomendações e moções, os conselhos exercem sua atribuição de caráter consultivo. Recomendações ou moções são manifestações de advertência ou o resultado de um assunto discutido em plenário que requer posicionamento do Conselho, mas que não é possível deliberar, pois ultrapassa o poder do Conselho) (CGU, 2012, p. 21).

Fatores históricos recentes que ameaçaram a democracia e o adequado papel do Controle Social para as Políticas Públicas de Alimentação e Nutrição

A extinção do Conselho de Segurança Alimentar e Nutricional/CONSEA Nacional foi considerada uma forte ameaça à democracia participativa, o que agravou o cenário de desmonte das políticas públicas da Segurança Alimentar e Nutricional, e na prática impediu a concretização do Direito Humano à Alimentação Adequada. A extinção aconteceu pela Medida Provisória (MP) n. 870, editada em 01 de janeiro de 2019, que revogou as disposições da Lei n. 11.346/06 referentes às atribuições e composição do CONSEA, órgão de diálogo e participação social e que compõe um dos pilares do Sistema de Segurança Alimentar e Nutricional (Sisan). Felizmente, em janeiro de 2023, o CONSEA Nacional foi recriado e as políticas públicas de SAN e da Alimentação e Nutrição iniciaram com anúncios relevantes para o enfrentamento da fome, como o programa Brasil Sem Fome. O CONSEA Nacional retomou a organização da VI Conferência Nacional de Segurança Alimentar e Nutricional, e esteve recuperado em sua diversidade de composição das organizações da sociedade civil brasileira. A partir de 2023, o Brasil vivenciará uma reconstrução das principais políticas públicas de SAN o que é muito promissor para a garantia do direito humano à alimentação adequada.

Há registro de um ataque frontal ao *Guia Alimentar para a População Brasileira*, no mesmo período histórico da extinção do CONSEA nacional, o que causou estranhamento de muitos estudiosos no tema. Vale destacar o protagonismo dos pesquisadores Carlos Augusto Monteiro e Patricia Jaime, que em um comentário publicado internacionalmente, denunciaram a ameaça ao guia alimentar brasileiro (Monteiro e Jaime, 2020). Certamente a regra de ouro descrita no Guia Alimentar que mais incomodou o setor privado de alimentação no país foi a defesa dos alimentos *in natura* e minimamente processados. Quem imaginaria que a expressão "Prefira sempre alimentos *in natura* ou minimamente processados e preparações culinárias aos alimentos ultraprocessados" pudesse gerar articulação do Ministério da Agricultura, Pecuária e Abastecimento (MAPA)? Em 2020, esse ministério sugeriu em nota técnica a necessidade de revisão urgente do Guia, a despeito das fortes evidências científicas da correlação entre doenças crônicas relacionadas aos alimentos ultraprocessados. Revelando naquele período uma postura de ameaça à ciência, o fator denominado de negacionismo científico que intensificou as notícias falsas sobre a saúde pública, no período da pandemia de Covid-19.

O negacionismo científico desse período histórico em que tivemos a presença de um governo de extrema direita no país, gerou um apagão de dados científicos que monitoram e realizam a vigilância alimentar e nutricional da população brasileira. Como sabemos, o diagnóstico alimentar e nutricional, realizado de forma perene e regular, é condição para uma boa elaboração de políticas públicas. Felizmente, novos atores sociais assumiram nesse mesmo período de 2019 a 2022, um papel estratégico na denúncia do desmonte das políticas públicas. Vale destacar a Rede PENSSAN, que em 2020 e em 2022, desempenhou um papel relevante nos anos pandêmicos. Ela foi considerada pela imprensa um articulador e mobilizador de controle social, pois gerou evidências científicas acerca da situação de insegurança alimentar no país. No início de 2022, os dados do Inquérito Nacional sobre Insegurança Alimentar no Contexto da Pandemia da Covid-19 no Brasil (VIGISAN) mostraram que 33,1 milhões de brasileiros estavam em insegurança alimentar grave, ou seja, vivenciaram situação de fome.

Considerações finais

Apesar do Brasil possuir uma constituição cidadã de 1988, a cultura da baixa participação social e do controle social das políticas públicas, são marcas das ameaças à democracia e do histórico processo de violências dirigidas às lideranças da sociedade civil organizada. Lideranças essas que são sujeitas do direito à participação social, ligada ao direito à alimentação e nutrição adequadas no país. Urge a necessidade de fortalecimento democrático em diferentes instituições públicas dos poderes judiciário, legislativo e executivo, nos governos dos municípios/estados/federal. Ainda mais necessário, a busca de mecanismos políticos institucionais que garantam a defesa constitucional do Estado Democrático de Direito e a permanência das liberdades substantivas e funcionais para a exigibilidade dos direitos sociais, sendo possível resistir a um cenário adverso quando em um contexto de retrocesso político e democrático acontecer. Dentre os possíveis fatores que podem explicar esse não processo participativo em todo o tecido social é a formação histórica, onde as classes trabalhadoras oriundas de um crescente processo de vulnerabilidades sociais e desigualdades, sem os direitos fundamentais garantidos, se veem ameaçadas pelas elites econômicas e políticas. Processo esse aliado à redução dos direitos e à brutal violência ocorrida pela colonização brasileira. Com o uso do diálogo entre forças desiguais, criou-se uma ideia generalizada que não se deve disputar ou se envolver com forças autoritárias e violentas nos territórios locais, pois isso poderia custar a vida.

O controle social no Brasil precisa superar a ideia de algo perigoso para ser algo normalizado pelo ordenamento jurídico constitucional. Diante da defesa primária do processo democrático civilizatório que garanta espaços de diálogos e participação social em políticas públicas no país, livres de ataques aos sujeitos do direito à participação social e ao controle social, aos ativistas e cidadãos que lutam por seus direitos fundamentais.

O período da ditadura de 1964 e a chegada recente de um governo de extrema direita no país, devem sempre trazer à memória a grande ofensiva à prática do direito à participação social, chegando a criminalizar a atividade de controle social, o que é acima de tudo um ato de inconstitucionalidade. Há por parte da classe política ligada ao enfraquecimento democrático um certo conformismo com as improbidades administrativas, políticas e institucionais, o que dificulta o avanço de um país com controle social mais assertivo.

No entanto, governos democratas propiciam que nos apropriemos e participemos das tomadas de decisões que configuram os rumos da Alimentação e Nutrição no país, sem o qual nunca teremos um caminho para a consolidação do Direito Humano à Alimentação e Nutrição Adequadas da população. Algumas perguntas ficam para serem respondidas pelas demais gerações como: De que maneira podemos fortalecer o Estado Democrático de Direito? Como podemos incidir sobre a formação de nutricionistas e profissionais de Saúde comprometidos com a noção de justiça social e equidade? Quais as potencialidades e as limitações para a execução do controle social nas Políticas Públicas de Alimentação e Nutrição nos diferentes períodos históricos do Brasil? Como o controle social poderá mediar e vencer a correlação de forças dos interesses privados dentro das Políticas Públicas de Alimentação e Nutrição? Como promover um controle social em Políticas Públicas de Alimentação e Nutrição que sejam promotoras de práticas antirracistas e livres dos estigmas sociais?

Referências

BRASIL. *Constituição da República Federativa do Brasil*. 48. ed. Brasília: Câmara dos Deputados, Edições Câmara, 2015.

BRASIL. MINISTÉRIO DA SAÚDE. Secretaria de Gestão Estratégica e Participativa. Política Nacional de Gestão Estratégica e Participativa no SUS – ParticipaSUS. 2. ed. Brasília-DF: Editora do Ministério da Saúde, 2009. (Série B. Textos Básicos de Saúde). Acesso em: 01 ago. 2015.

BURLANDY, L.; MAGALHÃES, R.; FROZI, D. S. Políticas Públicas de Segurança Alimentar e Nutricional. In: ROCHA, C; BURLANDY, L; MAGALHÃES, R (Org.). *Segurança Alimentar e Nutricional: Perspectivas, aprendizados e desafios para as Políticas Públicas*. 1 ed. Rio de Janeiro: Editora Fiocruz, 2013. p. 89-110.

CGU – Controladoria-Geral da União. Controle Social: orientações aos cidadãos para participação na gestão pública e exercício do controle social. Brasília, DF, 2012. (Coleção Olho Vivo no Dinheiro Público). Acesso em: 01 ago. 2015.

CUNHA, E. S. M. *Aprofundando a democracia:* o potencial dos Conselhos de Políticas e Orçamentos Participativos. Dissertação (Mestrado em Ciência Política). Faculdade de Filosofia e Ciências Humanas. Universidade Federal de Minas Gerais. Belo Horizonte, 2004.

MONTEIRO, C. A.; JAIME, P. C. Brazilian Food Guide attacked. Now, overwhelming support for the Guide in Brazil and worldwide. *Journal of the World Public Health Nutrition Association*, v. 11, p. 94-99, 2020.

MORONI, J. A. O direito à participação no governo Lula. In: AVRITZER, Leonardo [org.]. *Experiências nacionais de participação social*. São Paulo: Cortez, 2009. (Coleção Democracia Participativa).

OLIVEIRA, S.; FROZI, D. S. Direito à alimentação adequada e a medida provisória 870/2019: um estudo à luz da constitucionalidade. *Teoria Jurídica Contemporânea*, v. 5, p. 211-244, 2020.

RAICHELIS, R. Articulação entre os conselhos de políticas públicas: uma pauta a ser enfrentada pela sociedade civil. *Serviço Social e Sociedade*. São Paulo: ano XXVII, n. 85, p. 109-116, 2006.

23

Agenda local das Políticas Públicas de Alimentação e Nutrição: o município, os territórios e a intersetorialidade

■ Helvécio Miranda Magalhães Júnior
■ Patricia Constante Jaime

O município inventado e a intersetorialidade necessária nas políticas públicas

A Constituição dita Cidadã de 1988, fecho do processo da redemocratização política, instituiu o Município como ente federado, cravou o marco legal da Saúde Pública brasileira ao criar o Sistema Único de Saúde – SUS e, posteriormente, instituiu o Direito Humano à Alimentação Adequada como um dos direitos constitucionais. Isto não é pouco, é fruto da luta política de mais de uma geração de brasileiros e brasileiras, devendo ser considerada uma conquista civilizatória de nosso país no seu caminho para outro patamar de nação soberana. Entretanto, parece que este descortinar de um novo tempo apenas abre uma nova arena para um sem número de desafios e inquietações no caminho de concretizar estes diversos direitos e mandamentos constitucionais no cotidiano dos homens e mulheres comuns e em todo o território nacional, com suas histórias diversas, seus acúmulos, suas necessidades sociais, sua desigualdade econômica e sua disparidade no acesso a bens e serviços. Sem dúvida, foi um ponto de partida extraordinário e do qual o país precisa se orgulhar e defender cotidianamente, buscando superar os desafios e barreiras, fazendo avançar seus preceitos e não retroceder simplesmente ao menor sinal de crise econômica estrutural e conjuntural.

Mais do que simples divisões territoriais dos Estados, vindos do conceito colonial e imperial de Províncias, os Municípios passaram a ser um ente federado autônomo e em igualdade de posição com os Estados e a União Federal, como definido no primeiro artigo da Constituição Federal de 1988. Assim, fica instituído formalmente como lócus de operação de um conjunto de políticas e ações, citadas formalmente ou não na Constituição Federal de 1988, relacionadas diretamente à vida das pessoas, em contato direto com elas, como o caso da saúde, da educação, do saneamento, da assistência social, da habitação, do ordenamento urbano, do transporte, e também as políticas de alimentação e nutrição. Várias destas políticas tiveram sua responsabilidade, total ou compartilhada, transferida para a gestão municipal. É aí que as diversas ações das políticas públicas podem e devem interagir, se somar, ganhar sinergia e ter a participação de diversos setores da gestão pública, de diferentes disciplinas e origens, com o objetivo de obter os melhores resultados na melhoria da vida das suas populações (Soares; Espinosa, 2013; Gonçalves, 2016).

É um dito comum que as pessoas vivem nas cidades, e não no Estado e na União, e esta imagem de figuração é forte no sentido de reafirmar a importância do território real dos municípios para a operação da agenda local das políticas públicas. E a proximidade dos gestores com os cidadãos é um fator importante para o sucesso dos seus resultados, quando há compromisso e competência e sabem mobilizar os diversos setores para ações integradas e sinérgicas, tendo como alvo os mesmos grupamentos populacionais, que precisam ser conhecidos, diagnosticados nas suas necessidades, ouvidos e participar ativamente no cotidiano das políticas. E apoio técnico e financiamento devem vir dos outros entes federados, a União e os Estados. Esta defesa da precedência da atuação municipal nas políticas sociais não é naturalmente unânime entre os estudiosos do tema, mas parece haver um predomínio da posição de que o município tende a operar melhor e com mais propriedade as políticas, sendo esta a opção orientadora deste texto (Filgueiras, 2006), por atuar em escala menor, ser menos burocratizado, estruturas formais menos dispendiosas, mais ágeis e flexíveis e mais sujeitas à sensibilidade diante dos problemas reais dos cidadãos, que acessam com mais facilidade os dirigentes políticos locais. Além disso, tendem a ser transparentes e sujeitos ao controle social, podendo também mais facilmente mobilizar recursos comunitários, financeiros ou não, para se somar aos recursos oficiais estatais, e ampliar, dessa forma, a prestação de serviços.

Como destacado por Filgueiras (2006), não são, contudo, automáticas a realização das promessas e a confirmação de todas as virtudes das administrações locais, sendo sempre bom lembrar que também neste nível político, há, como marca na América Latina e no Brasil, práticas clientelistas, favoritismo e patrimonialismo na gestão dos bens públicos. Nada que um somatório de progressiva prática democrática, controle social, melhoria dos níveis educacionais e de consciência política, implantação por conquista e por pressão externa da sociedade organizada e de órgãos de controle não possa melhorar progressivamente. Outro elemento que exige reflexão e que também impacta resultados de políticas públicas no nível local é a falta de estrutura e capacidade técnica e gerencial que ainda predomina em boa parte dos municípios. Isso tem uma clara explicação. Primeiro, que a maior parte dos municípios brasileiros é de pequeno porte, algo como de população menor do que dez mil habitantes. Por si só, este fato mostra, por exemplo, a dificuldade de atrair, agregar, manter e dar sentido adequado a equipes de profissionais para as várias políticas temáticas. Pioram este quadro a rigidez da legislação brasileira para a gestão de recursos humanos e a vigilância às vezes exagerada e perversa dos órgãos de controle. Segundo, que a transferência progressiva, nas últimas três décadas, de responsabilidades de operação de políticas para os municípios não teve, de acordo com várias evidências, a mesma contrapartida de aporte de recursos financeiros, principalmente vindos da União, que detém a maior parte do bolo tributário. Independentemente de fatores conjunturais da chamada crise fiscal brasileira, há um impacto forte nos municípios também por ser o ente federado de mais fácil acesso à pressão dos cidadãos pela expansão dos serviços e das ações públicas.

Portanto, essas questões político-institucionais ocupam lugar de destaque dentre os fatores limitantes da atuação dos governos locais, em especial na agenda social. Pela sua complexidade ao abordar problemas intrincados, de múltipla determinação, como a questão da pobreza e da exclusão de grupamentos populacionais, estes desigualmente distribuídos nos territórios e que devem, por esta condição, ser objeto primeiro das políticas sociais. Quando se fala de um pequeno município, há uma tendência de maior homogeneidade da condição social da sua população, mas, nos maiores e nos grandes municípios, há que se recortar a dimensão municipal em vários territórios de distribuição diferente dos indicadores sociais e econômicos, com vistas a melhor e mais acurada focalização das políticas públicas. Esta é a chance de atingir de forma mais contundente quem mais precisa de acesso a serviços e apoio das ações públicas. Para cumprir estas tarefas e superar suas limitações, fica evidente que o sucesso municipal, além dos fatores internos, depende de cooperação técnica, política e financeira dos Estados e da União. A cooperação interfederativa, prevista em várias legislações de políticas setoriais e na própria Constituição, por vezes fica insuficientemente estruturada e operativa, deixando mais fragilizados os municípios, especialmente os menores e em regiões de piores indicadores socioeconômicos.

A corriqueira sobreposição dos mapas de exclusão de grupos ou indivíduos numa população de determinado território, como déficits de acesso às ações e serviços de saúde, de educação pública de qualidade, de proteção social, de estrutura urbana, de saneamento e habitação, exige políticas integradas e ação coordenada por parte do Poder Público. Nesse campo é que se insere a necessidade de concretizar o conceito da intersetorialidade. Os diversos problemas da população, independentemente do tema, sempre têm explicações multidimensionais, e estas dimensões costumam ter origens semelhantes na sua explicação. A mortalidade infantil, por exemplo, está diretamente relacionada à baixa escolaridade da mãe, ao acesso a serviços básicos de saúde, à questão da oferta de alimentação adequada, à existência ou não de saneamento, e é sempre maior em estratos populacionais de menor renda e em territórios onde a violência é maior do que a média naquele município. O mesmo se pode afirmar, com características próprias, na questão da desnutrição ou da insegurança alimentar. Ou seja, um determinado problema tem explicações multicausais e de diferentes ordens. Portanto, o seu enfrentamento exige atuação de mais de um setor de forma integrada, ou seja, semanticamente uma intersetorialidade. Ao mesmo tempo, um mesmo determinante está na origem de mais de um problema concreto no mesmo grupo ou indivíduo.

Essa visão holística e integral necessária de um lado, dialoga, por outro lado, com a exigência de uma espécie de *zoom* no foco das políticas, com ênfase a determinados grupos e indivíduos. Mesmo em políticas universais, esta visão de foco especial não é contraditória por si mesma, como será observado mais à frente, ao abordar o tema das políticas de alimentação e nutrição na agenda local. Esse conceito intersetorial é fundante para o desenvolvimento de políticas sociais que abordam situações complexas e que têm na visão de integração coordenada sua grande chance de sustentabilidade e de sucesso de resultados. A intersetorialidade apresenta-se estratégica na condução e operacionalização dos serviços ofertados e na reorganização da gestão, viabilizando a ocorrência de uma nova relação entre o munícipe, os técnicos e os gestores, levando em consideração as peculiaridades locais em diferentes recortes territoriais e populacionais. O Estado passa a ser um articulador potente e um provedor de serviços e ações, diretamente ou em parcerias legalmente constituídas (Vaz et al., 2006). E é nesse ambiente que vem se desenvolvendo, nos espaços municipais, a política de alimentação e nutrição como caminho para o alcance dos direitos constitucionais à alimentação adequada e à saúde.

Políticas de alimentação, nutrição e segurança alimentar e nutricional

Como apresentado em capítulos anteriores, a alimentação é, por um lado, reconhecida como um determinante e condicionante de saúde, e, por outro, um direito social que, uma vez violado, coloca indivíduos e coletividades em situação de insegurança alimentar.

O conceito de Segurança Alimentar e Nutricional traz o desafio do exercício da intersetorialidade:

> Segurança Alimentar e Nutricional consiste na realização do direito de todos ao acesso regular e permanente a alimentos de qualidade, em quantidade suficiente, sem comprometer o acesso a outras necessidades essenciais, tendo como base práticas alimentares promotoras de saúde que respeitem a diversidade cultural e que sejam ambiental, cultural, econômica e socialmente sustentáveis (Art. 3º da Lei n. 11.346/2006 – Losan).

Dessa forma, a promoção da segurança alimentar e nutricional passa por um conjunto de políticas e programas que envolve diferentes elos do sistema alimentar, tais como unidades produtoras de alimentos, sejam rurais ou urbanas, de abastecimento, de distribuição, de comercialização ou oferta de alimentos e/ou refeições até os domicílios das famílias. Por fim, é necessário considerar os efeitos da alimentação sobre a saúde humana e a consequente demanda de oferta de um conjunto de ações, no campo da saúde, voltadas à promoção de práticas alimentares saudáveis e de atenção para prevenção e controle de agravos nutricionais.

A Política Nacional de Alimentação e Nutrição – PNAN, ao trazer diretrizes gerais para intervenções no âmbito do SUS, reconhece as múltiplas singularidades dos contextos locais e aponta que a organização da atenção nutricional deve ser guiada pelo perfil epidemiológico do território, assim como por critérios de risco e vulnerabilidades, que orientarão a definição de prioridades para ação (Brasil, 2012). Porque é no município, esse espaço vivo que abriga o cotidiano das pessoas e que envolve as diversas dimensões do comer, que os indivíduos se deparam com ambientes mais ou menos promotores de alimentação saudável e de saúde e com a capacidade de resposta do Poder Público de atender às necessidades dos cidadãos relacionadas à alimentação e à saúde.

O caso de Belo Horizonte nas políticas de alimentação e nutrição e a articulação territorial para a promoção da saúde como exemplo de intersetorialidade praticada

Belo Horizonte é uma jovem capital de 120 anos, planejada no início do século XX para ser a capital de Minas Gerais, no bojo do movimento republicano vitorioso e no ambiente positivista, como marca de deixar para trás a velha Vila Rica (atual Ouro Preto) e suas marcas do colonialismo e do Império. Planejada, esquadrinhada no papel e construída numa região de águas e montanhas, para ser a sede do Governo regional, Província e depois Estado, sediando o poder político e administrativo e uma cidade de servidores públicos e de serviços. Como várias outras experiências anteriores e posteriores, no Brasil e no mundo, o planejado, em pouco tempo, foi superado por uma cidade que cresceu rapidamente e de forma desordenada e desigual. Isso traz até hoje uma marca de diferenças territoriais e populacionais bastante evidentes e que tem impacto na implementação das diversas políticas públicas. Estas, ao abordarem todos e a cada um, precisam, para seu sucesso, reconhecer e operar de forma diferente sobre as várias "belo horizontes".

Com uma população de aproximadamente 2,5 milhões de habitantes, sedia uma região metropolitana que tem o dobro da sua população e foi crescendo de forma ainda mais desordenada e desigual. Existem bolsões de pobreza na região metropolitana de Belo Horizonte com indicadores similares aos das regiões mais pobres de Minas Gerais, do norte e do Vale do Jequitinhonha (PNUD; IPEA; FJP, 2013).

Ainda que este aspecto não seja explorado neste capítulo, é importante fazer referência que a conturbação intensiva de regiões metropolitanas impacta diretamente as políticas sociais e urbanas, pelo intenso fluxo de pessoas entre os vários municípios e as várias possibilidades de acesso às redes de serviços, independentemente do local de residência. Isso dificulta eventualmente até a correta definição do denominador populacional que servirá de base para cálculos de impactos de políticas com as ações e resultados brutos na posição de numerador de uma fração avaliativa de resultados.

Belo Horizonte vem, ao longo de sua história, experimentando a implantação de várias políticas públicas na área social e de infraestrutura, algumas que viraram referência nacional. Tem uma divisão territorial recortada em nove regiões administrativas e que servem de referência a todas as políticas públicas e de ação administrativa da Prefeitura Municipal, aproximando a gestão mais dos cidadãos, com movimentos ao longo do tempo de mais descentralização, com outros de recentralização, como é próprio de gestões públicas.

Por exemplo, ainda no final da década de 1990, recém-instituído pela Constituição Federal de 1988, o Sistema Único de Saúde teria na cidade iniciativas importantes e inéditas de territorialização nos chamados Distritos Sanitários, com a mesma divisão das regiões administrativas. Estabeleceu-se, assim, uma coordenação distrital de unidades de saúde com gerência local profissionalizada, algo inédito em todo o país e que deu a base, além de outras iniciativas, para o avançado estágio de desenvolvimento do SUS no município e com alto impacto nos indicadores de saúde e de acesso à rede de serviços.

No caso da política de segurança alimentar e nutricional, uma marca histórica é a gestão municipal iniciada em 1993, com características democráticas populares, eleita a partir de demandas de ampliação de políticas sociais e, em especial, de inclusão de parcelas populacionais historicamente excluídas do acesso a bens e serviços da cidade. A criação da Secretaria Municipal de Abastecimento foi um marco, com diversas iniciativas sendo implantadas, várias sustentadas até o presente. Tem início também uma aproximação da recém-instituída Política Municipal de Abastecimento com as políticas municipais de saúde, com os primeiros passos na implantação do SUS real, da educação pública, no recorte da alimentação escolar e das políticas de assistência e proteção social. A partir de então, diversos programas foram implantados, como o Direto da Roça, Comboio do Trabalhador, Programa Abastecer, Campanha da Safra, o incentivo às feiras urbanas, a Central de Abastecimento Municipal, os Restaurantes Populares, o Banco de Alimentos, a remodelação da alimentação escolar e programas para públicos vulneráveis, como idosos, crianças, gestantes e nutrizes, em parceria com a Secretaria Municipal de Saúde (Santos, 2000). Merece destaque o Programa Abastecer, que é estruturado em uma rede de estabelecimentos de venda de hortifrutigranjeiros por permissão da Secretaria de Abastecimento, com preços e qualidade controlados de uma cesta de produtos, similar aos diversos sacolões públicos de outros municípios. Além do efeito direto da redução de preços finais aos consumidores de baixa renda, facilitando o seu acesso aos alimentos de qualidade, houve o efeito indireto de regulação de preços da rede privada de oferta de gêneros alimentícios na região. Projeções do Centro de Desenvolvimento e Planejamento Regional da UFMG – Cedeplar (Cunha; Lemos, 1997) indicavam que 13 unidades analisadas desse Projeto tinham um potencial de comercialização anual de mais de 13.000 toneladas de produtos hortifrutigranjeiros, atendendo, nesse período, mais de 2.244.000 consumidores com dados de fluxo. Com o conceito de economia popular agregada, comparando o valor total comercializado nessa rede e o equivalente na rede privada da cidade, o valor estimado atingiria quase US$ 4,6 milhões e US$ 1,7 milhão nas unidades do Projeto Comboio do Trabalhador, que é semelhante ao Abastecer, mas com unidades móveis. Esse exemplo singelo demonstra certamente a principalidade da atuação do gestor local na geração e operação de uma política social, com contornos de intervenção urbana, relevante e impactante, mas que seria impossível de ser executada diretamente pelos outros entes federados.

A existência dessa política territorializada e liderada por uma gestão municipal foi avaliada em diversas pesquisas e trabalhos, como o Projeto Conexão Local Fundação Getúlio Vargas (Araújo; Alessia, 2005) e estudos de Cunha e Lemos (1997). Como demonstrado neste relato referente à Belo Horizonte, há a possibilidade de intervenção ampliada em diversos segmentos da cadeia agroalimentar da cidade, apontando, dentre outros, para os efeitos diretos sobre a organização intraurbana. Parte do reconhecimento das desigualdades intraurbanas no acesso aos alimentos, referentes tanto a preços, da estruturação urbana de equipamentos de comercialização e dos níveis de renda diferenciados.

Muito relevante é o fato de esse conjunto de políticas ter continuidade nas diferentes gestões subsequentes, fato raro na história das políticas públicas brasileiras nas diferentes esferas. Esse fato foi decisivo para o reconhecimento da política municipal de abastecimento de Belo Horizonte, conferido pelo Painel Internacional de Especialistas em Sistemas Alimentares Sustentáveis – *The International Panel of Experts on Sustainable Food Systems* (IPES-Food 2017).

Essa secretaria, no início dos anos 2000, passou a ser uma secretaria adjunta da Secretaria Municipal de Políticas Sociais, integrando a Câmara Intersetorial de Políticas Sociais, que será abordada a seguir. Posteriormente, sua nomenclatura foi modificada para Secretaria Adjunta de Segurança Alimentar e Nutricional e, mais recentemente, integrando, como Subsecretaria de Segurança Alimentar e Nutricional, a Secretaria Municipal de Assistência Social, Segurança Alimentar e Cidadania. A consolidação e continuidade da temática de Segurança Alimentar e Nutricional na agenda de Segurança Alimentar e Nutricional no município, ao longo de mais de 20 anos (Dias; Magalhães, 2021), possibilitou que as ações voltadas à garantia do Direito Humano à Alimentação Adequada não fossem descontinuadas em um contexto tão adverso como foi a pandemia de Covid-19, que teve seu início em 2020. Os Restaurantes Populares permaneceram em funcionamento durante o período de isolamento social para contenção do contágio do coronavírus, contudo a forma do atendimento foi alterada, para entrega de marmitex, evitando aglomerações nos locais. O Banco de Alimentos municipal distribuiu alimentos em caráter emergencial e complementar, como forma de garantir a segurança alimentar de quem precisava. Foram ofertadas cestas básicas para famílias de estudantes da rede municipal de educação e famílias em vulnerabilidade social e econômica. Por fim, por meio do Programa de Aquisição de Alimentos (PAA), realizou-se a compra de alimentos produzidos pela agricultura familiar e destinação para pessoas em situação de insegurança alimentar e nutricional e àquelas atendidas pela rede socioassistencial, pelos equipamentos públicos de segurança alimentar e nutricional e pela rede pública e filantrópica de ensino (PBH, 2021).

Paralelamente a esse movimento histórico no campo específico da segurança alimentar e nutricional, a Prefeitura de Belo Horizonte tomou a decisão de reorganizar o seu sistema municipal de saúde. No arcabouço da Constituição Federal de 1988, Belo Horizonte foi o primeiro grande município, em 1994, a assumir a gestão plena do SUS, da atenção básica até a alta complexidade, da rede estatal e da rede privada contratada ainda pelo antigo Inamps, permitindo a expansão de serviços próprios, implementação de várias ações de saúde coletiva e de mecanismos inéditos de controle, avaliação e regulação do setor privado. Passa a desenhar um completo sistema de saúde, com portas de entrada, padrões de assistência, fluxos organizados, protocolos de regulação e avaliação, num movimento progressivo, e também, ainda que com alguns refluxos, em mais de duas décadas de aperfeiçoamento e em diferentes períodos da gestão municipal.

Dentre essas ações, há um destaque especial para o tema da Promoção da Saúde. Para discorrer sobre ela, é fundamental recorrer ao conceito de saúde advindo do movimento sanitário brasileiro e que constou do histórico documento final da VIII Conferência Nacional de Saúde, em que saúde é "resultante das condições de **alimentação**, habitação, educação, renda, meio ambiente, trabalho, transporte, emprego, lazer, liberdade, acesso e posse da terra e acesso aos serviços de saúde. É, assim, antes de tudo, o resultado das formas de organização social da produção, as quais podem gerar desigualdades nos níveis de vida" (grifo nosso). Este conceito, referendado depois na própria Constituição Federal de 1988, quebra com a perspectiva individualizante e, às vezes, culpabilizante do adoecer e morrer, ampliando o olhar da gestão da saúde para além dos seus muros. O entendimento do conceito de promoção da saúde como braço do modelo de atenção integral à saúde vem avançando em sua concepção e, nas últimas décadas, a determinação social do processo saúde-doença tem sido sustentada pelo estudo dos determinantes sociais em saúde (DSS).

A abordagem desses determinantes tem aprofundado as discussões sobre os diversos fenômenos sociais, políticos, econômicos, culturais, comportamentais e individuais que influenciam a qualidade de vida e a saúde da população. Citando Villar (2007), que utiliza o marco conceitual de Irvin y Solar para a abordagem do reflexo dos DSS na saúde e para a construção de políticas que efetivamente transformem a qualidade de vida da população, políticas públicas precisam intervir na cadeia dos Determinantes Sociais da Saúde. Elas se classificam em macropolíticas, que abordam os macrodeterminantes e a estratificação social das suas classes: as setoriais, que interferem em determinantes intermediários, diminuindo a vulnerabilidade das populações menos favorecidas, e as intersetoriais, que atuam reduzindo as consequências desiguais no estado de saúde e compensando os efeitos sociais e econômicos dos DSS e são fortemente influenciadas pelo nível de participação popular. E, como já dito, os governos locais são os operadores preferenciais das políticas setoriais e intersetoriais, no espaço real e concreto de seu território, e potencializadas se em estreita colaboração interfederativa com os outros dois entes federados.

A lógica do trabalho intersetorial e, como consequência, das ações de promoção da saúde e da qualidade de vida, tiveram, em Belo Horizonte, um espaço propício para existir e crescer a partir de muita determinação política e institucional. E as já mais amadurecidas e testadas políticas de saúde e segurança alimentar e nutricional foram, ao mesmo tempo, constituintes e resultantes nos seus efeitos deste pensar e agir, junto evidentemente das demais políticas setoriais. A ideia forte de territorialidade marcou todas as políticas públicas no município e, tendo o território como base, as iniciativas de integração destas políticas encontraram respaldo no fato de operarem, ainda que fragmentadamente, sobre os mesmos agrupamentos populacionais. Já a partir de 2001, um projeto de reforma administrativa na Prefeitura teve por princípios a descentralização mais radical da gestão política e administrativa das políticas sociais e urbanas, da territorialidade comprometida com a inversão de prioridades para os territórios mais vulneráveis e com garantia de equidade na distribuição de bens e serviços, da participação cidadã na definição de prioridades e da intersetorialidade das políticas sociais e urbanas.

Foram criadas uma Secretaria de Coordenação de Políticas Sociais e uma Câmara Intersetorial de Políticas Sociais. Essa estratégia foi fundamental para o estímulo ao pensar e fazer intersetorial e para a diminuição da fragmentação e disputas setoriais (Dias, 2010).

No que se refere à saúde, a construção ou reafirmação de um modelo de atenção que incluísse e priorizasse recursos para a promoção da saúde foram fundamentais. O apoio de normativos e dispositivos de gestão do Ministério da Saúde foram muito importantes para alicerçar esta disposição política municipal, reafirmando a grandeza da colaboração interfederativa. Devem ser referenciados a Política Nacional de Promoção à Saúde, Política Nacional de Alimentação de Nutrição, a Política Nacional de Atenção Básica, o Pacto de Gestão pelo SUS em Defesa da Vida e o Programa Saúde na Escola, esse último uma parceria dos Ministérios da Saúde e da Educação.

A partir desta disposição política e instrumentalizada pelas diretrizes citadas e os acúmulos dos últimos anos, a Política Municipal de Saúde teve a intersetorialidade como um dos seus eixos estruturadores e foram pactuados indicadores para os projetos prioritários da gestão neste eixo: BH Cidadania, Bolsa Família e BH Mais Saudável (Dias, 2010).

O Programa BH Cidadania inaugurou em Belo Horizonte um novo formato de gestão de políticas sociais, coordenado pela Secretaria de Coordenação de Políticas Sociais, com um formato político-institucional e gerencial que buscou matricialmente integrar o conjunto das ações das políticas de saúde, assistência social, abastecimento, direitos de cidadania, inclusão digital, educação, cultura, lazer e intervenções urbanas em um mesmo território, previamente definido com base nos indicadores de vulnerabilidade social. Sem apresentar ações novas, cuidou de articular um conjunto grande de ações com foco nas mesmas famílias, residentes no mesmo território. O público-alvo eleito do Programa em 2001, a partir da identificação de áreas divididas por classe de pobreza de I a IV, com base em indicadores socioeconômicos e de acesso aos serviços de saúde, compondo o IQVU (Índice de Qualidade de Vida Urbana) e IVS (Índice de Vulnerabilidade em Saúde). Conformaram-se, assim, mapas de áreas prioritárias de inclusão social, e, a partir daí, o território era cuidadosamente esquadrinhado, casa a casa, cadastrando as famílias, diagnosticando suas necessidades e, articulando com o conjunto das políticas ofertadas, o que seria de maior impacto na mudança da vulnerabilidade daquela família. Isto significou um alto grau de discriminação refinada e de individualização de ações articuladas, mostrando, mais uma vez, a potencialidade de ações coordenadas localmente, integradas e com base territorial. Para se ter uma ideia da dimensão da proposta, isto significou, na partida, 101.000 famílias ou 402.000 pessoas, 18% da população da cidade, os mais pobres e mais vulneráveis. Na prática, após cinco anos, foram efetivamente atendidas 48.000 famílias ou 192.000 pessoas, marca relevante pelo foco no público-alvo e pela complexidade das ações de políticas integradas. Cabe ressaltar a importância do cadastro fino realizado pelas Equipes de Saúde da Família como base inicial de toda a operação (Nahas et al., 2006).

Nesses territórios, posteriormente e a partir da legitimação pela população, foram construídos os Espaços BH Cidadania, concretizando espaços multiuso onde as várias políticas podiam ser executadas e mais facilmente integradas, como a presença física dos Centros de Referência da Assistência Social e as atividades das Oficinas da Cultura ou da Educação Alimentar. Foram montadas instâncias de governança do programa com estruturas colegiadas nos níveis local, regional e central, facilitando a integração real na ponta do sistema e enfrentando os problemas concretos, que são inúmeros e desafiadores a cada dia. No caso da saúde, esses territórios tiveram um olhar especial, com cobertura de 100% das ESF, a ampliação da cobertura da saúde bucal, intensificação das ações de promoção e prevenção, o monitoramento de todas as crianças em situação de risco, o acompanhamento dos pacientes com doenças crônicas, a supervisão sobre o padrão da alimentação e nutrição, a prioridade para implantação das Academias da Cidade, que serão abordadas mais à frente. Sempre buscando apoio e respaldando as demais políticas em curso e geridas pelas outras secretarias e órgãos, tem-se, como exemplo, a prioridade no acompanhamento das famílias, em especial crianças e gestantes, beneficiárias do Programa Bolsa Família, por seu claro componente de vulnerabilidade social, a partir do recorte de renda *per capita*, mas também pelas avaliações mais rotineiras das equipes da assistência social.

O Programa Bolsa Família (PBF) foi implantado pelo Governo Federal a partir de 2003, após integração e ampliação veloz de vários programas de transferência de renda existentes perifericamente em vários ministérios, com o objetivo de combater a fome e intervir na pobreza no país, trazendo esses temas para o centro da agenda política nacional, o que até então nunca ocorrerá. Basicamente, além da transferência direta e sem intermediários clientelistas de recursos financeiros para as famílias cadastradas no chamado Cadastro Único (CADúnico) e a partir de critérios elegíveis, a intervenção na pobreza extrema se dá pela melhoria dos níveis de educação das crianças e adolescentes, eliminação do trabalho infantil, acesso aos serviços básicos de saúde e inclusão produtiva na sociedade para a geração de trabalho e renda (Campello; Neri, 2013).

Assim, com ações emergenciais e aposta estruturante, o PBF teve o papel de indutor da estruturação da rede de proteção social para as famílias beneficiárias e para o fortalecimento das interfaces entre as políticas sociais. O empoderamento da área da assistência social, que depois veio a se tornar progressivamente uma política pública relevante com a implantação do Sistema Único da Assistência Social (SUAS) e sua rede de serviços, em especial os Centros de Referência da Assistência Social (Cras), teve um grande estímulo a partir do PBF e seu financiamento. E, em Belo Horizonte, com o conjunto das formulações e ações concretas já em curso e já descritas no âmbito das políticas sociais integradas e, em particular, do Programa BH Cidadania, o PBF teve adicionalmente este papel, de aportar recursos e adicionar condicionantes de monitoramento, que acabaram por estimular a integração das políticas e sua sinergia. Evidentemente, uma tensão permanente se instalou entre a prioridade territorial prévia, marca do BH Cidadania, e a prioridade mais universal por recorte de renda, base do PBF. Esta foi sendo resolvida a partir de muito diálogo entre os seus gestores, a vivência de casos concretos que exigiam uma sinergia das duas iniciativas, a coincidência dos mesmos atores envolvidos e a coordenação articulada da Secretaria de Políticas Sociais.

A melhor governança entendida foi de não superpor estruturas, mas insistir em espaços colegiados central, regionais e locais na lógica já em curso no BH Cidadania e gerências unificadas dos programas. Um dispositivo de governança central foi a criação dos Núcleos de Intersetoriais Regionais (NIR). Eles tiveram por missão subsidiar toda a gestão do PBF em base regional, promover a intersetorialidade na prática, descentralizando as ações de promoção inclusiva para as famílias beneficiárias, identificar mais especificamente as estratégias de intervenção nos casos de descumprimento das condicionalidades, facilitar o acesso de todas as famílias beneficiárias ao conjunto dos serviços públicos, qualificar o processo de inclusão de novas famílias a partir da busca ativa pelas equipes, estabelecer critérios de priorização para acesso às Unidades de Educação Infantil (Umeis) e realizar a base de acompanhamento mais de perto das equipes de saúde da família e dos agentes comunitários para o estabelecimento dos planos de intervenção nos casos concretos. As secretarias de Assistência Social, Saúde e Educação tiveram um elenco de atuação específico de acompanhamento e monitoramento das famílias beneficiárias e buscavam apoio nas ofertas das demais políticas públicas, a partir da singularidade do caso e do território. Este conjunto de ações significou uma aproximação certeira, organizada e sinérgica do Poder Público Municipal para o conjunto das famílias e pessoas mais vulneráveis do município, algumas delas, conforme relatos frequentes, invisíveis completamente às políticas, mesmo residindo ao lado de algum equipamento público.

No caso da saúde, para bem gerir o PBF no seu âmbito e interagir com as demais políticas, a opção da Secretaria Municipal foi a institucionalização de uma governança própria por meio de um Grupo de Trabalho (GT) do NIR no nível central, com coordenação da criada Assessoria de Articulação Interinstitucional no Gabinete do Secretário, a partir de 2003, e participação de áreas centrais de gestão de assistência e vigilância em saúde e dos nove distritos sanitários. Este GT se reunia regularmente com o objetivo de discutir, implementar e monitorar as ações pertinentes à saúde no âmbito do PBF, uniformizando e debatendo os desafios de cada distrito sanitário, interagindo com as instâncias regionais e central do PBF, com ênfase no acompanhamento das condicionalidades formais estabelecidas do programa e outras ações consideradas necessárias. No caso de Belo Horizonte, foram incluídas como condicionalidades adicionais o acompanhamento da amamentação até o 6º mês de vida e dos casos de desnutrição infantil e da consulta de puerpério das mães. A partir desta matriz amplamente debatida, sua implementação foi feita em cada unidade básica, em cada ESF e para cada família identificada, permitindo um alto grau de discriminação positiva. Acompanhada nos detalhes, trazia para o coletivo os problemas, obstáculos e propostas inovadoras de ação, retroalimentando os grupos e atores em todos os níveis. Neste espaço, também era debatido e acompanhado o conjunto de interfaces com as ações das demais políticas públicas, e pactuadas, nos espaços intersetoriais já citados, novas intervenções integradas. Esse processo contínuo de ação/informação/avaliação foi resultado de uma grande massa crítica da agenda de atividades coletivizadas e compartilhadas em modo contínuo.

Depois de quatro anos desse trabalho, uma avaliação feita em 2008 de forma ampla na rede de saúde considerou como os principais pontos positivos a decisão e apoio político institucional para as ações, a existência de ampla cobertura das ESF, a priorização das áreas e famílias vulneráveis, a potência do sistema de informação de base local e interoperabilidade, os mecanismos implementados de governança com os diversos grupos, em todos os níveis da gestão e o apoio das outras políticas públicas integradas. Os grandes desafios eleitos foram o permanente debate entre ações programadas e atendimento à demanda espontânea nas unidades, a insuficiência de recursos humanos e a necessidade de ampliação da rede de proteção social, além da intervenção nos demais determinantes do processo saúde-doença na esfera estrutural da sociedade.

Essa experiência da saúde com o Programa BH Cidadania e o PBF, experimentando a intersetorialidade como componente intrínseco do setor saúde e, a partir de 2005, com o estímulo do Ministério da Saúde com a sua Política Nacional de Promoção da Saúde e a estratégia global para alimentação saudável, atividade física e saúde, e do planejamento estratégico da SMSA deu clara ênfase às ações de vigilância e promoção da saúde nas doenças crônicas não transmissíveis, com foco na integralidade do cuidado. Foi necessário implantar um novo elemento de gestão, o Grupo de Promoção da Saúde. Constou do Plano Municipal de Saúde (2005-2008), que deu origem ao Programa BH Mais Saudável, e tendo como origem o quadro epidemiológico de prevalência em incremento das doenças crônicas, especialmente as cardioneurovasculares e seus fatores de risco, o hábito de fumar, o sedentarismo, o diabetes, a obesidade e a alimentação inadequada. Cabe ressaltar a premissa orientadora do Programa: a ênfase nas intervenções sustentáveis, com ações que contribuem para a melhoria da qualidade de vida da população, no que se refere à prática da atividade física, da alimentação saudável e do controle do tabagismo, mas com ideia de respeito às escolhas das pessoas, do compartilhamento de decisões, da corresponsabilização e da clara opção por ações integradas com outras áreas da gestão. Nesse sentido, no ano seguinte, o Grupo agregou formalmente as secretarias municipais de Esportes, Abastecimento (depois Segurança Alimentar e Nutricional) e Educação, além da Coordenação do Curso de Nutrição da Universidade Federal de Minas Gerais (UFMG).

Com o marco conceitual das políticas nacionais de promoção da saúde e de alimentação e nutrição do SUS, da Convenção Quadro do Tabaco, das diretrizes do Conselho Nacional de Segurança Alimentar e Nutricional (CONSEA), do Programa Saúde na Escola e outras fontes, um elenco de ações diretas da saúde e transversais, parcerias com outras áreas foram feitas em toda a rede de atenção básica e em cada ESF, com diagnóstico de prioridades de intervenção e liberdade de atuação local. A fala corrente na rede de serviços depois de algum tempo era de que esta agenda finalmente entrou na prática cotidiana dos serviços de saúde, saindo do velho discurso sanitário para a prática concreta. O marco síntese do programa foi a implantação das Academias da Cidade. Inspirada nas experiências de Recife e Aracaju, essa iniciativa resultou em amplo movimento e debate com os diversos atores da rede de saúde e das demais políticas públicas. As áreas prioritárias de implantação do novo equipamento eram, mais uma vez, as de maior vulnerabilidade, onde já existia o BH Cidadania, territorializadas para duas ou três unidades básicas de saúde e com equipamento público já existente para adequação, articulado também com a rede de educação para o fluxo de crianças e adolescentes e potencialização de ações de atividades físicas e de orientação nutricional nas escolas.

A coordenação central do Programa contou, desde o início, com um sanitarista, um nutricionista e dois educadores físicos, além de equipe de apoio. A partir de 2008, com a implantação dos Núcleos de Apoio à Saúde da Família (NASF), a coordenação deles no nível distrital assumia a coordenação do BH Mais Saudável. Cada Academia da Cidade tinha uma equipe composta por um educador físico, estagiários de Educação Física e estagiários curriculares de Nutrição da UFMG e supervisão de seu corpo docente, além de apoio de equipes das unidades básicas escalonadas. O equipamento físico era simples, de 100 a 200 m^2, com área coberta para atividade física e aberta para caminhada, sala de avaliação física e avaliação nutricional e equipamentos muito singelos feitos artesanalmente na própria Prefeitura e Universidade. O público era espontâneo ou encaminhado das unidades ou escolas, tinha sempre uma avaliação física e nutricional e monitoramento contínuo, com encaminhamento ao serviço de saúde quando necessário. Os educadores físicos foram contratados diretamente pela SMSA e passaram a interagir formalmente de forma regular com as equipes das unidades básicas, com reuniões semanais para discussão dos casos mais complexos. Inicialmente, os profissionais da Nutrição eram os docentes da UFMG, mas, a partir de 2008, com os NASF, 38 nutricionistas foram contratados para se incorporar ao apoio direto às academias. A institucionalização do apoio matricial da Nutrição foi considerada um grande salto de qualidade nas ações de promoção e cuidado. As academias passaram a ser objeto de disputa na população no âmbito do Orçamento Participativo e chegaram a ser, em 2008, a maior demanda captada e vencedora. Inúmeras foram as ações feitas em parceria com outras políticas no nível local, por iniciativa própria das equipes ou gerais na cidade, mas duas merecem registro pela sua dimensão.

A primeira é a parceria com a política de abastecimento e segurança alimentar e nutricional. Foram várias as ações, com destaque para: estímulo com diferentes artifícios e espaços a toda a população para a alimentação saudável; reforço ainda maior ao aleitamento materno; orientação sobre as opções de compra de alimentos com alternativas mais econômicas, conservação, preparo de refeições e cardápios variados; divulgação de pesquisa de preços e dos equipamentos públicos da Prefeitura de oferta de alimentos; formação de agentes públicos variados em educação alimentar e nutricional; qualificação da oferta de alimentação escolar. O público escolar foi prioridade, com oficinas intensivas nas escolas envolvendo toda a comunidade escolar. Consolidados esses avanços de conceito e de prática, o desafio passou a ser a expansão necessária para toda a cidade, com a convicção do acerto da política implantada.

Na área do esporte, o caminho foi integrar os programas já existentes com as academias, como o Projeto Caminhar, o Segundo Tempo (para escolares), o Superar (para deficientes físicos), Esporte Esperança (para jovens e adolescentes fora das escolas), o Vida Ativa (para idosos), articulando estas ações nos territórios de ação das academias. Nas áreas mais vulneráveis, as do BH Cidadania, uma ação articulada de estímulo à atividade física para idosos, obesos, diabéticos e hipertensos foi muito significativa segundo os relatos obtidos com populações reconhecidas e bem adscritas às Equipes de Saúde da Família. Nesse sentido, o público-alvo prioritário das academias foram adultos a partir dos 18 anos. Protocolos comuns de encaminhamento e de ação foram elaborados conjuntamente. Uma ação marcante da SMSA nesta área foi a implantação da prática chinesa do Lian Gong em 18 terapias, com prática corporal de relaxamento e fortalecimento muscular, que foi disseminada para todas as unidades, por capacitados profissionais diversos das unidades e de expansão rápida a partir de um núcleo inicial formado por um parceiro contratado. As sessões são de 30 a 45 minutos e de fácil manejo e com segurança, tendo sido de ampla aceitação pelos trabalhadores e usuários, especialmente os portadores de doenças crônicas e de dores permanentes. Em 2017, houve a comemoração dos 10 anos desta atividade, com a apresentação de 10.000 praticantes em um estádio de futebol de Belo Horizonte.

Avaliações mais ou menos sistematizadas foram realizadas ao longo dos anos dos efeitos da instituição deste conjunto de dispositivos de políticas de promoção da saúde, especialmente as Academias da Cidade, nos aspectos da atividade física e do aconselhamento alimentar e nutricional, incluindo pesquisas no âmbito acadêmico (Dias, 2010).

Finalmente, uma avaliação mais qualitativa da relevância sanitária, da pertinência política institucional, da viabilidade econômica e da eficiência operativa das práticas de políticas integradas, estando a saúde como instituinte e como resultante desse conjunto de práticas. É o caminho real e concreto de efetivar com e além do setor de saúde a sonhada e tão falada promoção da saúde e da qualidade de vida das populações, especialmente os seus grupamentos mais vulneráveis – caminho ainda longo e desafiador, cheio de obstáculos e incompreensões imediatistas. Esse é o principal resultado da experiência brevemente relatada, e em construção, de Belo Horizonte. É possível fazer mais do que o aspecto assistencial do cuidado, é possível promover saúde e qualidade de vida, é componente de maior felicidade pessoal e familiar, é condição objetiva de melhoria das condições para a dura disputa econômica de grupamentos mais vulneráveis, dá resultados sanitários relevantes, é melhor e mais eficiente fazer política da alimentação e nutrição de forma integrada às outras políticas e o município é o lócus onde estes encontros acontecem e ganham vida. Decisão na macropolítica é desejada e pavimenta o caminho, mas pequenas e significativas atitudes nos microespaços de atuação de equipes de saúde, assistência social, educação, dentre outros agentes públicos da proteção social brasileira, podem fazer a diferença na vida das pessoas.

Quadro 23.1
Lições-chave aprendidas com o caso de Belo Horizonte/MG sobre intersetorialidade e as Políticas de Alimentação e Nutrição no nível local

- Importância da segurança do compromisso de governo com a proteção social e a redução de iniquidades
- Implementação de um modelo de governança intersetorial, desde o planejamento até a execução das ações em todos os níveis de gestão, incluindo o nível local
- Uso sistemático de dados e informações para diagnóstico dos territórios locais, suas características e necessidades
- Envolvimento de todos os sujeitos no nível local (gestores, profissionais e cidadãos)
- Articulação da formulação local com as diretrizes e marcos nacionais e globais em saúde e segurança alimentar e nutricional

Fonte: Elaborado pelos autores.

Referências

ARAÚJO, C. A. de; ALESSIA, M. F. Política Municipal de Abastecimento e Segurança Alimentar. Projeto Conexão Local, ano 1, 2005. Disponível em: <http://gvpesquisa.fgv.br/sites/gvpesquisa.fgv.br/files/conexao-local/cl_2005_pmasa-bh.pdf>. Acesso em: 22 dez. 2017.

BRASIL. Ministério da Saúde. Secretaria de Atenção à Saúde. Departamento de Atenção Básica. *Política Nacional de Alimentação e Nutrição.* Brasília: MS; 2013. 84p. Disponível em: <http://bvsms.saude.gov.br/bvs/publicacoes/politica_nacional_alimentacao_nutricao_2ed.pdf>. Acesso em: 21 nov. 2017.

CAMPELLO, T.; NERI, M. C. (Org.). *Programa Bolsa Família:* uma década de inclusão e cidadania. Brasília, DF: Ipea, 2013.

CUNHA, A. R. A. de A.; LEMOS, M. B. Segurança alimentar sob o prisma das políticas urbanas de abastecimento. Texto para discussão n. 113. CEDEPLAR/FACE/UFMG. Belo Horizonte,1997. Disponível em: <http://www.cedeplar.ufmg.br/pesquisas/td/TD%20113>. Acesso em: 22 dez. 2017.

DIAS, M. A. de S. Promoção à saúde e articulação intersetorial. Cap. 2, p. 63-99. In: MAGALHÃES JUNIOR, H M. *Desafios e inovações na gestão do SUS em Belo Horizonte:* a experiência de 2003 a 2008. Belo Horizonte: Mazza Edições, 2010.

DIAS, D. R.; MAGALHÃES, B. Política de Segurança Alimentar e Nutricional de Belo Horizonte: vinte e sete anos de história. *Revista Alimenta*, v. 1, p. 6-8, 2021. Disponível em: <https://prefeitura.pbh.gov.br/sites/default/files/estrutura-de-governo/smasac/2021/SUSAN/susan_revista-alimenta_20210426.pdf>.

FILGUEIRAS, C. A. C. Desafios institucionais da gestão social nos municípios. *Pensar BH/Política Social,* n. 16, p. 45-47, 2006.

GONÇALVES, M. F. R. (Coord. técnica). *Manual do prefeito.* 15. ed. rev. atual. Rio de Janeiro: IBAM, 2016 [livro eletrônico].

NAHAS, M. I. P.; ESTEVES, O. A.; VIEIRA, C. M.; BRAGA, F. G. Qualidade de vida urbana em belo horizonte na década de 1990: o que dizem os indicadores? *Pensar BH/Política Social,* n. 17, p. 8-17, 2006.

PREFEITURA MUNICIPAL DE BELO HORIZONTE (PBH). Secretaria Municipal de Assistência Social, Segurança Alimentar e Cidadania. Balanço de atuação no enfrentamento a Covid-19. *Revista Alimenta*, v. 1, p. 30-31, 2021. Disponível em: <https://prefeitura.pbh.gov.br/sites/default/files/estrutura-de-governo/smasac/2021/SUSAN/susan_revista-alimenta_20210426.pdf>.

PROGRAMA DAS NAÇÕES UNIDAS PARA O DESENVOLVIMENTO – PNUD. Instituto de Pesquisa Econômica Aplicada – Ipea/Fundação João Pinheiro – FJP. *Atlas do Desenvolvimento Humano no Brasil.* 2013. Disponível em: <http://atlasbrasil.org.br/2013/pt/>. Acesso em: 22 dez. 2017.

SANTOS, S. M. C. Política municipal de abastecimento e segurança alimentar de Belo Horizonte. In: FARAH, M. F. S.; BARBOSA, H. B. *Novas experiências de gestão pública e cidadania.* Rio de Janeiro: Editora FGV, 2000 (Coleção FGV Prática).

SOARES, W. C.; ESPINOSA, M. O município na constituição de 1988. *Revista Científica Semana Acadêmica.* Fortaleza, ano MMXIII, n. 40, 20 ago. 2013. Disponível em: <https://semanaacademica.org.br/system/files/artigos/o_municipio_na_constituicao_de_1988.pdf>. Acesso em: 22 dez. 2017.

VAZ, F. A. C.; CAMPOS, F. C. C. de; ÁLVARES, J.; TEIXEIRA, P. F.; AGUIAR, R.; OLIVEIRA, V. de. Avaliando autonomia em uma política pública: categorias de análise em promoção de saúde. *Pensar BH/Política Social,* n. 16, p. 15, 2006.

VILLAR, E. Los determinantes sociales de salud y la lucha por equidade em salud: desafios para el Estado y la sociedad civil. *Saúde e Sociedade*, v. 16, n. 3, p. 7-12, 2007.

24

Agenda global das Políticas Públicas de Alimentação, Nutrição e Segurança Alimentar e Nutricional

■ Ana Carolina Feldenheimer da Silva

As políticas e ações de alimentação e nutrição são realizadas e planejadas em grande parte no âmbito local, entendendo aqui o local como o nacional, estadual ou municipal. Apesar de serem desenvolvidas em âmbito nacional, muitas vezes a agenda sofre a influência e, em alguns casos, a determinação de pontos estratégicos, por agências internacionais e outros organismos que influenciam diretamente no que é realizado localmente.

O Brasil é um país com uma agenda para as políticas de alimentação e nutrição bem estruturada, com a presença de uma Política Nacional de Alimentação e Nutrição (Brasil, 2012), Guia Alimentar para a população brasileira (Brasil, 2014), Guia Alimentar para crianças menores de dois anos (Brasil, 2019) e uma série de Leis, Portarias e Regulamentos que orientam as ações das políticas públicas relacionadas à Alimentação, Nutrição e Segurança Alimentar e Nutricional, conforme já apresentado nos outros capítulos. Um ponto diferencial, e no qual o Brasil é uma referência global, é a articulação entre diferentes órgãos e setores do governo, por exemplo, a Câmara Intersetorial de Alimentação e Nutrição – Caisan, que coordena as ações da Política Nacional de Segurança Alimentar e Nutricional e orienta as ações e esforços do Sistema Nacional de Segurança Alimentar e Nutricional (SAN), entre outros (Silva et al., 2018).

No âmbito global, a Agenda de alimentação e nutrição sofre influência de diversas agências, fundações privadas e órgãos de pesquisa, que, em alguns casos, propõem, e, em outros, impõem agendas e ações aos países. Ao pensar na agenda internacional, o principal órgão de articulação e organização dos processos, em nível global, é a Organização das Nações Unidas – ONU. O trabalho da ONU é organizado tematicamente por meio de agências, que desempenham importante função, de acordo com sua *expertise*. O campo da alimentação, nutrição e da SAN se configura como um espaço complexo, influenciado por uma série de dimensões, o que resulta em um grupo de agências que possuem atividades e ações voltadas para as políticas nacionais de alimentação e nutrição, não se restringindo apenas à Organização Mundial da Saúde (OMS).

As agências das Nações Unidas e as agendas de alimentação, nutrição e segurança alimentar e nutricional

A ONU foi criada em 24/10/1945, após a Segunda Guerra Mundial, com o objetivo de facilitar a cooperação entre os países no que se refere ao direito internacional, progresso social, direitos humanos, segurança internacional e a realização da paz mundial. No ano de 2023, a ONU possuía 17 agências vinculadas, cada uma com objetivo, financiamento e regras próprias, mas todos atuando conjuntamente na prestação de assistência técnica e humanitária em diferentes áreas.

Quando pensamos na agenda da saúde e da nutrição, a agência da ONU com maior destaque é a OMS, com sede em Genebra, na Suíça, e representação em mais de 150 países ao redor do mundo. A OMS trabalha em parceria com governos nacionais e outros parceiros, com o objetivo de garantir o melhor nível possível de saúde para todas as pessoas, construir um futuro melhor e mais saudável. A OMS tem em sua agenda central o combate de todas as doenças, a saúde dos indivíduos, coletividades e a saúde do planeta e oferece uma variedade de materiais técnicos, posicionamentos e referenciais teóricos que podem e devem ser adaptados às realidades locais. Anualmente, é realizada, no mês de maio, a Assembleia mundial da Saúde, o fórum máximo de deliberação da OMS, em que todos os países signatários da OMS são convidados a participar, contribuir e construir os documentos que orientarão as ações de saúde em nível global. No Brasil e nas Américas, a OMS é representada pela Organização Pan-Americana da Saúde (OPAS).

Além da OMS, outras agências da ONU também têm como objetivo ações relacionadas à alimentação, nutrição e SAN. A Organização das Nações Unidas para a Alimentação e a Agricultura (Food and Agriculture Organization – FAO) é a agência da ONU vocacionada a discutir e propor temáticas e soluções no campo dos alimentos e sua produção. A missão da FAO é liderar os esforços internacionais de erradicação da fome e da insegurança alimentar. A FAO se propõe a ser um território neutro na discussão entre os países, fazendo com que as negociações aconteçam em pé de igualdade, gerando acordos, estratégias e resoluções em busca de cessar a fome no mundo contemporâneo. Em 2023, a FAO contava com 194 países-membros, além da Comunidade Europeia. A organização está sediada em Roma, na Itália, com cinco escritórios regionais. Como todos os órgãos da ONU, a FAO publica regularmente uma série de materiais técnicos que objetivam apoiar os países na melhoria dos sistemas alimentares, em especial nos temas relacionados a modelos agrícolas, florestais e pesqueiros, com foco na boa nutrição e desenvolvimento sustentável.

O Unicef (Fundo das Nações Unidas para a Infância) tem como missão zelar pela agenda dos direitos da criança e do adolescente e, dentre esses direitos, estão o direito à vida, à saúde e à boa nutrição. A missão inicial do Unicef era apoiar a reorganização dos países mais afetados pela 2ª Guerra Mundial, tendo, atualmente, ações em mais de 190 países. No Brasil, o Unicef atua desde 1950 e teve grande influência em uma série de programas e políticas relacionados à infância e à adolescência, em cooperação com governos, organizações não governamentais, sociedade civil, outras agências da ONU e outros. Agendas como a garantia dos direitos, redução da desnutrição infantil, redução de mortes por diarreia, enfrentamento da obesidade infantil, melhoria dos índices de aleitamento materno e qualificação da alimentação escolar são exemplos de agendas sob responsabilidade do Unicef.

O Programa das Nações Unidas para o Desenvolvimento (PNUD) se constitui na agência da ONU que lidera os esforços para que os países melhorem seu desenvolvimento, tendo como foco principal a redução da pobreza. Presente em mais de 170 países, foca seus esforços na articulação de diferentes setores em prol da melhoria da vida das pessoas, com base na proteção dos direitos humanos, igualdade de gênero e raça. O PNUD teve um papel estratégico no desenvolvimento e acompanhamento dos Objetivos do Desenvolvimento do Milênio (ODM), descritos a seguir. A agenda de alimentação, nutrição e SAN tem forte relação com a redução das desigualdades e desenvolvimento local e, por este motivo, também é pautada nas ações do PNUD.

O Programa Mundial de Alimentos – PMA (World Food Programme – WFP) lidera os esforços das Nações Unidas nas ações de ajuda humanitária e combate à fome, atuando na assistência às emergências e trabalhando junto às comunidades para aumentar a capacidade de melhorar a nutrição das populações. As atividades do PMA são fundamentadas em seis grandes eixos: construção da capacidade de resiliência; ajuda nas situações de emergência; assistência humanitária e serviços; assistência alimentar; transferência de recursos financeiros e alimentos; fortalecimento da capacidade dos países; cooperação Sul-Sul (cooperação entre países do hemisfério sul). Estima-se que 10% da população mundial não consegue se alimentar diariamente, e a assistência coordenada pelo PMA é uma das ações que podem romper com o ciclo da fome no mundo. Cerca de dois terços das ações do PMA são desenvolvidas em países onde há algum tipo de conflito, e estima-se que as pessoas que vivem nesses países têm três vezes mais chance de ser desnutridas quando comparadas com pessoas que vivem em lugares sem conflitos. No Brasil, o PMA implementou, em 2011, um Centro de Excelência contra Fome, um espaço de intercâmbio para fortalecimento da cooperação Sul-Sul e que tem como missão levar as experiências brasileiras exitosas (Programa Nacional de Alimentação Escolar – PNAE, Segurança Alimentar e Nutricional e Programas de Nutrição) para outros países em todo o mundo, em especial aos países do Sul.

Outra agência da ONU com atuação na agenda de alimentação, nutrição e SAN é o Fundo Internacional para Desenvolvimento da Agricultura (The International Fund for Agricultural Development – IFAD). A criação da agência foi uma das conquistas da Conferência Mundial sobre Alimentação, realizada em 1974, que foi realizada em resposta à crise global de alimentos de 1970. O IFAD promove ações em prol da erradicação da pobreza no meio rural em países em desenvolvimento. O papel da agência consiste em atuar tanto na eliminação da pobreza no meio rural como na garantia da produção de alimentos saudáveis para as populações.

Entre os anos de 1977 e 2021, as Nações Unidas contaram com um Comitê permanente das Nações Unidas sobre Nutrição (United Nations System Standing Committee on Nutrition – UNSCN), que foi criado como um comitê de coordenação administrativa e sob o entendimento de que a agenda da alimentação, nutrição e SAN possui tamanha complexidade que não pode ser acolhida apenas por uma agência da ONU, e, sim, por um conjunto de agências, atuando cooperativamente. Como apresentado anteriormente, uma série de agências da ONU atua na temática, e essa diversidade apontou para a necessidade de um órgão que ajudasse a coordenar as ações, de modo que todas as agências atuassem de forma coerente, consistente, complementar e sem sobreposição de esforços. O UNSCN era composto por cinco agências da ONU: FAO, IFAD, Unicef, PMA e OMS, que possuíam mandatos explícitos para melhoria da alimentação e nutrição globalmente. Além das agências diretamente relacionadas à agenda, qualquer agência da ONU poderia ser membro do Comitê, além de organizações globais, com reconhecido trabalho e *expertise* em nutrição, poderiam compor ou assessorar o UNSCN. Em 2021 a Secretaria do UNSCN foi extinta. Suas atividades foram incorporadas a uma nova iniciativa: a ONU Nutrição (UN-Nutrition).

Criada em julho de 2020, a ONU Nutrição foi lançada na perspectiva de coordenar esforços e a colaboração para o avanço da agenda a nível global e localmente. A gênese da ONU-Nutrição se deu pela junção das secretarias do UNSCN e do Movimento SUN (Scaling Up Nutrition (SUN) Movement). Em grande parte a atuação da ONU Nutrição é bem semelhante a estratégia do UNSCN, tendo como principal objetivo potencializar a natureza complementar das agências do Sistema ONU e buscar respostas que gerem uma efetiva mudança do cenário nutricional global e nacional, com integração de esforços e eficiência na eliminação de todas as formas de má-nutrição, com a proposição de agendas baseadas nas melhores evidências, alinhadas e coerentes.

O *Codex Alimentarius* é um programa conjunto da FAO e da OMS, criado em 1963. Trata-se de um fórum internacional de formulação e harmonização de normas alimentares, participando de sua aplicação em escala mundial. Suas normas têm como finalidade proteger a saúde da população, assegurando práticas equitativas no comércio regional e internacional de alimentos, criando mecanismos internacionais dirigidos à remoção de barreiras tarifárias, fomentando e coordenando todos os trabalhos que se realizam em normalização. Dessa forma, o *Codex Alimentarius* estabelece um conjunto de padrões, códigos de práticas, guias e outras recomendações, gerais ou específicas, com referencial científico, detalhadas por grupos de alimentos ou não, relacionadas ao sistema de produção de alimentos nos países e visando à segurança alimentar e proteção do consumidor. Tornou-se um ponto de referência para os consumidores, produtores e elaboradores de alimentos, para os organismos internacionais de controle e comércio de alimentos. Além de normas específicas sobre a identidade e qualidade de produtos, o *Codex Alimentarius* contém normas gerais sobre: rotulagem de alimentos, aditivos alimentares, contaminantes, métodos de análise e amostragem, higiene dos alimentos, nutrição e alimentos para dietas especiais, sistemas de inspeção e certificação de importações e exportações de alimentos, resíduos de medicamentos veterinários nos alimentos e resíduos de praguicidas nos alimentos.

O Comitê de Segurança Alimentar Mundial (CSA) foi criado em 1974 pela ONU, para análise e acompanhamento das políticas de segurança alimentar, funcionando como uma plataforma composta por governos e sociedade civil, dedicada a discutir a Segurança Alimentar globalmente. A FAO é responsável por abrigar e operacionalizar as ações do CSA, garantindo reuniões periódicas e um espaço de discussão mais amplo, por considerar a sociedade civil e não só os governos nos espaços decisórios.

Para apoiar as decisões sobre Segurança Alimentar e Nutricional, as Nações Unidas contam com o Painel de Especialistas de Alto Nível em Segurança Alimentar e Nutrição do Comitê de Segurança Alimentar Mundial (HLPE-FSN). A principal função do painel de especialistas é avaliar os dados e evidências relacionados à segurança alimentar e nutricional global e a partir das análises elaborar relatórios técnicos com dados para a tomada de decisão. O painel é coordenado por um comitê gestor composto por 15 especialistas. Em 2023 os especialistas eram dos seguintes países: Alemanha, Brasil, Canadá, Espanha, Estados Unidos, Índia, Japão, Nova Zelândia, Nigéria, Reino Unido, Trinidad e Tobago, Turquia e Uruguai. Além do comitê gestor, o painel conta com a colaboração de mais de 2.000 pesquisadores renomados, que atuam em diferentes áreas da SAN e que colaboram com a coleta e a análise dos dados. Anualmente o HLPE organiza um relatório, dedicado ao debate de temas emergentes no campo da SAN e, que é apresentado ao CSA a fim de embasar as discussões e decisões. Em 2022 o relatório apresentou a temática sobre coleta de dados e ferramentas de análise para SAN; em 2021: Promover o envolvimento e o emprego dos jovens na agricultura e nos sistemas alimentares; em 2020: SAN: construindo uma narrativa global rumo a 2030.

Conferências mundiais de nutrição

As agências das Nações Unidas, em parceria com os governos e movimentos sociais, realizaram duas Conferências mundiais de nutrição: "International Conference on Nutrition" (ICN). A 1ª Conferência Mundial de Nutrição (ICN 1) foi realizada em dezembro de 1992 na cidade de Roma, na sede da FAO. Estavam presentes 159 países, 15 agências da ONU e 144 organizações da sociedade civil. Estima-se que mais de 1.300 pessoas participaram da conferência.

A ICN 1 tinha como objetivos: avaliar a magnitude e extensão dos problemas relacionados à fome, à desnutrição e às doenças relacionadas à alimentação, analisando suas causas e consequências; desenvolver e adotar uma estratégia e propostas de ação para alcançar objetivos nutricionais e dietéticos pactuados; aumentar a conscientização pública quanto ao escopo e extensão dos problemas nutricionais e como eles podem ser solucionados; mobilizar os recursos financeiros necessários para estratégias para promover a alimentação saudável e bem-estar nutricional; e estabelecer um sistema global de monitoramento do estado nutricional das populações em risco. No ano de 1992, a fome, a desnutrição e as carências nutricionais eram os principais agravos relacionados à má-nutrição e compuseram a temática central da conferência. Um dos resultados da Conferência foi a Declaração Mundial sobre Nutrição:

> A fome e a má-nutrição são inaceitáveis em um mundo que tem tanto o conhecimento como os recursos para acabar com esta catástrofe humana... Reconhecemos que globalmente há alimentos suficientes para todos e... o comprometimento de agir em solidariedade para garantir que estar livre da fome se torne uma realidade (Declaração Mundial sobre Nutrição, 1992).

Além da Declaração Mundial sobre Nutrição, um Plano de Ação para a Nutrição foi proposto para guiar os países como um referencial técnico para o desenvolvimento de políticas e programas, organizado em nove temas prioritários:

- Incorporação dos objetivos nutricionais, considerações e componentes nas políticas e programas de desenvolvimento.
- Melhora da segurança alimentar nos domicílios.
- Proteção dos consumidores mediante melhoria da qualidade e segurança dos alimentos.
- Prevenção e tratamento das doenças infecciosas.
- Promoção da amamentação.
- Atenção para as comunidades socioeconomicamente carentes e nutricionalmente vulneráveis.
- Prevenção e controle de deficiências específicas de micronutrientes.
- Promoção de dietas adequadas e estilos de vida saudáveis.
- Avaliação, análise e monitoramento de situações nutricionais.

Com base nos pressupostos do Plano de Ação, muitos países iniciaram ou aprimoraram sua agenda de ações e políticas relacionadas à alimentação, nutrição e à SAN, reforçando a importância da conferência.

Vinte e dois anos depois da ICN 1, foi realizada a 2ª Conferência Mundial de Nutrição (ICN2), em novembro de 2014, na sede da FAO, em Roma. O ICN 2 contou com a presença de mais de 2.200 participantes, de 170 países, mais de 150 organizações não governamentais e cerca de 100 organizações do setor privado. Antes da conferência, foi realizado um evento prévio com parlamentares de todo o mundo, a fim de avançar, em nível nacional, com leis e programas que combatem a malnutrição. Em 1992, o tema central era a fome e desnutrição, e, duas décadas depois, a fome ainda compunha a agenda da conferência, mas desta vez acompanhada da epidemia da obesidade, das doenças crônicas, da interferência das grandes corporações globais nos sistemas alimentares nacionais e da tripla-carga de doenças, principalmente nos países em desenvolvimento.

Os principais resultados da 2ª Conferência estão expressos na Declaração de Roma sobre Nutrição e no Quadro de ações (Framework for Action), aprovados pelos governos participantes, gerando um compromisso dos líderes mundiais em estabelecer políticas nacionais destinadas a erradicar a desnutrição e a transformar os sistemas alimentares para disponibilizar alimentação saudável para todos.

Outro importante resultado da 2ª Conferência foi a pactuação de que a ONU declarou a "Década pela Nutrição 2016-2025". O chamado para uma década de ação pela nutrição se deu pelo entendimento de que os desafios para a promoção da alimentação adequada e saudável são crescentes e, por isso, torna-se necessário um esforço concentrado de todos os setores a fim de gerar soluções mais efetivas. A década foi oficializada em 1º de abril de 2016, na Assembleia-Geral das Nações Unidas.

A ONU Nutrição é responsável por coordenar as ações da Década pela Nutrição, cujos objetivos são: acelerar a implementação dos compromissos firmados no ICN 2, alcançar os pontos relacionados à nutrição no Plano Global de Ações Estratégicas para o combate às Doenças Crônicas Não Transmissíveis até 2025 e contribuir para a realização dos Objetivos de Desenvolvimento Sustentável (ODS) até 2030.

As áreas de ação da Década são: (1) Sistemas alimentares sustentáveis e resilientes para dietas saudáveis; (2) Sistemas de saúde alinhados que fornecem cobertura universal de ações essenciais de nutrição; (3) Proteção social e educação nutricional; (4) Comércio e investimento para melhorar a nutrição; (5) Ambientes seguros e favoráveis para a nutrição em todas as fases da vida; e (6) Fortalecimento da governança e prestação de contas para a nutrição.

A década deve atuar com base nas ações já existentes e na proposição de novas, de acordo com as capacidades nacionais.

Além das ações focadas diretamente na agenda de alimentação, nutrição e SAN, outras agendas integradas impactam direta ou indiretamente nas políticas e no estado de saúde e nutrição das populações. Um exemplo importante de agenda concluída são os "Objetivos do Desenvolvimento do Milênio", ou ODM. Os ODM foram propostos como uma agenda intersetorial, que congregou esforços dos governos, sociedade civil e setor privado, com o objetivo de consolidar o desenvolvimento humano e sustentável. As metas dos ODM foram estabelecidas no ano 2000 pela ONU, com a participação de 191 países signatários dos compromissos firmados, que deveriam ser atingidas até o ano de 2015. Os ODM eram:

- Objetivo 1: Acabar com a fome e a miséria.
- Objetivo 2: Oferecer educação básica de qualidade para todos.
- Objetivo 3: Promover a igualdade entre os sexos e a autonomia das mulheres.
- Objetivo 4: Reduzir a mortalidade infantil.
- Objetivo 5: Melhorar a saúde das gestantes.
- Objetivo 6: Combater a Aids, a malária e outras doenças.
- Objetivo 7: Garantir qualidade de vida e respeito ao meio ambiente.
- Objetivo 8: Estabelecer parcerias para o desenvolvimento.

Em 2015, todos os países signatários dos ODM prestaram contas e avaliaram seu desempenho perante as metas assumidas. Muitas nações apresentaram avanços em alguns pontos e o não cumprimento de outros. Numa avaliação geral, os ODM foram importantes para impulsionar ações nacionais, com vistas à melhoria da qualidade de vida dos indivíduos. A avaliação dos ODS inspirou uma nova leva de compromissos mais amplos, a agenda 2030: "Objetivos do Desenvolvimento Sustentável" ODS. Os ODS têm a intenção de completar a agenda inconclusa dos ODM e avançar em novas agendas, compostas por 17 objetivos e 169 metas:

- Objetivo 1: Acabar com a pobreza em todas as suas formas, em todos os lugares;
- Objetivo 2: Acabar com a fome, alcançar a segurança alimentar e melhoria da nutrição e promover a agricultura sustentável.
- Objetivo 3: Assegurar uma vida saudável e promover o bem-estar para todos, em todas as idades.
- Objetivo 4: Assegurar a educação inclusiva, equitativa e de qualidade e promover oportunidades de aprendizagem ao longo da vida para todos.
- Objetivo 5: Alcançar a igualdade de gênero e empoderar todas as mulheres e meninas.
- Objetivo 6: Assegurar a disponibilidade e gestão sustentável da água e saneamento para todos.
- Objetivo 7: Assegurar o acesso confiável, sustentável, moderno e a preço acessível à energia para todos.
- Objetivo 8: Promover o crescimento econômico sustentado, inclusivo e sustentável, emprego pleno e produtivo e trabalho decente para todos.
- Objetivo 9: Construir infraestruturas resilientes, promover a industrialização inclusiva e sustentável e fomentar a inovação.
- Objetivo 10: Reduzir a desigualdade dentro dos países e entre eles.
- Objetivo 11: Tornar as cidades e os assentamentos humanos inclusivos, seguros, resilientes e sustentáveis.
- Objetivo 12: Assegurar padrões de produção e de consumo sustentáveis.
- Objetivo 13: Tomar medidas urgentes para combater a mudança climática e seus impactos.
- Objetivo 14: Conservação e uso sustentável dos oceanos, dos mares e dos recursos marinhos para o desenvolvimento sustentável.
- Objetivo 15: Proteger, recuperar e promover o uso sustentável dos ecossistemas terrestres, gerir, de forma sustentável, as florestas, combater a desertificação, deter e reverter a degradação da terra e deter a perda de biodiversidade.

- Objetivo 16: Promover sociedades pacíficas e inclusivas para o desenvolvimento sustentável, proporcionar o acesso à justiça para todos e construir instituições eficazes, responsáveis e inclusivas em todos os níveis.
- Objetivo 17: Fortalecer os meios de implementação e revitalizar a parceria global para o desenvolvimento sustentável.

A temática da alimentação, nutrição e SAN está presente em todos os ODS, seja de maneira explícita como no ODS 2 – Acabar com a fome, alcançar a segurança alimentar e melhoria da nutrição e promover a agricultura sustentável, como nos demais, uma vez que o debate sobre gênero perpassa a agenda da alimentação e nutrição (ODS 5), a boa alimentação e nutrição resultará em uma vida saudável (ODS 3), as alterações no sistema alimentar tem impactado diretamente no consumo sustentável (ODS 12), o impacto do sistema alimentar no clima (ODS 13) e a justiça social compreende acesso a todos à água e alimentos de qualidade e em quantidade suficiente (ODS 16).

Em 2019, Swinburn et al. (2019) lançaram um documento importante para contribuir no debate global para se repensar as políticas de alimentação e nutrição. O documento "A Sindemia Global da Obesidade, Desnutrição e Mudanças Climáticas" apresenta a confluência e o impacto das três epidemias para a saúde humana e planetária e a necessidade dos países agirem no sentido de repensar suas ações com políticas públicas que consigam, ao mesmo, impactar ao menos duas epidemias ao mesmo tempo, repensando os sistemas alimentares e modos de vidas. Apesar de não ser um documento oficial de um órgão específico, o relatório aponta para questões que atingem todos os países e que, se não encaradas globalmente, dificilmente serão revertidas apenas por um país. O atual cenário do sistema alimentar exige que ações coordenadas realizadas por diferentes países ao redor do mundo sejam colocadas em práticas a fim de responder aos desafios elencados por Swinburn et al. (2019).

Em 2021 foi realizada a 1ª Cúpula de Sistemas Alimentares da ONU. A Cúpula foi organizada como uma das atividades da "Década de ação" para o alcance do ODS. O grande avanço foi a abertura do debate da nutrição não apenas no binômio exposição-desfecho, mas no entendimento de que a má-nutrição é resultado do sistema alimentar contemporâneo e da necessidade de alinhar as expectativas geradas em torno dos ODS com a possibilidade de transformar os sistemas alimentares em sistemas mais saudáveis, mais sustentáveis e mais equitativo para todos. A cúpula teve como objetivo debater as ações necessárias para: 1. Gerar ação significativa e progresso mensurável em direção à Agenda 2030 para o Desenvolvimento Sustentável; 2. Aumentar a conscientização e elevar a discussão pública sobre como a reforma de nossos sistemas alimentares pode nos ajudar a alcançar os ODS, implementando reformas que beneficiem as pessoas e o planeta; 3. Desenvolver princípios para orientar os governos e outras partes interessadas que buscam alavancar seus sistemas alimentares para apoiar os ODS; 4. Criar um sistema de acompanhamento e revisão para garantir que os resultados da Cúpula continuem a impulsionar novas ações e progressos.

Nas últimas décadas observamos uma rápida mudança nos sistemas alimentares, com a redução da produção e oferta de alimentos saudáveis e aumento da disponibilidade e consumo de alimentos ultraprocessados. Na arena de debate internacional essa mudança se reflete também na interferência das corporações multinacionais, entidades filantrópicas ligadas às corporações e países-sede das grandes corporações, que por meio de poderosas alianças, visam interferir nos documentos e acordos na tentativa de subverter os debates, incidir sobre a governança e financiamento dos órgãos e agências e capturar a narrativa global da alimentação saudável. A atuação das corporações vem sendo relatada por diferentes autores e em diferentes frentes, como por exemplo na Cúpula Mundial de Alimentos (Canfield; Anderson; Mcmichael, 2021), ou na interferência sobre recomendações e deliberações acerca do aleitamento materno, atuando no contexto técnico, político e econômico (Rollins et al., 2023). Para enfrentar a interferência das corporações e o conflito de interesses é necessário que os processos de discussão e deliberação da agenda, em especial nas arenas globais, sejam realizados de maneira transparente, baseado nas melhores evidências, em consonância com os direitos humanos, levando em consideração as diferenças e especificidades dos países e com participação da sociedade civil.

Os desafios do atual cenário de alimentação, nutrição e saúde, em nível nacional e global requerem que os debates e propostas se dediquem a trazer reflexões para além da agenda focada no desfecho biológico e sim focados na possibilidade de mudanças no sistema alimentar que promovam uma alimentação adequada e saudável e a segurança alimentar e nutricional globalmente, para todos os povos com soberania. É importante ressaltar que os compromissos assumidos internacionalmente podem e devem resguardar as políticas e avanços nacionais. Para a melhor implementação das ações, as agências e organismos internacionais devem respeitar e conhecer as realidades e capacidades locais, na busca do empoderamento, troca de experiências e autonomia dos países, ressaltando que as agendas internacionais devem respeitar as demandas e particularidades de cada país, apoiando mudanças construídas conjuntamente e com base nas realidades locais, não impondo propostas prontas sem debate e livre de interesses comerciais privados.

Referências

BRASIL. Ministério da Saúde. Secretaria de Atenção à Saúde. Departamento de Atenção Básica. *Política Nacional de Alimentação e Nutrição*. 2 ed. Brasília: Ministério da Saúde, 2012.

BRASIL. Ministério da Saúde. Secretaria de Atenção à Saúde. Departamento de Atenção Básica. *Guia alimentar para a população brasileira*. 2 ed. Brasília: Ministério da Saúde, 2014.

BRASIL. Ministério da Saúde. Secretaria de Atenção à Saúde. Departamento de Atenção Básica. *Guia alimentar para crianças brasileiras menores de dois anos*. Brasília: Ministério da Saúde, 2019.

CANFIELD, M.; ANDERSON, M. D.; MCMICHAEL, P. UN Food Systems Summit 2021: Dismantling democracy and resetting corporate control of food systems. *Frontiers in Sustainable Food Systems*, v. 5, p. 661552, 2021.

FAO. FOOD AND AGRICULTURE ORGANIZATION AND WHO. World Health Organization. Second International Conference on Nutrition. *Conference Outcome Document:* Framework for Action. Rome, 19-21 November 2014. Disponível em: <http://www.fao.org/3/a-mm215e.pdf>.

FOOD AND AGRICULTURE ORGANIZATION – FAO. Nutrition and development, an global assesment. *The International Conference on Nutrition*. FAO, Rome, 1992. Disponível em: <http://www.fao.org/docrep/017/z9550e/z9550e.pdf>.

FOOD AND AGRICULTURE ORGANIZATION – FAO. *The 1st International Conference on Nutrition*. Disponível em: <http://www.fao.org/about/meetings/icn2/background/en/>.

FOOD AND AGRICULTURE ORGANIZATION – FAO. *The World Comite on Food Security. CSA*. Disponível em: <http://www.fao.org/cfs/home/about/structure/en/>.

FOOD AND AGRICULTURE ORGANIZATION – FAO. What we do. <http://www.fao.org/about/en/>.

HIGH LEVEL PANEL OF EXPERTS ON FOOD SECURITY AND NUTRITION – HLPE-FSN. Disponível em: <https://www.fao.org/cfs/cfs-hlpe/en>.

INSTITUTO DE PESQUISA ECONÔMICA APLICADA – IPEA. *Objetivos de Desenvolvimento do Milênio:* Relatório Nacional de Acompanhamento. Brasília: Ipea: MP, SPI, 2014.

RALSTON, R. et al. Towards preventing and managing conflict of interest in nutrition policy? an analysis of submissions to a consultation on a draft WHO tool. *International Journal of Health Policy and Management*, v. 10, n. 5, p. 255, 2021.

ROLLINS, N. et al. Marketing of commercial milk formula: a system to capture parents, communities, science, and policy. *The Lancet*, v. 401, n. 10375, p. 486-502, 2023.

SILVA, A. C. F.; RECINE, E.; JOHNS, P.; GOMES, F. S.; FERRAZ M. A.; FAERSTEIN, E. History and challenges of Brazilian social movements for the achievement of the right to adequate food. *Global Public Health*, v. 14, n. 6-7, p. 875-883, mar. 2018. DOI: 10.1080/17441692.2018.1439516.

SWINBURN, B. A. et al. The global syndemic of obesity, undernutrition, and climate change: the Lancet Commission report. *The lancet*, v. 393, n. 10173, p. 791-846, 2019.

THE INTERNATIONAL FUND FOR AGRICULTURAL DEVELOPMENT – IFAD. Who we are. Disponível em: <https://www.ifad.org/who/overview>.

UNITED NATIONS – UN. General Assembly. *Resolution 55/2:* United Nations Millennium Declaration. General Assembly on 8 September 2000.

UNITED NATIONS – UN. General Assembly. *Resolution 70/1:* Transforming our world: the 2030 Agenda for Sustainable Development. General Assembly on 25 September 2015.

UNITED NATIONS – UN. General Assembly. *Resolution 70/259.* United Nations Decade of Action on Nutrition (2016-2025) General Assembly on 1 April 2016. Disponível em: <https://www.unscn.org/uploads/web/news/Work-Programme_UN-Decade-of-Action-on-Nutrition-20170517.pdf>.

UNITED NATIONS DEVELOPMENT PROGRAM – UNDP. *About us.* Disponível em: <https://www.undp.org/about-us>.

UNITED NATIONS NUTRITION – UN-Nutrition. *About us*. Disponível em: <https://www.unnutrition.org>.

WORLD HEALTH ORGANIZATION – WHO. *The Global Guardian of Public Health.* Disponível em: <http://www.who.int/about/what-we-do/global-guardian-of-public-health.pdf?ua=1>.

Índice remissivo

Obs.: números em *itálico* indicam figuras; números em **negrito** indicam quadros e tabelas.

P